本書で視聴できる動画について

- 本書で解説している看護技術の一部は、動画視聴ができるようになっています。
- スマートフォンやタブレット端末から、本文中に掲載されている2次元コードを読み取ると、Web上で動画が再生できます。
- 動画の配信には、Webツール「Vimeo」を利用しています。ご利用の機器や通信環境等により、動画が視聴できない場合があります。詳細はVimeoのWebサイト(https://vimeo.com/)で「視聴・閲覧・アプリのシステム条件」をご確認ください。
- 動画視聴期限は、最終版の発行から5年間を予定しています。なお、予期しない事情により配信を終了および中断する場合があります。
- 本動画は著作権法その他の法令によって保護されており、動画配信ページのURLの転送、リンク先動画の翻訳、複写、改変、二次使用、再配布は固く禁じます。
- インターネット通信料はお客様のご負担になります。動画のご利用状況によりパケット通信料が高額になる場合があります。

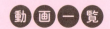
動画一覧

母性看護技術	子宮底長と腹囲の測定	p.88
	レオポルド触診法と胎児心拍陣痛計の装着	p.92
	子宮収縮状態の確認	p.97
	沐浴前の新生児のバイタルサイン測定・体重測定	p.100
	新生児の沐浴・オムツ替え・寝衣交換	p.100
小児看護技術	バイタルサイン測定(乳児の場合)	p.187
	身体計測(新生児・乳児の場合)	p.192
	清拭	p.194
	殿部浴(乳児の場合)	p.197
	パンツタイプのオムツ替え(立位で行う場合)	p.199

プチナース

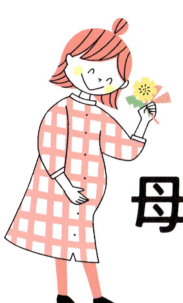

実習で使える！
母性・小児看護 第3版
ぜんぶガイド

編著 母性 古川亮子 小児 市江和子

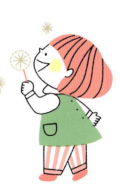

照林社

母性

はじめに

　現在の社会状況はめまぐるしく変化し、看護学生の皆さんが実習でかかわる患者さんやそのご家族の背景も多様化・複雑化しています。

　母性看護学は、新しい家族や生命の誕生に立ち会い「おめでとうございます」を伝えられる特殊性の強い領域といえますが、児が無事に誕生し育っていくことのできる状況を整えることは簡単ではありません。不妊症や不育症のように児をもつことが難しかったり、妊産褥婦や胎児・新生児の問題により母児がいっしょに退院できなかったりするご家族がおられ、ほとんどの人たちが幸せに感じる場所で自分・新生児・家族がそうでなかった場合、悲しみは想像以上のものになります。だからこそ、非妊時の状態も含め、妊娠期〜産褥期・胎児期〜新生児期の経過を継続的に、そして母児を一組としてアセスメントし異常の早期発見・対応を行うことが重要です。

　そこで、本書では母性看護学の周産期に焦点を当て、正常と異常についての知識の確認や母児への看護技術を中心に、不妊症や不育症、NICUの看護も含めてまとめました。看護学生の皆さんが主体的に学ぶ際の参考資料として、講義の予習・復習だけではなく演習や実習、国家試験の学習にも役立てていただきたいと思います。また、看護職者としてだけではなく一個人としてもリプロダクティブヘルス/ライツについて考え、母性看護学領域での学びを深めていってください。

2025年2月

編者　古川 亮子

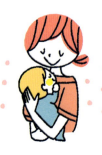

小児

はじめに

　現在、少子高齢化による、医療を取り巻く社会環境の変化があります。それにともない、子どもの入院数の減少、在院日数の短縮化、小児科医師不足などの要因から、小児病棟の閉鎖や成人病棟との混合化が進んでいます。さらに、子どもと家族においては、核家族化、子どもと家族の生活や価値観が変わってきている状況があります。子どもと家族を取り巻く環境は急速に変化しています。

　子どもは未来を担う大切な存在です。いきいきと輝き伸びていく世界が求められ、子どもが健やかに育まれる社会が重要になります。そのなかで、小児看護の果たす役割は大きく、子どもを権利がある存在として共通理解することが必要です。

　看護を学ぶ看護学教育のなかで、臨地看護学実習は大きな比重を占めます。子どもと家族との関係のなかで、質の高い体験ができる環境が不可欠です。しかし、小児看護学実習に臨むときに、看護学生が子どもが苦手だったり、子どもと家族とのかかわり経験が乏しいため対人関係を困難と思ったり、小児看護技術への不安をもつなどの状況が見受けられます。

　小児看護学実習では、子どもや家族とのコミュニケーション、小児看護の特有な技術、小児との遊びなどを経験します。小児看護学実習のなかで、子どもや家族との接しかた、看護過程の展開など、日々、さまざまな実習課題に取り組むことが看護職への成長につながります。知識と技術を統合する重要な学びである小児看護学実習において、主体的に学修し、看護実践力を身につけていってほしいと思っています。

　本書の構成は、「小児の成長・発達段階別 特徴」「小児の成長・発達段階別 アセスメント」として、子どもを理解するために最も重要な成長・発達の学修内容を述べています。子どもが成長・発達する存在であることをイメージできるよう、図や表で工夫しています。そして、「よく受け持つ症状・疾患の知識」「おさえておきたい小児看護技術」として、小児看護学実習に役立つ知識・技術を網羅しています。臨地看護学実習で体験する看護について、具体的に活用できるよう心がけました。

　本書が、小児看護の学びを深めることができる書籍になることを願っています。

2025年2月

編者　市江 和子

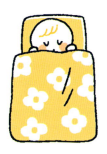

本書の特徴

この本の特徴

疾患により入院している患者さんを受け持つ実習とは異なり、健康な妊・産・褥婦、さらに新生児を受け持つ母性看護学実習や、さまざまな発達段階の子どもを受け持ち、家族とのかかわりも必要な小児看護学実習は、知識はもちろん、成人とは異なる視点や技術の習得が必要です。

そこで、本書では、母性看護学実習・小児看護学実習に必要な基礎知識、アセスメント、異常や疾患の知識、看護技術などをぎゅっと凝縮してまとめました。実習の事前学習はもちろん、実習中も持ち運びたい1冊です。

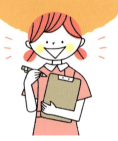

この1冊で母性・小児看護に必要なことがぜんぶわかる！

本書の構成

母性、小児それぞれ大きく4つのパートに分かれています。

Part 1 基礎知識

母性では妊娠・分娩・産褥・新生児に分けて、小児では発達段階に分けて、ビジュアルを中心に、基礎知識を解説します

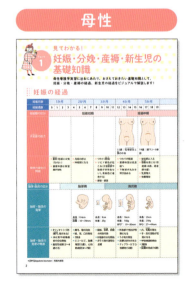

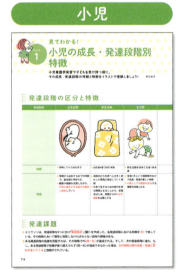

母性	小児

Part 2 アセスメント

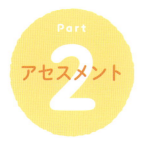

アセスメントの項目を、母性では妊娠・分娩・産褥期、新生児期に分けて、小児では発達段階別にまとめます

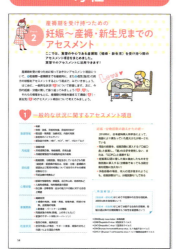
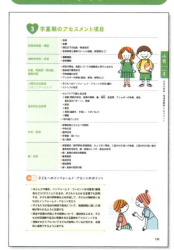

Part 3 異常・疾患

母性では妊娠・分娩・産褥・新生児に分けて知っておきたい異常を、小児では実習でよく出合う疾患を解説します

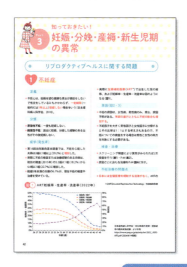
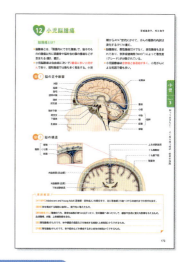

Part 4 看護技術

実習で行うことが多い技術を厳選し、イラスト・写真を中心に、重要なポイントを交え、解説します

重要な技術には動画がついています！

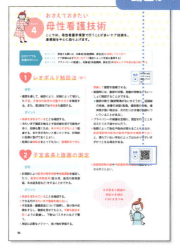
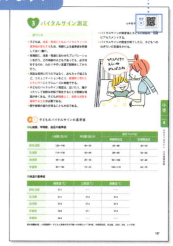

CONTENTS

母性

[編著] 古川 亮子

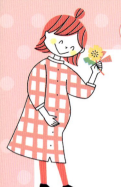

Part 1 見てわかる！妊娠・分娩・産褥・新生児の基礎知識 ... 2
- 妊娠の経過 ... 2
- 分娩の経過 ... 7
- 産褥の経過 ... 11
- 新生児の経過と特徴 ... 12

Part 2 産褥期を受け持つための妊娠〜産褥・新生児までのアセスメント ... 14
- 一般的な状況に関するアセスメント項目 ... 14
- 妊娠期に関するアセスメント項目 ... 15
- 分娩期に関するアセスメント項目 ... 24
- 産褥期(褥婦)に関するアセスメント項目 ... 29
- Column 産後の子育て支援 ... 34
- 新生児期(新生児)に関するアセスメント項目 ... 35
- Column 周産期からの子どもの虐待予防 ... 41

Part 3 知っておきたい！妊娠・分娩・産褥・新生児期の異常 ... 42
リプロダクティブヘルスに関する問題 ... 42
- 不妊症 ... 42
- 不育症 ... 46

妊娠期の異常 ... 47
- 妊娠期の感染症 ... 47
- 妊娠高血圧症候群 ... 52
- 妊娠糖尿病 ... 54
- 妊娠性貧血 ... 57
- 子宮筋腫合併妊娠 ... 58
- 切迫早産 ... 59
- 前期破水 ... 60
- 高年妊娠・若年妊娠 ... 62
- 双胎妊娠 ... 63

分娩期の異常 ... 64
- 前置胎盤 ... 64
- 常位胎盤早期剥離 ... 66
- Column 国試にでる母子保健統計の数式 ... 69
- 胎児機能不全 ... 70
- 遷延分娩 ... 71
- 分娩誘発 ... 72
- 吸引分娩・鉗子分娩、帝王切開術 ... 73
- 子宮弛緩症・弛緩出血 ... 76
- 会陰裂傷 ... 77

産褥期の異常 ... 78
- 子宮復古不全 ... 78
- 産褥熱 ... 79
- 乳房トラブル ... 80

新生児期の異常 ... 82
- 新生児一過性多呼吸 ... 82
- 低出生体重児 ... 83
- 高ビリルビン血症 ... 85

Part 4 おさえておきたい母性看護技術 ... 88
- レオポルド触診法 ... 88
- 子宮底長と腹囲測定 ... 88
- Column 胎動の確認 ... 89
- 胎児心音聴取 ... 90
- 胎児心拍陣痛計の装着 ... 92
- 産痛の緩和 ... 94
- 夫・家族の立ち会い分娩時の支援 ... 96
- Column 外国人妊婦へのケア ... 96
- 子宮収縮状態・悪露の観察 ... 97
- 直接授乳 ... 98
- Column 副乳とは ... 100
- 新生児の沐浴+バイタルサイン測定・体重測定・オムツ替え・寝衣交換 ... 100
- Column 沐浴とドライテクニック ... 107
- 褥婦への指導：産褥体操 ... 107
- 褥婦への指導：栄養指導 ... 108
- NICUにおける看護 ... 110

資料
- 付属物の異常(臍帯・羊水・卵膜・胎盤の異常) ... 69
- 母性看護学実習での看護診断 ... 111
- 【母性】参考・引用文献一覧 ... 112

CONTENTS

小児

[編著] 市江 和子

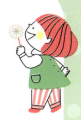

Part 1 見てわかる！小児の成長・発達段階別特徴 …… 116

- 発達段階の区分と特徴 …… 116
- 発達課題 …… 116
- 小児期の成長・発達の基礎 …… 118
- 新生児・乳児期の成長・発達の特徴 …… 120
- 幼児期の成長・発達の特徴 …… 122
- 学童期の成長・発達の特徴 …… 124
- 形態的成長・発達 …… 124
- 思春期の成長・発達の特徴 …… 125
- 機能的成長・発達 …… 126
- 機能的発達のめやす …… 128
- 心理・社会的発達のめやす …… 129

Part 2 小児の成長・発達段階別アセスメント …… 130

- 乳児期のアセスメント項目 …… 130
- 幼児期のアセスメント項目 …… 132
- 学童期のアセスメント項目 …… 133
- 思春期のアセスメント項目 …… 134

Part 3 知っておきたい！よく受け持つ症状・疾患の知識 …… 136

- 発熱 …… 136
- 嘔吐 …… 138
- 下痢 …… 140
- 脱水 …… 142
- 小児白血病 …… 145
- 小児糖尿病 …… 149
- 小児気管支喘息 …… 153
- 肺炎 …… 157
- ファロー四徴症 …… 161
- 川崎病 …… 165
- 小児ネフローゼ症候群 …… 169
- 小児脳腫瘍 …… 173

Part 4 おさえておきたい小児看護技術 …… 182

- 成長・発達段階別 コミュニケーション …… 182
- 遊びとおもちゃ …… 185
- バイタルサイン測定 …… 187
- 身体計測（乳児の場合） …… 192
- 清拭 …… 194
- 殿部浴（乳児の場合） …… 197
- オムツ替え（パンツタイプ） …… 199
- ネブライザー吸入 …… 200
- 輸液ポンプの管理 …… 202
- ベッドからの転落防止 …… 203
- 手術・処置を受ける患児・家族の看護 …… 206

資料

- 小児保健医療福祉施策 …… 135
- そのほかの先天性心疾患 …… 164
- 小児の一次救命処置（PBLS） …… 179
- おもな小児感染症の特徴 …… 180
- 小児の食事摂取基準 …… 210

索引 …… 212

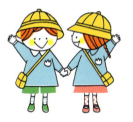

[カバーイラスト・表紙イラスト] Igloo*dining*
[装丁] ビーワークス
[本文デザイン・DTP] 林慎悟
[本文イラスト] Igloo*dining*、日の友太、今﨑和広、中村知史、藤井恵、カネコシオリ
[写真・動画] 中込浩一郎、kuma

古川 亮子
長野県看護大学看護学部発達看護学講座 母性・助産看護学分野・教授

市江 和子
聖隷クリストファー大学看護学部小児看護学・教授

執筆
（執筆順）

今西 誠子
京都先端科学大学健康医療学部看護学科・教授

宮城島恭子
国立大学法人浜松医科大学医学部看護学科・講師

小出扶美子
聖隷クリストファー大学看護学部看護学科・准教授

山本 智子
聖隷クリストファー大学看護学部看護学科・助教

宮谷 恵
聖隷クリストファー大学看護学部看護学科・教授

髙 真喜
浜松市医療的ケア児等相談支援センター・小児看護専門看護師

真木 希
社会福祉法人聖隷福祉事業団 聖隷三方原病院 聖隷おおぞら療育センター・小児看護専門看護師

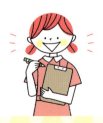

母性

母性看護学で知っておきたい、妊娠・分娩・産褥・新生児の基礎知識、アセスメント、妊娠・分娩・産褥・新生児の異常、母性看護技術をビジュアルでまとめました。

[編著] 古川 亮子

Part 1 見てわかる！ 妊娠・分娩・産褥・新生児の基礎知識 ……… 2

Part 2 産褥期を受け持つための
妊娠〜産褥・新生児までのアセスメント ……… 14

Part 3 知っておきたい！ 妊娠・分娩・産褥・新生児期の異常 ……… 42

Part 4 おさえておきたい 母性看護技術 ……… 88

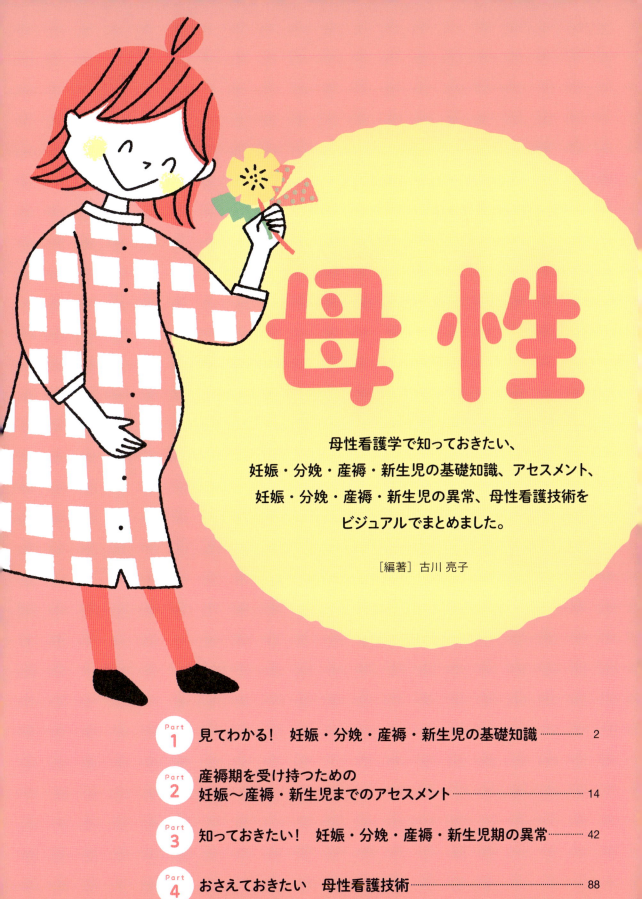

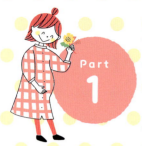

Part 1 見てわかる！妊娠・分娩・産褥・新生児の基礎知識

母性看護学実習に出るにあたり、おさえておきたい基礎知識として、妊娠・分娩・産褥の経過、新生児の経過をビジュアルで解説します！

妊娠の経過

妊娠月数	1か月	2か月	3か月	4か月	5か月
妊娠週数	0　1　2　3	4　5　6　7	8　9　10　11	12　13　14　15	16　17　18　19
妊娠期の区分	妊娠初期			妊娠中期	
子宮底の高さ				15週：恥骨結合と臍の中央	19週：臍下2～3横指
母体の変化の特徴	●着床（妊娠には気づかない）●基礎体温は高温相が持続	●月経の停止 ●神経質になる	●つわり（悪阻）●リビド着色が起こる（子宮腟部や腟壁が赤紫色ないし青紫色に着色する）●便秘・頻尿	●つわりが軽減 ●基礎体温は低温相へ ●下腹部が丸みを帯び始める	●安定期に入る ●胎動を感じる（初産婦18週、経産婦16週）●乳房増大 ●体重増加
胎芽・胎児の区分		胎芽期		胎児期	
胎芽・胎児の発育		身長：0.4cm 胎嚢：10～39mm	身長：9cm 体重：20g	身長：16cm 体重：100g BPD*：19～36mm	身長：25cm 体重：250g BPD：37～49mm
胎芽・胎児の発育の特徴	●タツノオトシゴ形（鰓弓、尾がある）●消化管や循環器官の分化開始 ●器官形成期（3～8週ごろ）	●鰓弓、尾の消失 ●眼、耳、口の発生 ●2頭身 ●エコーにて、胎嚢確認（5週）・心拍動確認（6～7週）	●頭部、体幹、四肢の判別可能 ●外陰部の分化開始 ●ガラス様の透明な皮膚	●外陰部で性別が明瞭になる ●うぶ毛の発生 ●皮膚は赤みが出る ●ドップラーにて心拍聴取（12週）	●爪、毛髪の発生 ●手・足の活動が活発になる ●呼吸様運動開始 ●3頭身 ●胎盤の完成（16週）

＊【BPD】biparietal diameter：児頭大横径

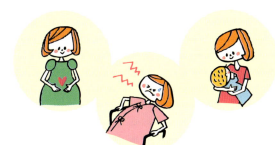

> **用語解説**
>
> 【妊娠】女性が卵子と精子の受精によって受精卵または胚、胎芽・胎児を体内に保有していること
>
> 【分娩】胎児および付属物（胎盤など）が子宮から母体外に娩出されること。出産と同義語
>
> 【産褥】分娩が終了し、母体が非妊時の状態に回復するまでをいい、期間は分娩後6〜8週間

母性 Part 1 見てわかる！妊娠・分娩・産褥・新生児の基礎知識

	6か月	7か月	8か月	9か月	10か月	
	20 21 22 23	24 25 26 27	28 29 30 31	32 33 34 35	36 37 38 39	40 41 42
	妊娠中期			妊娠末期		
	23週：臍高	27週：臍上2〜3横指	31週：剣状突起と臍の中央	35週：剣状突起下2〜3横指	39週：剣状突起と臍の中間	40週：剣状突起と臍の中間
	●胎動が著明になる ●食欲の増加 ●腹部の突出 ●腰背部痛 ●腟分泌物の増加	●羊水の増加（腹部の増大） ●妊娠線 ●痔核、静脈瘤 ●下肢浮腫 ●手のしびれ	●胃・肺の圧迫挙上による食欲不振、息切れ、動悸など ●腰痛 ●睡眠障害	●肩呼吸、胸式呼吸 ●頻尿、残尿感 ●足がつる ●帯下の増加 ●腹部緊満	●子宮底が下がり、胃部圧迫感が軽減 ●便秘、頻尿 ●恥骨部痛 ●骨盤連結部が緩む	
	胎児期					
	身長：30cm 体重：650g BPD：50〜61mm	身長：35cm 体重：1,000g BPD：51〜72mm	身長：40cm 体重：1,500g BPD：73〜82mm	身長：45cm 体重：2,000g BPD：83〜88mm	身長：50cm 体重：3,000g BPD：89〜93mm	身長：50〜cm 体重：3,500g BPD：94〜95mm
	●眉毛、睫毛の発生 ●胎脂の発生 ●眼瞼が分離 ●22週以降、娩出した場合、生存可能	●しわがあり老人様顔貌 ●肺の構造完成（26週）	●筋肉が発達し運動が活発になる ●聴覚の完成（外界の音に反応）	●皮下脂肪の増大 ●性器の完成 ●肺が成熟：肺サーファクタントが十分な量になり、肺の機能が完成（33週以降） ●4頭身	●成熟児の特徴を示す ●胎盤を介して免疫が移行 ●児頭が骨盤内に下降	●40週以降になると、胎盤の老化が始まるため、胎児の生命リスクが高まる

図1 妊娠の成立（受精・着床）

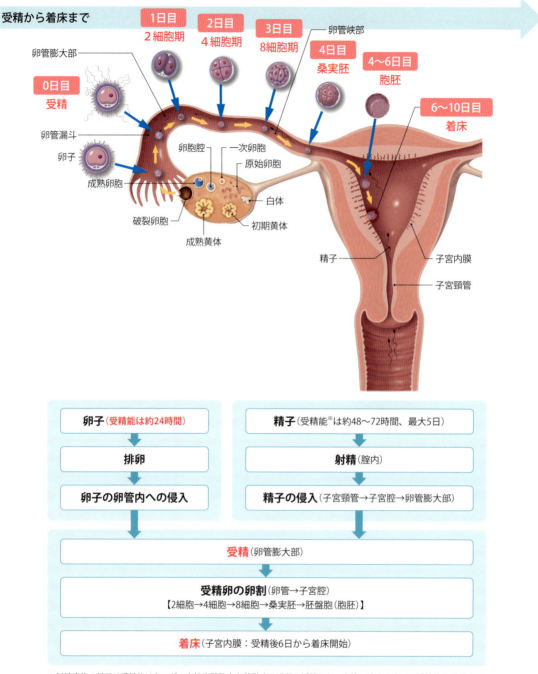

表1 分娩予定日の計算方法（ネーゲレ概算法）

- 最終月経3月以前：最終月経の月に9を足して、日に7を足す
- 最終月経4月以降：最終月経の月から3を引いて、日に7を足す

最終月経の初日	月	日	例：最終月経	例：分娩予定日
3月以前	＋9	＋7	2025年1月10日	2025年10月17日
4月以降	－3	＋7	2025年4月10日	2026年1月17日

※正確な分娩予定日の算出には、妊娠暦や妊娠計算機を用いる。

表2 妊娠週数の計算と子宮や胎児の大きさの計算方法

❶**妊娠週数から妊娠月数の計算方法**[1]：「妊娠週数÷4＝★（☆）」で得られた答えの数（★）と余りの数（☆）にそれぞれ1を足す
- 妊娠20週＝20÷4＝**5**（0）→ ★は**5**、☆は0 → 妊娠**6**か月の第1週
- 妊娠31週＝31÷4＝**7**（3）→ ★は**7**、☆は3 → 妊娠**8**か月の第4週

❷**子宮底長の概算式**[2]＝妊娠週数－5（cm）

❸**ハーゼの身長概算法**[2]（胎児の身長）
- 妊娠5か月までは、（妊娠月数）^{2}（cm）
- 妊娠6か月以降は、5×妊娠月数（cm）

❹**榊の体重概算法**[2]（胎児の体重）
- 妊娠前半期は、2×（妊娠月数）^{3}（g）
- 妊娠後半期は、3×（妊娠月数）^{3}（g）

計算方法を覚えておくと簡単に求められるよ

表3 妊娠週数の呼びかたと妊婦健康診査

妊娠月数	妊娠週数	妊娠時期	日本の定義	定期健診
1	0〜3	14週未満 初期／前半期	流産 〜妊娠21週6日（妊娠22週未満）	11週末までに3回程度
2	4〜7			
3	8〜11			
4	12〜15	28週未満 中期		4週間に1回
5	16〜19			
6	20 21 22 23	20週以降 後半期	早産 妊娠22週0日〜36週6日（妊娠22週以降、37週未満）	
7	24 25 26 27			
8	28 29 30 31	28週以降 末期		2週間に1回
9	32 33 34 35			
10	36 37 38 39		正期産 妊娠37週0日〜41週6日（妊娠37週以降、42週未満）	1週間に1回
	40 41 42 43 ↓		過期産 妊娠42週0日〜（妊娠42週以降）	妊娠41週〜出産：1週間に2回以上行うことが勧められる

図2 胎児付属物

羊水の機能
- 妊娠期間中：温度・圧力などの胎児環境を一定に保つ
- 外力による衝撃を和らげる（胎児の損傷を防ぐ）
- 胎児の自由な運動を確保する
- 分娩中：子宮の収縮により、胎児・臍帯が直接圧迫されるのを防ぐ
- 胎児の成熟度・病的状況などの胎児情報の提供（羊水中にある胎児の代謝産物を調べる）

羊水の産生と吸収
- ほとんどは水分、**弱アルカリ性**を呈する
- 妊娠初期は**無色透明**→妊娠後期には白濁がみられる
- **妊娠の進行とともに増量**（妊娠末期：500mL前後）

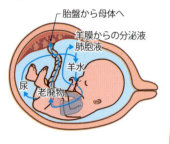

胎盤の機能
- 酸素・二酸化炭素のガス交換
- 代謝産物の排泄
- 栄養の摂取
- 妊娠維持に必要なホルモン（ヒト絨毛膜性ゴナドトロピン（hCG）、ヒト胎盤性ラクトーゲン（hPL）、エストロゲン、プロゲステロン）の産生
- 胎児に不要・有害な物質の通過の抑制（バリアー）

胎盤の構造
- 大きさ：妊娠末期に直径15〜20cm、厚さ2〜3cm
- 形状：円形または楕円形の円盤状
- 重さ：約500g、胎盤重量は**胎児体重の約1/6に相当**（胎児体重と胎盤重量は比例）

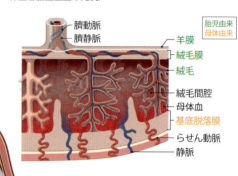

臍帯の機能
- 胎児と胎盤の循環をつなぐ

臍帯の断面
- 長さ：50〜60cm、太さ：直径約1〜1.5cm、捻転あり
- **2本の臍動脈**：胎児の**静脈血**を胎盤に送る
- **1本の臍静脈**：新鮮な**動脈血**を胎盤から胎児に導く

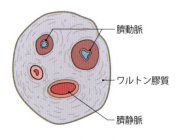

卵膜の機能
- 細菌に汚染されている外界から胎児・羊水環境を無菌的な状態に保つ
- 羊膜は羊水を分泌する機能がある

卵膜の構造

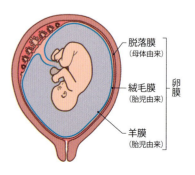

分娩の経過

	妊娠末期	
時期区分		前駆期
おもな経過		● 不規則な陣痛 ● 子宮頸管の熟化 ● 産徴（血性分泌）
陣痛の特徴	＜ブラクストン・ヒックス収縮＞ ● 不規則で弱い収縮 ● 痛みを伴わないことが多い	＜前駆陣痛＞ ● 不規則 ● 痛みを伴うこともある
子宮口	0cm	1〜2cm

	分娩			
時期区分	**第1期：開口期** 分娩開始から子宮口全開大まで	**第2期：娩出期** 子宮口全開大から胎児娩出まで	**第3期：後産期** 胎児娩出から胎盤・卵膜の娩出まで	**第4期：分娩後2時間** 分娩終了から2時間後
おもな経過	**規則的な陣痛（1時間に6回以上or約10分間隔）＝分娩の開始** ↓ 子宮頸管の展退 ↓ 固定 ↓ 嵌入 ↓ 胎胞形成 ↓ 子宮口全開大 ● 陣痛開始後、開口期の途中（子宮口全開大近くなる前）での破水は**早期破水**	**子宮口全開大** ↓ 排臨 ↓ 発露 ↓ 児頭娩出 ↓ 胎児娩出 ● 陣痛開始後、子宮口が全開大（第1期終了）近くの破水は**適時破水** ● 子宮口全開大し、胎児の下降があるのに破水しないものは**遅滞破水**（人工破膜をする場合がある）	**胎児娩出** ↓ **胎盤娩出**	
陣痛の特徴	＜開口期陣痛＞ ● 10分おきに規則的に起こる、または1時間に6回程度 ● 弱く短い収縮から徐々に強く長い収縮になる ● 陣痛周期：2〜3分 ● 持続時間：60〜70秒	＜娩出期陣痛＞ ● 収縮はさらに強く長くなり、間欠期は短くなる ● 陣痛周期：2分 ● 持続時間：60秒	＜後産期陣痛＞ ● 弱い陣痛 ● 持続時間は長い	＜後陣痛＞ ● 不規則 ● 痛みを伴うこともある ● 経産婦のほうが強く出る
子宮口	3〜4cm ∥ 7〜8cm	10cm		

\ 用語解説 /

【破水】卵膜が破綻し羊水が流出すること

【排臨】陣痛発作時に陰裂から児頭の一部がみえるが、陣痛間欠時には後退してみえなくなること

【発露】陣痛間欠時にも児頭が陰裂から露出したままになること

図 1 胎児心拍数陣痛図（CTG：cardiotocogram）のみかた

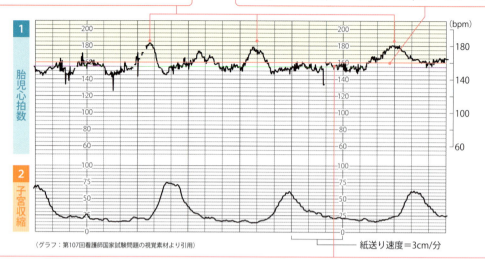

❸胎児心拍数一過性変動：
胎動や子宮収縮に対する胎児心拍数の変化
- 正常では図のように一過性頻脈がみられる

❶胎児心拍数基線（FHR baseline）：
胎児心拍数陣痛図における基準となる心拍数
- 正常：110〜160bpm ● 頻脈：＞160bpm ● 徐脈：＜110bpm

（グラフ：第107回看護師国家試験問題の視覚素材より引用）

紙送り速度＝3cm/分

❷胎児心拍数基線細変動
（FHR baseline variability）：
基線の細かくランダムな変動

- 正常では図のように中等度の細変動がみられる
- 異常：細変動増加（→胎児低酸素血症）、細変動減少・細変動消失（→胎児アシドーシス）、サイナソイダルパターン（→重度の胎児貧血や低酸素状態）

1 胎児心拍数（FHR：fetal heart rate）

胎児心拍数のチェックポイント
❶胎児心拍数基線の高さ：胎児の心拍数
❷胎児心拍数基線細変動：胎児の心拍数の細かい変動
❸胎児心拍数一過性変動：胎動や子宮収縮に対する胎児心拍数の変化

胎児は健康（well-being）である（reassuring fetal status）
- 心拍数基線と基線細変動が正常
- 一過性頻脈がある
- 一過性徐脈がない

胎児健常性（well-being）は障害されているおそれがある
- 基線細変動の消失を伴った繰り返す遅発一過性徐脈・変動一過性徐脈・遷延一過性徐脈
- 基線細変動の減少または消失を伴った高度徐脈
- サイナソイダルパターン（サイン曲線様の滑らかな変動のこと）

2 子宮収縮（UC：uterine contraction）

子宮収縮のチェックポイント

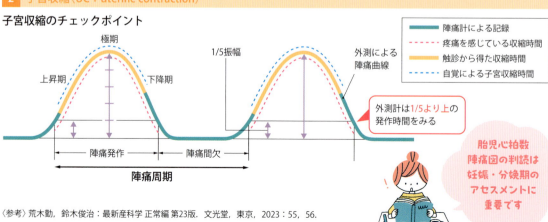

〈参考〉荒木勤, 鈴木俊治：最新産科学 正常編 第23版. 文光堂, 東京, 2023：55, 56.

胎児心拍数陣痛図の判読は妊娠・分娩期のアセスメントに重要です

表 1 胎児心拍数一過性変動の分類

分類		波形	特徴	胎児状態
一過性頻脈		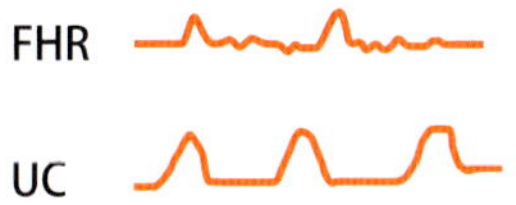 FHR / UC	心拍数が開始からピークまで急速に増加し開始から頂点までが15bpm以上、元に戻るまでの持続が15秒以上2分未満のもの。32週未満では心拍数増加が10bpm以上、持続が10秒以上のものとする	胎児の状態が良好である
一過性徐脈	早発	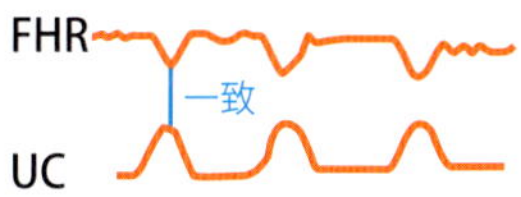 FHR / UC（一致）	子宮収縮に伴って、心拍数減少の開始から最下点まで緩やかに下降し、その後子宮収縮の消退に伴い元に戻る心拍数低下で、その一過性徐脈の最下点と対応する子宮収縮の最強点の時期が一致しているものをいう	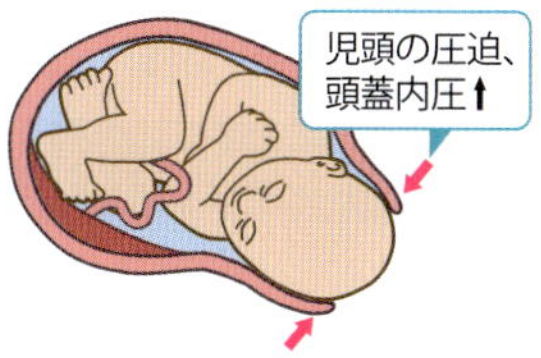 児頭の圧迫、頭蓋内圧↑／児頭の圧迫により頭蓋内圧が亢進
	遅発	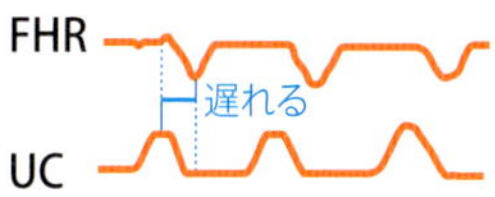 FHR / UC（遅れる）	子宮収縮に伴って、心拍数減少の開始から最下点まで緩やかに下降し、その後子宮収縮の消退に伴い元に戻る心拍数低下で、子宮収縮の最強点に遅れてその一過性徐脈の最下点を示すものをいう	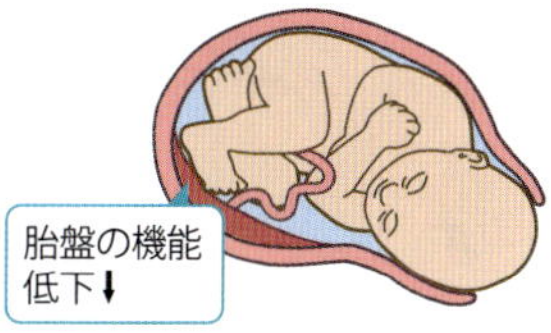 胎盤の機能低下↓／胎盤の循環不全による低酸素症
	変動	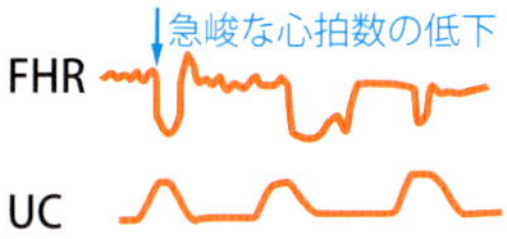 FHR（急峻な心拍数の低下）/ UC	15bpm以上の心拍数減少が急速に起こり、その開始から元に戻るまで15秒以上2分未満を要するもの。子宮収縮に伴って出現する場合は、その発現は一定の形をとらず、下降度、持続時間は子宮収縮ごとに変動する	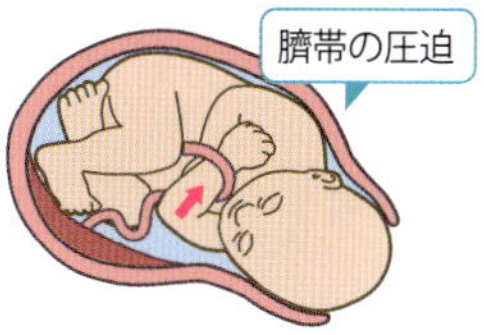 臍帯の圧迫／臍帯の圧迫などによる胎児-胎盤循環の悪化
	遷延	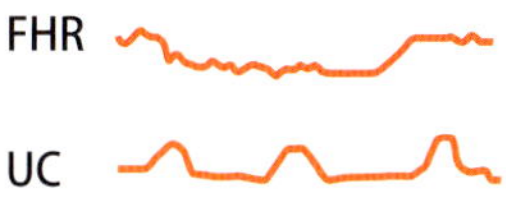 FHR / UC	心拍数減少が15bpm以上で、開始から元に戻るまでの時間が2分以上10分未満の徐脈。10分以上の一過性徐脈の持続は、基線の変化とみなす	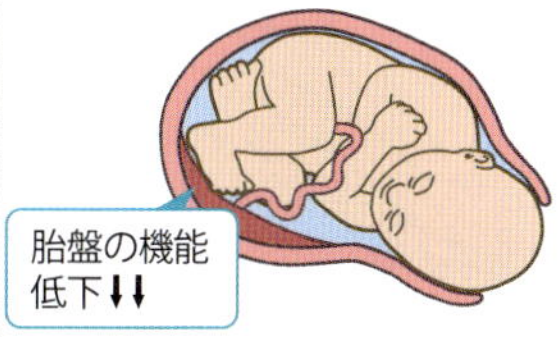 胎盤の機能低下↓↓／胎盤の循環不全による低酸素症＋低心拍出量

※子宮収縮が不明の場合、早発一過性徐脈と遅発一過性徐脈の区別はできない
※急速と緩やかの目安として、開始から最下点到達までの時間が30秒未満か以上かを参考とする

日本産科婦人科学会 編：産婦人科研修の必修知識2013．日本産科婦人科学会，東京，2013：142．および森恵美 著者代表：系統看護学講座 専門分野Ⅱ 母性看護学[2] 母性看護学各論 第14版．医学書院，東京，2021：204．図4-14．を参考に作成

図2 児頭の回旋

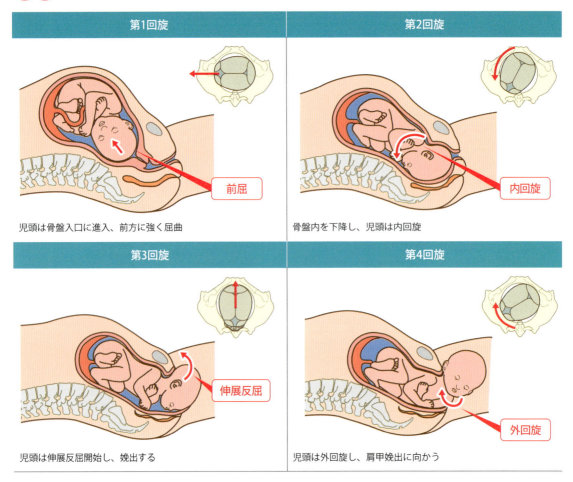

第1回旋	第2回旋
前屈：児頭は骨盤入口に進入、前方に強く屈曲	内回旋：骨盤内を下降し、児頭は内回旋
第3回旋	第4回旋
伸展反屈：児頭は伸展反屈開始し、娩出する	外回旋：児頭は外回旋し、肩甲娩出に向かう

図3 妊娠〜産褥期における血中hCG、hPL、プロラクチン、プロゲステロン、エストロゲンの推移

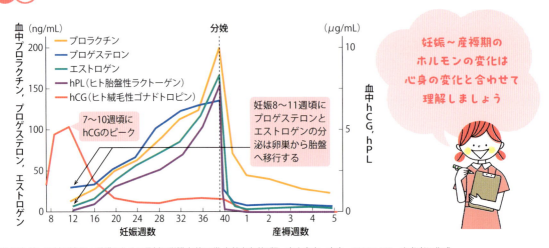

妊娠〜産褥期のホルモンの変化は心身の変化と合わせて理解しましょう

池上信夫 著，岡村州博 編：看護のための最新医学講座 第15巻 産科疾患 第2版．中山書店，東京，2005：302．を参考に作成

産褥の経過

経過	分娩当日	産褥1週				産褥2週	産褥4週	産褥6週
		1～2日	3日	4～5日	6～7日			
子宮底の高さ	分娩直後 ↓ 臍下2～3横指 ↓ 12時間後 臍高	臍下1～2横指	臍下2～3横指（分娩直後の高さに）	臍と恥骨結合上縁の中央～恥骨結合上縁3横指	恥骨結合上縁2横指～わずかに触れる	腹壁から触れず		
子宮底長	分娩12時間後：15cm	13～15cm	12cm	9～10cm	7～8cm			
子宮の形状					●手拳大	●胎盤・卵膜剝離面に新しい上皮ができる		●鶏卵大 ●非妊時の子宮の大きさに戻る
悪露の変化	〈赤色悪露〉 ●赤色～暗赤色 ●多量		〈褐色悪露〉 ●赤褐色～褐色 ●出血の量が減少			〈黄色悪露〉 ●黄色～クリーム色 ●量減少	〈白色悪露〉 ●灰白色～透明 ●量大幅に減少	消失
乳汁の分泌		〈初乳〉 ●水様性半透明～黄色 ●量：50～250mL		〈移行乳〉 ●クリーム色 ●量：250～300mL	〈成乳〉 ●白青色・不透明 ●量：300～900mL			
褥婦の心理的変化 （ルービンの適応過程） ※褥婦の状態によって日数が変わる	〈受容期〉 ●受身的・依存的 ●関心は自分自身に向かう ●優柔不断になることもある		〈保持期〉 ●依存性がなくなり、自分のことは自分でする ●新生児に対する責任を感じるようになる ●児や自分自身のケアについての教育を受け入れる ●児の世話について自信がないことを訴える人もいる			〈解放期〉 ●家族との関係を再調整する ●児に対して幻想を抱くのをやめる ●抑うつを感じることもある		
父親の心理的変化	Eugrossment没入感情：父親が生まれたわが子に夢中になる 〈3段階の感情を経験する〉 第1段階（予想）：子どもが家にやってきた後の生活がどうなるのかを予想する 第2段階（現実）：実際の子どものいる生活と予想が反したものであることを実感する 第3段階（習得への移行）：子どもの生活に積極的に巻き込まれ、父親として必要な技術を習得し調整する				●親になることの不確かさ ●責任の増大 ●睡眠妨害 ●子どもの世話に必要な時間が調整できない ●夫婦関係の再構築		

悪露の変化グラフ：縦軸 悪露量（g） 0, 50, 100／横軸 産褥日数 1日, 2日, 3日, 4日, 1週, 2週, 4週, 6週

岡田弘二：新産科データブック．医学の世界社，1985：327．よりグラフ引用

新生児の経過と特徴

生後日数	新生児の状態		検査・注意項目
出生当日	子宮外生活適応過程の確認 ● 第一呼吸 ● 循環動態の変化（胎児循環から新生児循環への移行） ● 体温調節 ● 初回排泄（排便、排尿） ● 分娩外傷の有無 ● 奇形の有無 など		● 胎児心拍数陣痛計の所見 ● 蘇生の必要性の判定 ● 気道確保 ● アプガースコア ● バイタルサイン ● 保温 ● 皮膚乾燥 ● 点眼 ● 母児標識（ネームバンド）の装着 ● 計測（出生時の体重、身長、頭位、胸囲） ● 母児初回面会（カンガルーケア） ● 初回哺乳 ● 初回診察 ● 状況・状態により血糖値測定
生後1日	● バイタルサインの変動 ● 体重変化 ● 哺乳状況 ● 排泄状況 ● 全身状態 ● 活気 ● 異常の有無 など		● ビタミンK₂シロップ投与 ● 授乳
生後2日			
生後3日		＜生後3〜5日＞ ● 生理的体重減少 ● 生理的黄疸 この時期に特徴的で、特に注意をしなければならない状態	● 総ビリルビン値の判定 ● 聴覚スクリーニング検査 ● 新生児マススクリーニング ● ビタミンK₂シロップ投与 ● 退院診察
生後4日			
生後5日			
生後6日			

図1 新生児の生理的特徴

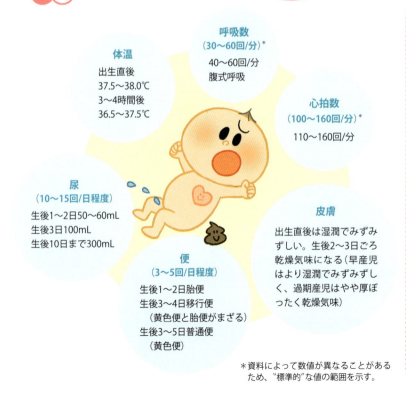

体温
出生直後
37.5〜38.0℃
3〜4時間後
36.5〜37.5℃

呼吸数
（30〜60回/分）*
40〜60回/分
腹式呼吸

心拍数
（100〜160回/分）*
110〜160回/分

尿
（10〜15回/日程度）
生後1〜2日50〜60mL
生後3日100mL
生後10日まで300mL

便
（3〜5回/日程度）
生後1〜2日胎便
生後3〜4日移行便
（黄色便と胎便がまざる）
生後3〜5日普通便
（黄色便）

皮膚
出生直後は湿潤でみずみずしい。生後2〜3日ごろ乾燥気味になる（早産児はより湿潤でみずみずしく、過期産児はやや厚ぼったく乾燥気味）

*資料によって数値が異なることがあるため、"標準的"な値の範囲を示す。

生理的体重減少
● 新生児は、細胞外液の減少、尿や不感蒸泄などによる水分の喪失、胎便の排泄、栄養・水分の摂取不良により体重が減少する
● 生後3〜5日ごろがピークで出生体重の5〜10%の範囲、生後1〜2週で出生体重に戻る

生理的黄疸
● 新生児は、肝臓でのビリルビンの取り込みや転移酵素の活性が低く、ビリルビンを処理する能力が少ないため、血中ビリルビン濃度が上昇し、皮膚が黄染する
● 生後2〜3日から肉眼的に認められる黄疸が生じ、生後4〜5日ごろにピークになり、転移酵素の活性が高まるにつれ黄疸は軽快し、7〜10日で消失する

図2 正常新生児の成熟徴候（外表所見）

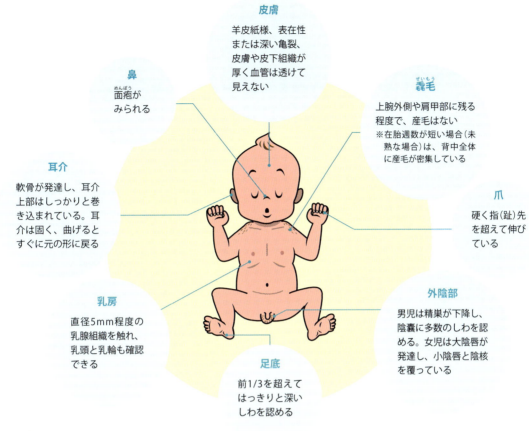

皮膚
羊皮紙様、表在性または深い亀裂、皮膚や皮下組織が厚く血管は透けて見えない

鼻
面皰（めんぽう）がみられる

毳毛（ぜいもう）
上腕外側や肩甲部に残る程度で、産毛はない
※在胎週数が短い場合（未熟な場合）は、背中全体に産毛が密集している

耳介
軟骨が発達し、耳介上部はしっかりと巻き込まれている。耳介は固く、曲げるとすぐに元の形に戻る

爪
硬く指（趾）先を超えて伸びている

乳房
直径5mm程度の乳腺組織を触れ、乳頭と乳輪も確認できる

外陰部
男児は精巣が下降し、陰嚢に多数のしわを認める。女児は大陰唇が発達し、小陰唇と陰核を覆っている

足底
前1/3を超えてはっきりと深いしわを認める

図3 新生児期の排便の変化

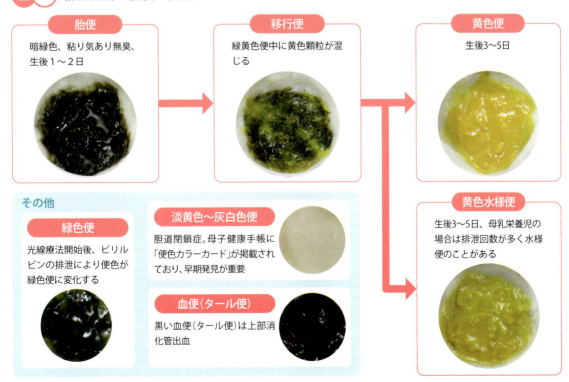

胎便
暗緑色、粘り気あり無臭、生後1～2日

移行便
緑黄色便中に黄色顆粒が混じる

黄色便
生後3～5日

黄色水様便
生後3～5日、母乳栄養児の場合は排泄回数が多く水様便のことがある

その他

緑色便
光線療法開始後、ビリルビンの排泄により便色が緑色便に変化する

淡黄色～灰白色便
胆道閉鎖症。母子健康手帳に「便色カラーカード」が掲載されており、早期発見が重要

血便（タール便）
黒い血便（タール便）は上部消化管出血

※「小児ふん便模型A型（C31）」（製造：島津理化、購入元：京都化学）を著者が撮影

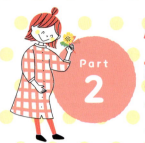

Part 2 産褥期を受け持つための 妊娠〜産褥・新生児までのアセスメント

ここでは、実習の中心である産褥期（褥婦・新生児）を受け持つ際のアセスメント項目をまとめました。
実習でのアセスメントに活用できます！

産褥期を受け持つために知っておきたいアセスメント項目について、❶妊娠期〜産褥期までを継続的に、また❷母児（胎児）の両方の状態をアセスメントするという視点で、みていきましょう。

はじめに、一般的な状況（❶）について把握します。次に、今回の妊娠・分娩に関して振り返ってみましょう（❷、❸）。

それらの情報をもとに、産褥期の特徴を踏まえて褥婦（❹）・新生児（❺）のアセスメント項目について考えてみましょう。

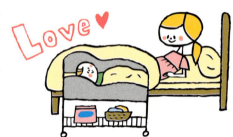

❶ 一般的な状況に関するアセスメント項目

基礎情報	●年齢 ●体格：身長、非妊時体重、非妊時のBMI* ●既往歴・現病歴：治療状況、内服の有無 ●非妊時のバイタルサイン ●感染症の有無：HBV*、HCV*、HIV*、HTLV-1*など
月経歴	●初経年齢 ●月経周期日数、持続期間、月経血量 ●月経前緊張症や月経随伴症状の有無
産科歴	●妊娠回数、分娩回数、現在生存している子どもの数 （経妊婦・経産婦の場合は、妊娠・分娩・産褥期の経過および異常の有無について母児それぞれの情報収集を行う） ●不妊治療の有無など
心理状態	●妊婦の性格特性：神経質、自己中心的、依存的など ●人格的成熟度、知的理解度の程度 ●自己像・自尊感情：自分の能力や行動に対する自信と関連
家族関係	●婚姻状況 　▶婚姻の有無、初婚・再婚、結婚年齢、同居の有無、近親婚の有無 　▶配偶者・パートナーとの関係 ●同居家族の有無（両親、上の子どもなど） ●家族のサポート体制（キーパーソン）
社会状況	●勤労の有無、経済状況 ●在日外国人の場合：サポート資源、母国の文化との違いによる混乱の有無

妊娠・分娩回数の数えかたの統一

2018年に、日本産科婦人科学会によって、施設により異なっていた数えかたが統一されている

- 現在の妊娠を、妊娠回数に算入する（「○妊○産」と表現し、「経」の文字を使用しない、または、「G○P○」と表現する）
- 妊娠満22週に達した後に娩出したものを分娩回数に算入する（分娩後であっても当該分娩を回数に加えない）
- 多胎妊娠の場合、何人の児が産まれようとも、妊娠回数は「1」、分娩回数も「1」である

用語解説

【初妊婦・経妊婦】はじめての妊娠中の女性を初妊婦、2回目以降を経妊婦という

【初産婦・経産婦】はじめて分娩する女性を初産婦、妊娠22週以降の分娩経験をもつ女性を経産婦という

＊【BMI】body mass index：体格指数
＊【HBV】hepatitis B virus：B型肝炎ウイルス
＊【HCV】hepatitis C virus：C型肝炎ウイルス
＊【HIV】human immunodeficiency virus：ヒト免疫不全ウイルス
＊【HTLV-1】human T cell leukemia virus-1：ヒトT細胞白血病ウイルス

❤2 妊娠期に関するアセスメント項目

妊娠による身体の変化	● 最終月経 ● バイタルサインの変動の有無。特に血圧の変動では非妊時の測定値より30mmHg（収縮期）/15mmHg（拡張期）以上の上昇がみられたときは、要注意（P.16 **表1**） ● 血液検査、尿検査（P.16 **表2**） ● 腹部の変化：子宮底の長さ・形（子宮底と腹囲の測定値）、妊娠線の有無 ● 乳房：乳房と乳頭の大きさ・形、モントゴメリー腺、初乳の有無 ● 下肢：浮腫の有無（P.17 **表3**）、静脈瘤の有無 ● 外陰部：リビド着色、腟粘液の量・性状、子宮頸部の長さ ● 合併症や異常の有無 ● マイナートラブルの有無、程度：つわり、腰痛、浮腫など
セルフケア行動	● 栄養摂取、体重管理：非妊時BMIから妊娠期の体重増加を考える（P.17〜18 **表4〜6**） ● 姿勢・ADL* ● 運動 ● 睡眠・休息 ● 排泄 ● 清潔 ● 衣類・靴 ● 性生活 ● 嗜好品
胎児の状態	● 胎児の数、胎位・胎向・胎勢（P.18〜20 **図1〜4**） ● 子宮内での発育状態 ▶母体の子宮底・腹囲の計測値 ▶超音波エコー所見（BPD、FL*、EFW*、AFI*など）の確認 ➡推定体重は胎児発育曲線（P.20 **図5**）に照らし合わせて考える ▶胎盤の付着部位 ▶NST*所見 ▶BPS* ▶胎動の有無 ▶奇形など異常の有無
育児準備行動	● 計画妊娠かどうか ● 妊娠の受容：ボディイメージの変化の受け入れなど ● 妊娠期の受診行動 ● 母子健康手帳の活用状況 ● 母親・両親学級の参加の有無 ● 育児用品の準備 ● 母乳哺育の希望、乳房の手入れ状況 ● 特定妊婦（P.21 **表7**）
社会状況	● 妊娠・出産に関連した手続きの情報の有無、理解度（P.21 **表8**） ▶産休・育休の取得の希望、手続き ▶夫の育休取得の希望、手続き ● サポートシステム：夫・家族、里帰りの有無、職場や社会システム

＊【ADL】activities of daily living：日常生活動作
＊【FL】femoral length：大腿骨長
＊【EFW】estimated fetal weight：推定胎児体重
＊【AFI】amniotic fluid index：羊水指数
＊【NST】non stress test：ノンストレステスト
＊【BPS】biophysical profiling score：バイオフィジカルプロファイルスコア

母性

Part2

産褥期を受け持つための　妊娠〜産褥・新生児までのアセスメント

表1 妊娠時のバイタルサインの変化

体温	妊娠初期は黄体ホルモンの体温上昇作用のためやや高め（36.7～37.2℃くらい）で経過するが、妊娠中期以降は下降して低温相のレベルに戻る
呼吸	呼吸数は非妊時に比べほとんど変わらないが、妊娠末期では横隔膜の挙上により吸息時の横隔膜の動きが増すことで、肺活量がわずかに増加し、呼吸数もやや増加する
脈拍	胎児の発育や妊娠による代謝の亢進により、母体の循環血液量は増加する（全血液量として20～30％の増加）。循環血液量や酸素需要が増加するため、妊娠12週ごろから心拍出量が増加し、28～32週で約30％の増加でピークに達する（妊娠末期は非妊時に比べ+17％）
血圧	妊娠初期では緩やかに下降し、平均で妊娠20週ごろに最低値となり、その後は緩やかに妊娠前血圧まで上昇する。妊娠末期（8～10か月）になると、拡張期血圧がある程度上昇してくることが多い。妊娠高血圧症候群（HDP*）を発症する場合、妊娠による生理的な血圧低下を示さず、妊娠初期から高血圧傾向が多い。また、妊娠初期の血圧が正常範囲でも、収縮期血圧130～139mmHg、拡張期血圧80～89mmHg、特に高値であるほど妊娠高血圧症候群の発症頻度が高くなる

＊【HDP】hypertensive disorders of pregnancy

表2 妊婦の血液検査一覧

血液検査	非妊婦	妊婦	傾向
赤血球数（×10^4/μL）	380～480	350～450	↓
ヘモグロビン量（Hb）（g/dL）	12～16	10.5～13	↓
ヘマトクリット値（Ht）（％）	34～47	33～38	↓
血小板数（×10^4/μL）	14～38	13～35	↓
白血球数（/μL）	4,300～11,000	5,000～15,000	↑
リンパ球（/μL）	1,000～4,800	1,300～5,200	↑
好中球数（/μL）	1,800～7,700	3,800～10,000	↑
単球（/μL）	0～800	0～800	→
好酸球（/μL）	0～400	0～400	→

貧血検査	非妊婦	妊婦	傾向
血清鉄（Fe）（μg/dL）	29～164	60～135	↓
総鉄結合能（TIBC）（μg/dL）	262～452	300～500	↑
フェリチン（ng/mL）	10～120	15～150	↑

止血凝固検査	非妊婦	妊婦	傾向
フィブリノゲン（mg/dL）	200～400	350～520	↑
赤血球沈降速度（mm/時）	3～15	50	↑
HPT（％）	70～130	130～190	↑
ATⅢ（活性）（％）	80～130	90～115	↓
TAT（ng/mL）	<4	5.6～15	↑
プロテインC（％）	70～150	70～150	→
プロテインS（％）	70～160	26～46	↓
FDP（μg/mL）	<5.0	4.0～8.0	↑
Dダイマー（μg/mL）	<0.5	0.4～5.4	↑

肝機能検査	非妊婦	妊婦	傾向
AST（GOT）（U/L）	11～33	11～27	→
ALT（GPT）（U/L）	4～44	1～25	↓
乳酸脱水素酵素（LDH）（U/L）	120～245	200～400	↑
総タンパク（TP）（g/dL）	6.7～8.3	5.5～7.0	↓
アルブミン（Alb）（g/dL）	3.8～5.3	3.0～4.0	↓
アルブミン／グロブリン比（A/G比）	1.3～2.0	1.0～1.4	↓
PT（秒）	11～13	10～12	→
APTT（秒）	25～35	25～35	→
コリンエステラーゼ（U/L）	350～750	250～500	↓
γグルタミルトランスフェラーゼ（γ-GT）（U/L）	9～35	2～14	↓
チモール混濁試験（TTT）（U）	0～4（Kunkel単位）	0～3	↓
硫酸亜鉛混濁試験（ZTT）（U）	2～12（Kunkel単位）	2～7	↓
総ビリルビン（TB）（mg/dL）	0.2～1.0	0.1～0.9	→
アルカリフォスファターゼ（ALP）（U/L）	80～260	70～240	→
クレアチニンクリアランス（mL/分）	91～130	120～160	↑
尿素窒素（BUN）（mg/dL）	8～20	15以下	↓
クレアチニン（Cr）（mg/dL）	0.4～0.8	<0.9	↓
尿酸（mg/dL）	2.0～7.0	<4.5	↓

表3 浮腫の観察

- 母指で脛骨上を圧迫し、圧痕の有無、程度を観察し、浮腫のレベルを判断する。

レベル	浮腫の度合い
−	圧痕がない
±	圧痕が不鮮明、触診でくぼみを触知できる
＋1	2mmの陥凹（容易に元に戻る）
＋2	4mmの陥凹（＋1より長く続く）
＋3	6mmの陥凹（元に戻るのに数秒かかる）
＋4	8mm以上の陥凹（元に戻るのに時間がかかる）

表4 妊婦の栄養指導のポイント

- **ビタミンA**は、**妊娠初期**に摂りすぎると胎児の催奇形性が認められるため、**摂取しすぎない**ように注意する。ビタミンAが多く含まれる食品は、レバー、うなぎのほか、マルチビタミンなどのサプリメントにも含まれる
- 妊娠前から、**鉄**、**葉酸**は積極的に摂取する。妊娠期は鉄必要量が多く、初期・中期・末期それぞれ必要な量を摂取する。**葉酸**は、**胎児の神経管閉鎖障害のリスク低減**のために重要なビタミンである
- 栄養指導の際には、現在の食生活や活動状況、妊婦の調理能力を把握し、妊婦や家族の健康状態、食事の好みのほか、地域や気候も考慮し、妊婦の生活に適応できる（＝実践できる）内容にする必要がある

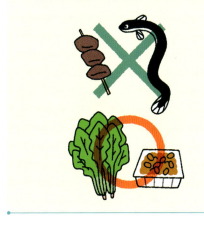

表5 妊婦の体重増加のめやす

- BMI（体格指数）＝体重（kg）÷身長（m）^{2}
- 妊娠中の体重増加のめやす*

妊娠前体格**	BMI kg/m^2	体重増加量のめやす
低体重	<18.5	12〜15kg
普通体重	18.5≦〜<25	10〜13kg
肥満（1度）	25≦〜<30	7〜10kg
肥満（2度以上）	30≦	個別対応（上限5kgまでがめやす）

*「増加量を厳格に指導する根拠は必ずしも十分ではないと認識し、個人差を考慮したゆるやかな指導を心がける」産婦人科診療ガイドライン産科編2020　CQ010より
＊＊体格分類は日本肥満学会の肥満度分類に準じた
日本産科婦人科学会：妊娠中の体重増加指導の目安について．2021年6月1日．より引用
https://www.jsog.or.jp/news/pdf/20210616_shuuchi.pdf（2024/8/1閲覧）

表6 妊婦・授乳婦の食事摂取基準

		18〜29歳（女性）	30〜49歳（女性）	妊婦（付加量）	授乳婦（付加量）
推定エネルギー必要量（kcal/日）	身体活動レベルⅠ（低い）	1,700	1,750	初期：＋50 中期：＋250 後期：＋450	＋350
	身体活動レベルⅡ（ふつう）	1,950	2,050		
	身体活動レベルⅢ（高い）	2,250	2,350		
タンパク質*（g/日）		50	50	初期：＋0 中期：＋5 後期：＋25	＋20
脂質エネルギー比率（%エネルギー）***		20〜30	20〜30	20〜30（目標量）	20〜30（目標量）
カルシウム*（mg/日）		650	650	＋0	＋0
鉄*（mg/日）		月経なし：6.0 月経あり：10.0	月経なし：6.0 月経あり：10.5	初期：＋2.5 中期・後期：＋8.5	＋2.0
マグネシウム*（mg/日）		280	290	＋40	＋0
葉酸*（μg/日）		240	240	初期：＋0 中期・後期：＋240	＋100
ビタミンA*（μgRAE/日）		650	700	初期・中期：＋0 後期：＋80	＋450
ビタミンB₁*（mg/日）		0.8	0.9	＋0.2	＋0.2
ビタミンB₂*（mg/日）		1.2	1.2	＋0.3	＋0.6
ビタミンB₆*（mg/日）		1.2	1.2	＋0.2	＋0.3
ビタミンB₁₂**（μg/日）		4.0	4.0	4.0（目安量）	4.0（目安量）
ビタミンC*（mg/日）		100	100	＋10	＋45
ビタミンD**（μg/日）		9.0	9.0	9.0（目安量）	9.0（目安量）

厚生労働省「日本人の食事摂取基準（2025年版）」 ＊推奨量 ＊＊目安量 ＊＊＊目標量

- ビタミンDについては、母乳栄養児でのビタミンD不足によるくる病、低カルシウム血症の報告なども踏まえ、母乳中に分泌されるビタミンD量も考慮した値となっている。

 図1 胎位

胎位：胎児の縦軸と子宮の縦軸との位置関係

縦位		横位または斜位
両軸が平行にある場合（分娩時は約99.8％が縦位）		両軸が交差する場合（全分娩の0.3〜0.5％）
頭位	骨盤位	横位
児頭が子宮の下方にあるもの（分娩時に縦軸にあるものの約96.8％が頭位） 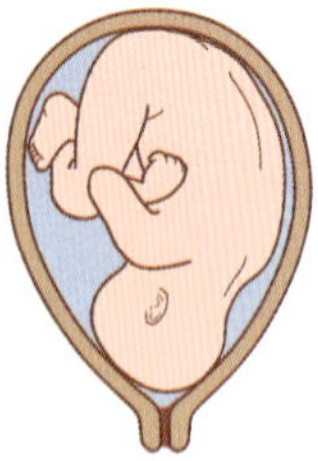	胎児の骨盤が下方にあるもの 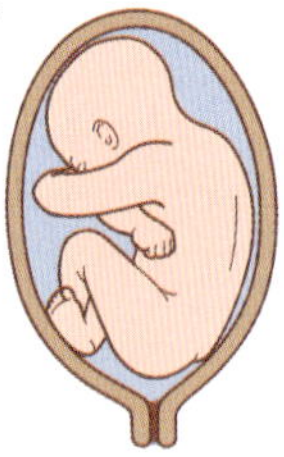	妊娠中は横位でも自然に胎位が変わることがほとんど。子宮底は低く、児頭を母体の側方に触れるので、発見は容易（経産婦に発生しやすい） 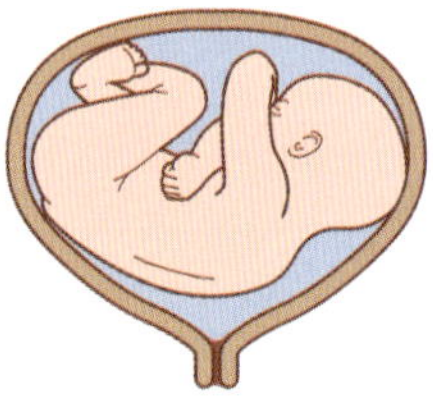

図2 胎向

胎向：児背または児頭と母体との位置関係

		頭位	骨盤位	横位
第1胎向 第1分類	●第1胎向：児背が母体の左側にあるもの ●第1分類：児背が母体の前方に向くもの	第1頭位 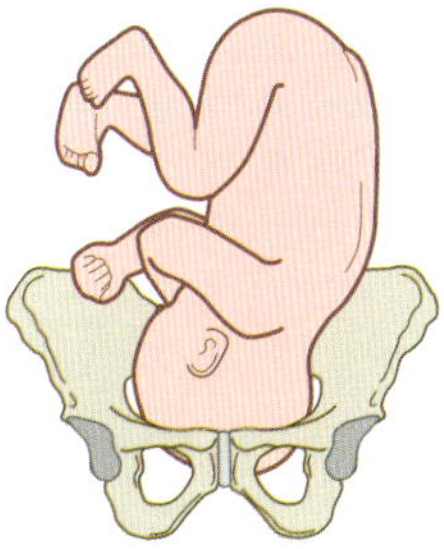	第1骨盤位 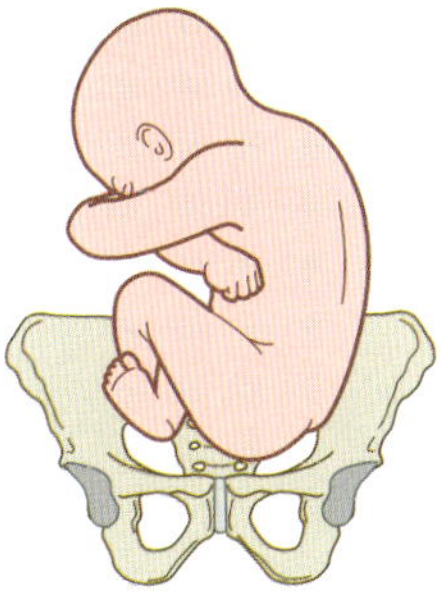	第1横位 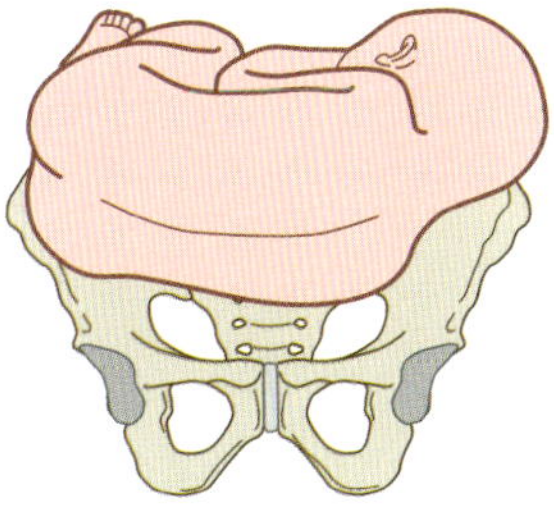
第2胎向 第2分類	●第2胎向：児背が母体の右側にあるもの ●第2分類：児背が母体の後方に向くもの	第2頭位 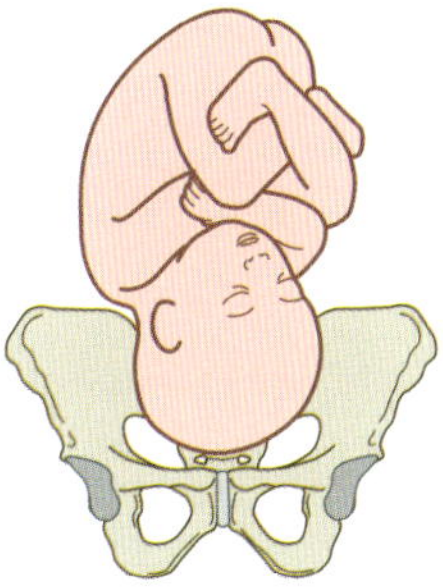	第2骨盤位 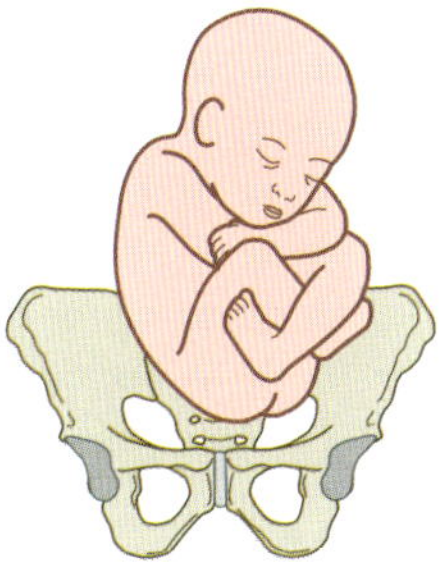	第2横位 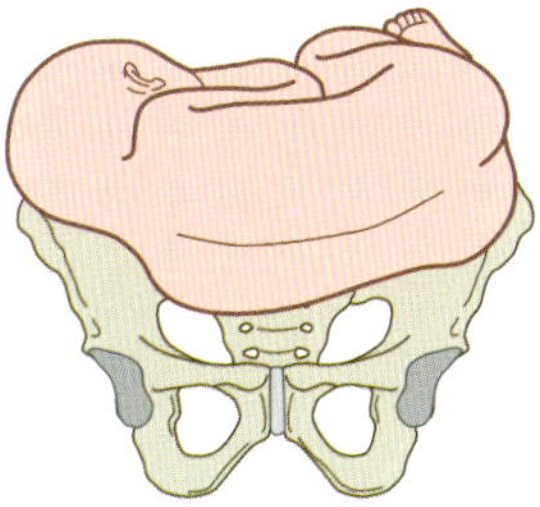

図3 胎勢

胎勢：胎児の身体各部の位置関係（胎児の姿勢を表す）

屈位	反屈位		
極度の屈位（骨盤進入時） 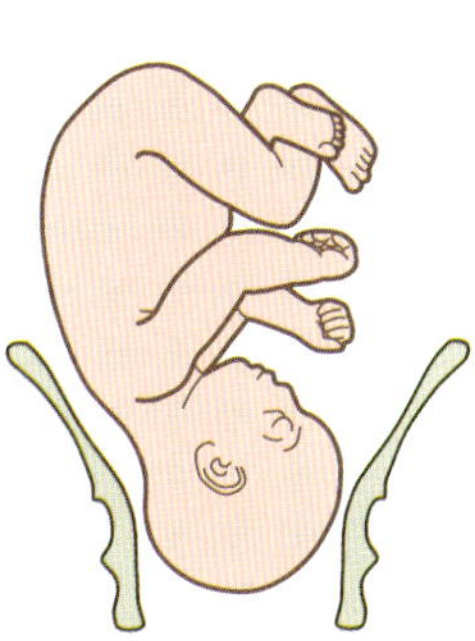	前頭位 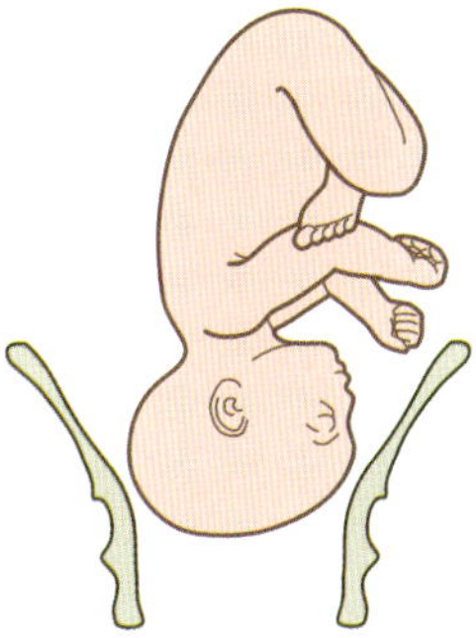	額位 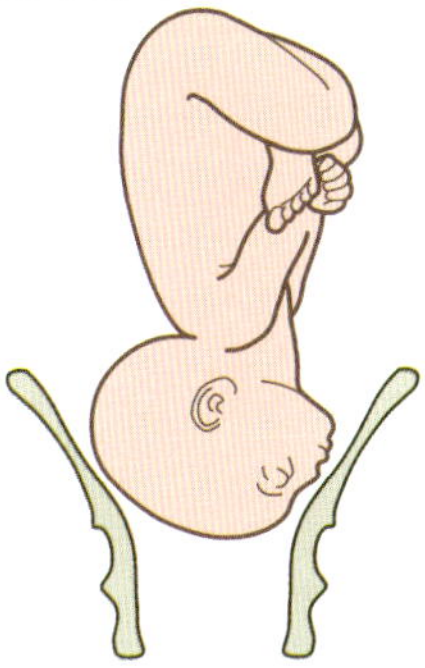	顔位（極度伸展） 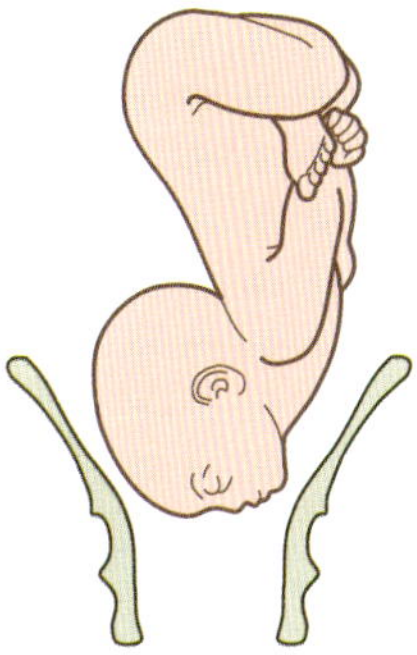
頭位で児頭を前屈して児背を丸め、四肢は各関節を屈曲させ腕を胸の前で交差させている	頸部が後ろに屈曲し顎部が胸壁から遠ざかるような姿勢をとる（異常）		

図4 胎児位置の表現

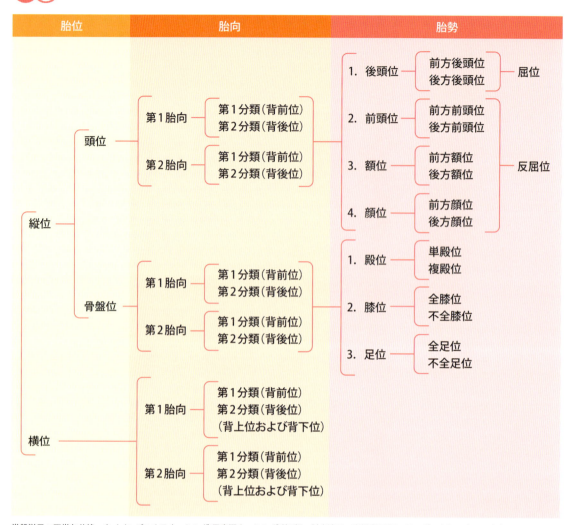

常盤洋子：正常な分娩．ウイメンズヘルスナーシング 周産期ナーシング 第2版，村本淳子，高橋真理 編，ヌーヴェルヒロカワ，東京，2011：129．図Ⅲ-6．より転載

図5 胎児発育曲線

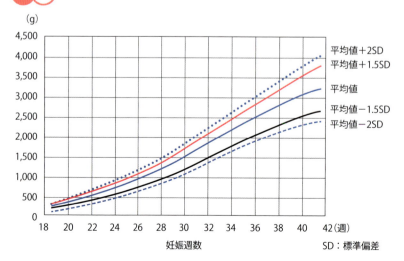

SD：標準偏差

日本超音波医学会：超音波胎児計測の標準化と日本人の基準値．超音波医学 2003；30(3)：430．より引用

表7 特定妊婦

● 特定妊婦は児童福祉法の2008年改正で初めて規定された後、2016年改正により同法に新設された第21条の10の5で「出産後の養育について出産前において支援を行うことが特に必要と認められる妊婦」と定義されている。

特定妊婦の例

- 若年
- ひとり親・未婚・ステップファミリー
- 母子健康手帳の未交付
- 妊婦健診診査の初回検診が妊娠中期以降・定期的に検診を受けていない
- 妊娠葛藤
- 胎児の疾病・障害・多胎
- 出産への準備をしていない
- 妊娠の自覚や知識がない
- 出産後の育児不安が強い
- 妊婦の心身の不調
- 被虐待歴・虐待歴
- DVを受けている
- 夫婦の不和・対立
- 経済的問題
- 家族の介護
- サポートが得られない・サポートに対して拒否的など

表8 母性看護に関するおもな法律

法律	内容
母子保健法	● 妊娠の届出、母子健康手帳の交付 ● 妊産婦やその配偶者、乳幼児の保護者に対する保健指導 ● 妊産婦、新生児、未熟児の訪問指導 ● 低出生体重児(2,500g未満)の届け出 ● 養育医療(2,000g未満、他のリスク) ● 母子保健に関する知識の普及 ● こども家庭センター(子育て世代包括支援センター)の設置 ● 産後ケア事業
児童福祉法	● 乳児家庭全戸訪問事業(こんにちは赤ちゃん事業) ● 療育の指導、小児慢性特定疾病医療費の支給 ● 助産施設、母子生活支援施設および保育所への入所 ● 児童福祉施設の設置
労働基準法	● 産前休業：妊婦が希望した場合、産前6週(多胎妊娠14週)は就業させてはいけない ● 産後休業：事業主の義務として、産後8週は就業させてはいけない。ただし本人が希望し医師が支障がないと認めた場合は産後6週を経過すれば就業可能 ● 業務転換：妊産婦の重量物・長時間勤務・長時間の立ち仕事の軽易業務への転換 ● 就業制限：事業主の義務として、妊産婦の有害危険業務の就業制限 ● 時間外労働等の制限：妊産婦の時間外労働・休日労働・深夜業の制限 ● 育児時間：生後1年に達しない生児を育てる女子は1日2回少なくともそれぞれ30分の育児時間を請求できる
母体保護法	● 人工妊娠中絶の可能期限：妊娠22週未満では、妊婦側の申し出による中絶が認められる(ただし胎児側の理由による人工妊娠中絶は認められなくなった) ● 不妊手術と人工妊娠中絶の実施や届出 ● 受胎調節、受胎調節実地指導員制度、受胎調節指導のために必要な医薬品の販売
戸籍法	● 出生届：出生証明書を添付して、子の誕生日から原則として14日以内に役所に提出(本籍地、居住地、出生地のいずれかの市区町村長に提出)
男女雇用機会均等法	● 母性健康管理措置：妊娠中・出産後の保健指導・健康診査を受ける時間の確保 ● 婚姻・妊娠・出産等を理由とする解雇などの不利益取扱いの禁止 ● 職場におけるセクシュアルハラスメントおよび妊娠・出産等に関するハラスメント対策 ● 勤務条件の変更義務(時差出勤など)

(P.22へつづく)

（表8つづき）

育児・介護休業法	● **育児休業**：1歳に達するまで、一定の条件を満たす労働者は1歳6か月に達するまで（最長2歳に達するまで）、父母ともに取得する場合は1歳2か月に達するまで（パパ・ママ育休プラス）、出産後8週以内に育児休業を取得した父親は再度育児休業を取得できる、育児休業等の対象となる子の範囲の拡大（特別養子縁組の監護期間中や養子縁組里親に委託されている子等も新たに対象） ● 小学校就学前の子の看護や予防接種、健康診断のために取得できる**子の看護休暇**[※1]が、1人では年5日、2人では年10日、**時間**単位で取得できる（令和3年1月1日からはすべての労働者が取得でき、時間単位での取得が可能となった） ● **勤務時間の短縮**（3歳未満、1日の労働時間を原則として6時間）[※2] ● 3歳に満たない子を養育する労働者の所定外労働の制限[※3]、小学校就学の始期に達するまでの子を養育する労働者の時間外労働・深夜業の制限 ● **マタハラ・パタハラの防止措置を義務化**（派遣労働者の派遣先も同様） ● 男女とも仕事と育児を両立できるよう、令和4年4月1日から段階的に施行 　▶ 雇用環境整備、個別の周知・意向確認の措置の義務化、有期雇用労働者の育児・介護休業取得要件の緩和 　▶ 男性の育児休業取得促進のための**産後パパ育休（出生時育児休業）**の創設、**育児休業の分割取得** 　▶ 育児休業取得状況の公表の義務化（令和7年4月1日からは従業員300人超の企業が対象）
死産の届け出に関する規定	● すべての死産（妊娠満12週以降の死児の出産）の届出義務
健康保険法	● 出産育児一時金制度
医療法	● 助産所の定義：「助産所」とは、助産師が公衆または特定多数人のためその業務（病院または診療所において行うものを除く）を行う場所をいう。助産所は、妊婦、産婦、または褥婦**10人以上の入所施設を有してはならない** ● 助産院の開設許可：助産師が助産所を開設したときは、開設後10日以内に、助産所の**所在地の都道府県知事**（その開設地が保健所を設置する市または特別区の区域にある場合においては、当該保健所を設置する市の市長または特別区の区長。以下同じ）に届け出なければならない。助産師でないものが助産所を開設しようとするときは、開設地の都道府県知事の許可を受けなければならない

※1 子の看護休暇は、令和7年4月1日より、対象を小学校3年生修了までに拡大、取得事由に感染症に伴う学級閉鎖等・入園（入学）式、卒園式を追加し、名称を「子の看護等休暇」に変更となる
※2 令和7年4月1日より、短時間勤務制度（3歳未満）の代替措置にテレワーク追加
※3 所定外労働の制限は、令和7年4月1日より、請求対象を小学校就学前の子を養育する労働者に拡大される

表9 出生前検査

● 出生前検査は、母体・胎児あるいは新生児の健康に影響を及ぼす病態（異常）を出生前に診断し、その情報が疾病罹患時の予後向上を期待して実施される。
● 出生前遺伝学的検査には、「**非確定検査**（罹患リスクの推定が目的）」と「**確定検査**（診断の確定が目的）」がある。
● 出生時に確認できる形態異常の頻度は約2〜3%、染色体異常は胎児疾患の原因として約25%を占める（日本産婦人科学会『産婦人科診療ガイドライン　産科編2023』CQ106-1）。

	検査名	対象となる胎児疾患	施行時期	検査感度	問題点
非確定的（非侵襲的）検査	母体血を用いた非侵襲性出生前遺伝学的検査（NIPT）	● 13トリソミー ● 18トリソミー ● 21トリソミー	妊娠10週以降	99%	確定診断ではない
	妊娠初期母体血清マーカー検査とNT測定	● 18トリソミー ● 21トリソミー	妊娠11〜13週	82〜87%	
	妊娠中期母体血清マーカー検査（トリプルテスト、クアドラプルテストなど）	● 18トリソミー ● 21トリソミー ● 神経管閉鎖障害	妊娠15〜18週	トリプルテスト：69% クアドラプルテスト：81%	

(表9つづき)

	検査名	対象となる胎児疾患	施行時期	検査感度	問題点
確定的・非確定的検査	胎児超音波検査	胎児疾患一般	全週数	15%以下の疾患から80%以上の疾患まで幅広い	胎児超音波検査は全妊婦を対象とした標準検査ではない(通常超音波検査は妊婦健診時に実施される)
確定的(侵襲的)検査	絨毛検査	染色体異常全般	妊娠11〜14週以降	ほぼ100%	検査に伴う流産1.0%
	羊水検査	染色体異常全般	妊娠15週以降	ほぼ100%	検査に伴う流産0.3〜0.5%
	臍帯血検査	胎児染色体異常全般、感染症、貧血	妊娠18週以降	ほぼ100%	検査に伴う胎児死亡約1.4%

※NT＝nuchal translucency(後頸部透亮像)

出生前診断の倫理的な問題

- 女性の権利と胎児の生命権との間の倫理的な問題が生じる
- 女性が子どもを産むかどうか選択する権利は保障されている(リプロダクティブヘルス／ライツ)
- 母体保護法:人工妊娠中絶の適応に胎児異常を理由としたものは認められていない(優生思想の排除)(下記「用語解説」を参照)

出生前診断に関する看護

- 特に重要なポイント:検査前後のカウンセリング、守秘義務
- 遺伝カウンセリングの基本姿勢
  ▶ 夫婦ないしはパートナーと一緒の受診を原則とする
  ▶ クライエントの自律的決定を尊重する
  ▶ クライエントへの絶対的受容と共感的態度を基本とする
- **①出生前診断を受けるか検討中**
- 出生前診断を考慮するに至った経緯などの情報収集
- わかりやすい言葉で十分な情報提供をする
- 家族間でよく話し合ってもらい、決定した意思を尊重する
- **②出生前診断を受けた後**
- 出生前診断後の告知とフォローアップ(継続的なサポート)

- 迅速かつ正確に結果を伝える
  ▶ 検査結果に異常なし:事実を伝え、すべての先天異常がわかるわけではないことを再確認する
  ▶ 検査結果に異常あり:必ず夫婦に告知する。妊娠継続の可否について、夫婦の意思を尊重し擁護・支援する。混乱している親の反応を受け止める
- 妊娠継続する場合:出生までの有効な治療・ケアを行う、出産後の母子関係形成を支える、母子の地域生活への移行を支える
- 選択的人工妊娠中絶をする場合:人工妊娠中絶について十分な説明やカウンセリングを行う。過度に自分を責めることがあるため、中絶後のグリーフケアを丁寧に行う(辛く苦しい選択への共感的な理解、寄り添う姿勢を示した継続的な支援)

＜参考・引用文献＞
1. 室月淳:出生前診断と選択的中絶のケア 日常診療で妊婦・家族ときちんと向き合うための基本がわかる. メディカ出版, 大阪, 2021:47-49, 94-106.
2. 森恵美 著者代表:系統看護学講座 専門分野Ⅱ 母性看護学[2]母性看護学各論 第14版. 医学書院, 東京, 2021:63.

用語解説

【優生学(Eugenics)】人類の遺伝的素質を改善することを目的とし、悪質の遺伝形質を淘汰し、優良なものを保存することを研究する学問のことをいう。日本では、ナチス・ドイツの断種法の強い影響を受け、1940年国民優生法が制定され、のち「優生」に関する規定が強化された優生保護法が1948年に制定された。優生否定の考えは1970年代後半から広がり、1996年母体保護法に改正され、優生条項が排除された。

3 分娩期に関するアセスメント項目

分娩時の状況	●分娩時週数 　▶妊娠22週以降37週未満：早産 　▶妊娠37週以降42週未満：正期産 　▶妊娠42週以降：過期産 ●分娩様式：自然分娩、人工分娩（表10） ●分娩所要時間（表11）、分娩経過：フリードマン曲線（P.25 図6）、ビショップスコア（頸管開大度、頸管展退度、児頭の先進部の高さ[下降度]、頸部の硬度、子宮口の位置）（P.25 表12） ●分娩時出血量（正常分娩で500mLを超える場合は分娩時異常出血）（P.25 表13） ●胎盤剥離徴候：アールフェルド徴候、キュストネル徴候、シュレーダー徴候、ストラスマン徴候（P.26 図7） ●胎盤娩出様式：シュルツェ様式（胎児面から娩出）、ダンカン様式（母体面から娩出）、ゲスナー様式（混合様式）（P.26 図8） ●胎児付属物の状態：胎盤、卵膜、臍帯（P.27 表14） ●立ち会いの有無：夫、家族 ●異常の有無
母体の状態	●バイタルサイン　●会陰切開または会陰裂傷の有無（P.27 図9、表15） ●その他：脱肛など　●異常の有無
児の状態	●アプガースコア（8点以上：正常、4〜7点：軽度仮死、3点以下：重症仮死）（P.28 表16） ●シルバーマンスコア：呼吸障害（0〜1点：正常、2〜4点：呼吸窮迫、5点以上：重篤）（P.28 表17） ●バイタルサイン ●出生時の計測所見（体重、身長、胸囲、頭囲）（P.124 表1参照） ●奇形など異常の有無

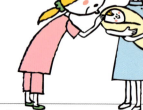

表10 分娩様式

自然分娩		
経腟分娩のことで、自然の娩出力によって産道から胎児を娩出する		
人工分娩		
人工的な処置や手術を要する		
分娩誘発	陣痛促進剤[オキシトシン、プロスタグランジン$F_{2α}$（$PGF_{2α}$）、プロスタグランジンE_2（PGE_2）]で人工的に子宮収縮を誘発する、ダイラパンS®、ラミセル®を子宮頸管に留置し頸管を拡張させる、バルーンを挿入し頸管熟化・陣痛誘発させる、など	
鉗子分娩	鉗子を挿入し、児頭を把持して牽引し娩出する急速遂娩法	
吸引分娩	吸引カップを挿入し、児頭を牽引し娩出する急速遂娩法	
帝王切開	子宮壁を切開して胎児を娩出させる手術	

表11 分娩各期と分娩所要時間

	第1期	第2期	第3期	第4期
	分娩開始から子宮口全開大まで	子宮口全開大から胎児娩出まで	胎児娩出から胎盤・卵膜の娩出まで	分娩終了から2時間
初産婦	10〜12時間	1〜2時間	15〜30分	2時間
経産婦	5〜6時間	30分〜1時間	10〜20分	

分娩所要時間＝第1〜3期の合計時間
初産婦　11〜15時間
経産婦　6〜8時間

図 6 分娩経過：フリードマン曲線

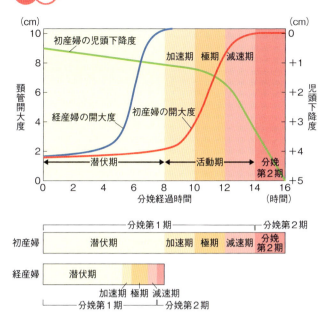

表 12 ビショップスコア

点数 因子	0	1	2	3
頸管開大度（cm）	0	1〜2	3〜4	5〜6
頸管展退度（％）	0〜30	40〜50	60〜70	80〜
児頭の先進部の高さ（下降度）(cm)	−3	−2	−1〜0	+1〜
頸部の硬度	硬	中	軟	
子宮口の位置	後方	中央	前方	

〈頸管が成熟していると評価される〉
初産婦：9点以上　経産婦：7点以上

表 13 分娩時異常出血

- 分娩時出血とは分娩開始後から分娩2時間（分娩第1期〜4期）の出血量をいう
- 分娩時異常出血は500mL以上と定義されている。日本産科婦人科学会周産期委員会による分娩時出血の分析結果に基づき、現在では胎児数（単胎・多胎）、分娩様式（経腟分娩・帝王切開）別に統計学的上限の90パーセンタイルを分娩時異常出血の診断の参考と提示している
- 計測された出血量は実際の出血より少ないことも問題であるため、分娩時異常出血は計測された出血量に加え、バイタルサインの異常（頻脈、低血圧、尿量低下、四肢冷感など）を考慮し、判断しなければならないとされる

【分娩時出血量】
分娩時出血量の90パーセンタイルを胎児数、分娩様式別に示した。

	経腟分娩	帝王切開
単胎	800mL	1,500mL
多胎	1,600mL	2,300mL

（日本産科婦人科学会周産期委員会、253,607分娩例、2008年）
※帝王切開時は羊水込み

$$SI（ショックインデックス）= \frac{心拍数}{収縮期血圧}$$

妊婦のSI：1は約1.5L、SI：1.5は約2.5Lの出血量であることが推測される。

日本産科婦人科学会，日本産婦人科医会，日本周産期・新生児医学会，日本麻酔科学会，日本輸血・細胞治療学会，日本IVR学会：産科危機的出血への対応指針2022（2022年1月改訂）より転載
https://www.jsog.or.jp/activity/pdf/shusanki_taioushishin2022.pdf（2024/10/17閲覧）

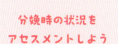
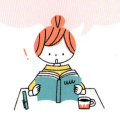

図 7 胎盤剥離徴候

アールフェルド徴候	キュストネル徴候	シュレーダー徴候	ストラスマン徴候
児娩出直後と比べ、臍帯がさらに陰裂より10cm以上下がる。臍帯にコッヘル鉗子を装着しておくと目印となり、下降がわかりやすい	恥骨結合上を圧迫する。胎盤が剥離している場合は、臍帯が押し出されるが、剥離していない場合は、臍帯が腟内に引き込まれる	胎盤が剥離すると、児娩出直後は臍高だった子宮底が上昇し、右側に傾く	片手で臍帯を持ち、他方の手で子宮底を軽く叩いたとき、胎盤が剥離していると、臍帯を持っている手に衝撃が伝わらない

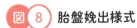

図 8 胎盤娩出様式

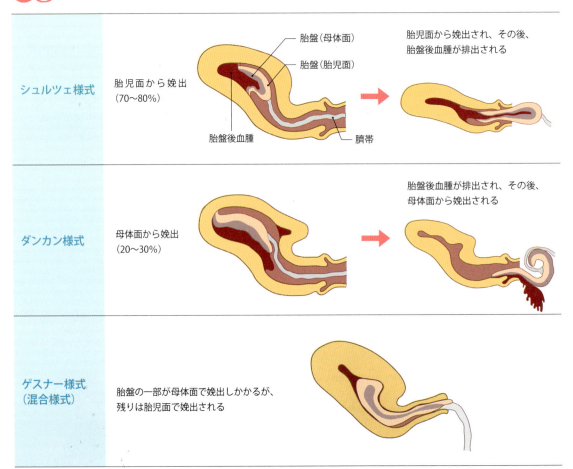

シュルツェ様式	胎児面から娩出 (70〜80%)	胎児面から娩出され、その後、胎盤後血腫が排出される
ダンカン様式	母体面から娩出 (20〜30%)	胎盤後血腫が排出され、その後、母体面から娩出される
ゲスナー様式 (混合様式)	胎盤の一部が母体面で娩出しかかるが、残りは胎児面で娩出される	

表14 胎児付属物の観察

胎盤	母体面	形（円形、楕円形など）、大きさ、厚さ、重さ、分葉の状態、弾力、石灰沈着・白色梗塞の有無、副胎盤の有無、凝血・血腫の有無
	胎児面	血管分布状態（放射状、樹枝状など）、着色の有無、白色梗塞の有無
卵膜		膜数（3枚：脱落膜、絨毛膜、羊膜）、性状（強さ、脆弱さ）、裂口部位、欠損や着色の有無
臍帯		血管数（臍動脈2本、臍静脈1本）、長さ、太さ（直径）、ワルトン膠様質の発育状態、臍帯付着部位、捻転、着色や結節の有無

森恵美：産婦・胎児，家族のアセスメント．系統看護学講座 専門分野Ⅱ 母性看護学[2] 母性看護学各論 第14版．森恵美 著者代表，医学書院，東京，2021：220．表4-11および有森直子 編：母性看護学Ⅱ 周産期各論 第2版 質の高い周産期ケアを追求するアセスメントスキルの習得．医歯薬出版，東京，2020：180-181．を参考に作成

図9 会陰切開の種類

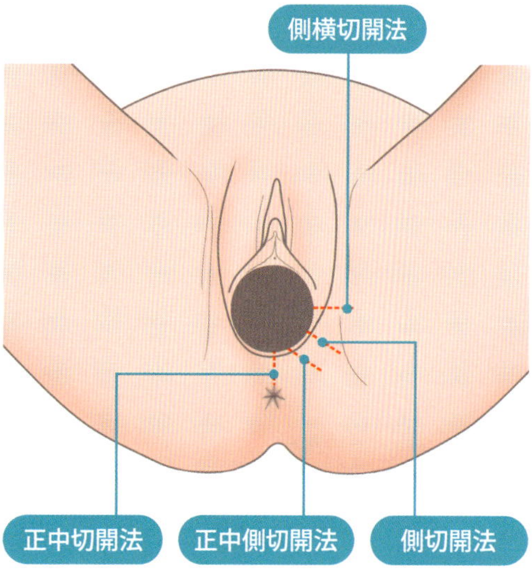

- 側横切開法
- 正中切開法
- 正中側切開法
- 側切開法

表15 縫合部治癒状態の評価（REEDAスコア）

ポイント	発赤 (redness)	浮腫 (edema)	皮下出血 (ecchymosis)	分泌物 (discharge)	癒合 (approximation)
0	なし	なし	なし	なし	閉じている
1	創面の両側 0.25cm以内	会陰・創面から 1cm以下	両側0.25cm 片側0.5cm以内	血清	皮膚の離開3mmまたはそれ以下
2	創面の両側 0.5cm以内	会陰・陰唇または創面から1～2cm間	両側0.25～1cm 片側0.5～2cm	持続的出血	皮膚と皮下脂肪が離開
3	創面の両側 0.5cm以上	会陰・陰唇・創面から2cm以上	両側1cm以上 片側2cm以上	出血・化膿	皮膚・皮下脂肪・筋肉層の離開
スコア					計

内山芳子；REEDA―会陰部治癒状況の評価．助産婦雑誌 1982．36；6：78-81．より引用
（原典はDavidson N.：REEDA：Evaluating Postpartum Healing．J Nurse Midwifery 1974．19；2：6-8.）

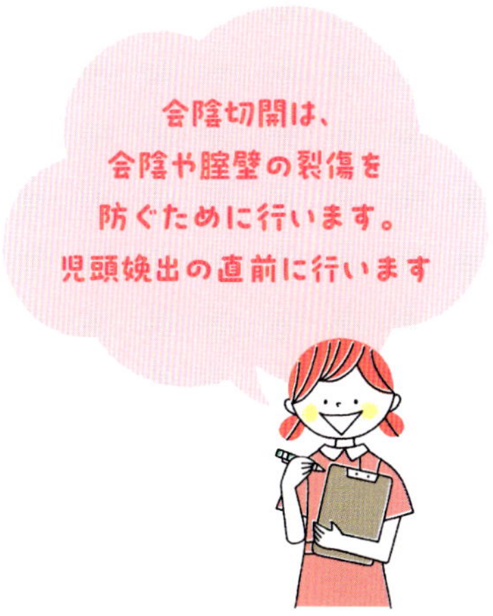

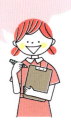

会陰切開は、会陰や腟壁の裂傷を防ぐために行います。児頭娩出の直前に行います

表16 アプガースコア

徴候	0点	1点	2点
A：appearance 皮膚色	全身蒼白またはチアノーゼ	体幹ピンク色、四肢チアノーゼ	全身ピンク色
P：pulse 心拍数	なし	100/分未満	100/分以上
G：grimace 刺激に対する反応／反射	反応しない	顔をしかめる	泣く
A：activity 筋緊張	だらりとしている	いくらか四肢を曲げている	四肢を活発に動かす
A：respiration 呼吸	なし	弱々しい泣き声	強く泣く

- 生後1分と5分で評価する
  【評価】3点以下：重症仮死、4〜7点：軽度仮死※、8点以上：正常
- 『産婦人科診療ガイドライン　産科編2023』では、アプガースコアについて、10点満点中7点未満が新生児仮死（0〜3点を第2度仮死、4〜6点を第1度仮死）としている。

表17 シルバーマンスコア

- 呼吸障害のある新生児を評価する方法　● 合計点数が低いほうが正常

徴候	0点	1点	2点
胸壁と腹壁の動き	同時に上昇	吸気時に胸部の上昇が遅れる	シーソー運動※
肋間の陥没	なし	軽度	著明
剣状突起下の陥没	なし	軽度	著明
鼻翼呼吸	なし	軽度	著明
呻吟	なし	聴診器で聴取可能	聴診器なしで聴取可能

合計点数	0〜1点	2〜4点	5点以上
判定	正常	呼吸窮迫	重篤

※呼吸時に腹壁が上昇し胸壁は下がる。

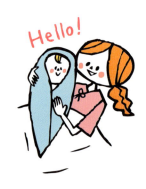

4 産褥期（褥婦）に関するアセスメント項目

一般状態とセルフケア能力	●バイタルサイン ●清潔 ●体重の変動 ●排泄 ●検査結果：採血、採尿など ●不快症状の有無 ●栄養 ●服薬 ●嗜好品 ●休息・活動 ●産褥期の異常（産褥熱など）
退行性変化：子宮復古	●子宮底の高さ・硬度（表18、P.30 表19） ●悪露の性状・量・におい（P.30 表20） ●後陣痛の有無 ●子宮復古を妨げる因子の有無
進行性変化	●乳房の大きさ・型（P.30 図10） ●乳頭の大きさ・型（P.31 図11） ●乳頭の硬さ・伸展性（P.31 表21） ●乳汁の産生・分泌状態（P.31 表22、P.32 表23） ▶乳管の開口数 ▶乳汁の出方：プチ、タラリ、タラタラ、射乳 ▶乳房の緊満度 ▶授乳回数・授乳間隔 ▶母乳分泌量（求めかた：哺乳後の児の体重－哺乳前の児の体重） ▶経産婦の場合、前回の母乳栄養状態 ▶抱きかた：横抱き、脇（フットボール）抱き、立て（縦）抱きなど（P.32 図12）
心理状態	●ルービンの3段階（受容期、保持期、解放期）（P.33 表25） ●マタニティブルーズの症状の有無、理解度など（P.34 表26）
愛着形成・育児行動	●褥婦本人の児の受容・児との愛着形成（P.33 図13） ●夫の児の受容・児との愛着形成 ●出産体験の受容、初回面会対面時の反応、カンガルーケア実施の有無 ●育児に関する知識・技術 ●育児支援状況：夫・パートナー、父母、きょうだいなど、里帰りの有無 ●社会支援の情報収集、活用の状況（新生児家庭訪問事業など） ●家族計画

表18 産褥日数と子宮底の高さ

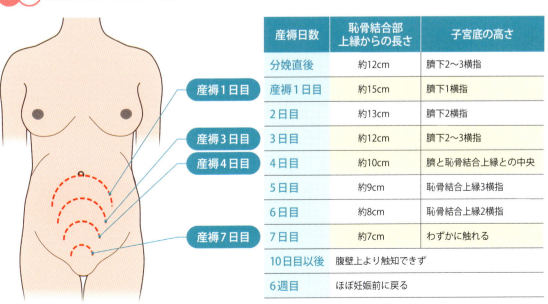

産褥日数	恥骨結合部上縁からの長さ	子宮底の高さ
分娩直後	約12cm	臍下2～3横指
産褥1日目	約15cm	臍下1横指
2日目	約13cm	臍下2横指
3日目	約12cm	臍下2～3横指
4日目	約10cm	臍と恥骨結合上縁との中央
5日目	約9cm	恥骨結合上縁3横指
6日目	約8cm	恥骨結合上縁2横指
7日目	約7cm	わずかに触れる
10日目以後	腹壁上より触知できず	
6週目	ほぼ妊娠前に戻る	

表19 子宮収縮状態の観察と表現例

子宮収縮	触知感	硬度の実例
良好	腹壁と子宮の境界が明瞭で、硬く触れる	硬式テニスボール様またはソフトボール様
やや不良	境界明瞭だが、子宮はやや充実感を欠く	硬めのゴム鞠様
不良	子宮が柔らかく触れるか、境界不明瞭	軟式テニスボール様

櫛引美代子：カラー写真で学ぶ 妊産褥婦のケア 第2版．医歯薬出版，東京，2014：54．より引用

表20 悪露の変化

	赤色悪露	褐色悪露	黄色悪露	白色悪露	
色	赤色〜暗赤色	赤褐色〜褐色	黄色〜クリーム色	灰白色〜透明	
量	多量　全量500〜1,000g 大半が産後4日までに排出される	出血量減少	悪露量減少	悪露量大幅減少	消失
性状	●新鮮血性 ●流動性 ●凝血塊なし	●血液成分減少 ●白血球増加 ●血色素が変色して褐色化	●漿液あるいはクリーム状 ●血球成分は白血球が主体	●子宮腺分泌成分が主体 ●血液成分は殆どなくなる	
臭い	●甘酸っぱい特有の臭い	●軽い臭気			
子宮内の創傷治癒過程	止血が不完全	子宮胎盤血管開口部の閉鎖		上皮化が亢進	創傷治癒

石村由利子：産褥期のアセスメント．ウエルネスからみた母性看護過程＋病態関連図 第4版，佐世正勝，石村由利子 編，医学書院，東京，2021：686．より転載

図10 乳房の形態

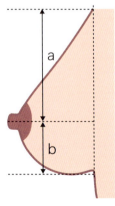

乳頭を中心として上下の比率で分ける

	Ⅰ型	Ⅱa型	Ⅱb型	Ⅲ型
形状				
比率	a＜b	a＝b	a＞b	a＞b
特徴	扁平型	おわん型 下垂を伴わない	おわん型 やや下垂している	下垂が著しい 大きい

図11 乳頭の分類

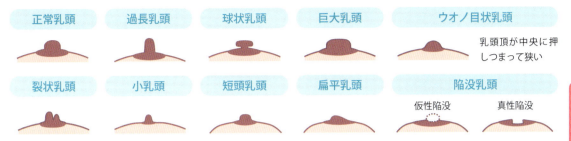

岡島文惠：産褥期の乳房管理のための診断．助産学講座7 助産診断・技術学Ⅱ［2］分娩期・産褥期 第5版，我部山キヨ子，武谷雄二 編，医学書院，東京，2013：372．図15-3．より一部改変して転載

表21 乳頭の硬さ・伸展性

乳頭の硬さ		乳頭の伸展性	
柔らかい	口唇様、厚めの耳たぶ	良	1〜2cm つきたての餅のように柔らかく、弾力がある
中	小指球様	中	1〜0.5cm つきたての餅のようだが、伸びが悪い
硬い	鼻翼様、大豆	不良	0.5〜0.1cm 伸びない

我部山キヨ子，藤井知行 編：助産学講座7 助産診断・技術学Ⅱ［2］分娩期・産褥期 第6版．医学書院，東京，2021：260．表10-8および佐世正勝，石村由利子 編：ウエルネスからみた母性看護過程＋病態関連図 第4版．医学書院，東京，2021：673．表35-2を参考に作成

表22 乳汁量と性状の経日的変化

- 産褥2日ごろより**初乳**（水様性半透明）が分泌され、段階的に産褥5日ごろより**移行乳**→7〜10日ごろより**成乳**（白青色不透明）へと変化していく。
- 初乳は、**ラクトアルブミン**や**ラクトグロブリン**といったタンパク質を多く含み、栄養価が高い。母乳中には、**分泌型IgA**（免疫グロブリンA）が多い。

産褥日数	乳汁量（旧総量）	呼称	色	性状	味	におい	乳房緊満
0〜1日	5〜20mL	初乳	透明水様	蜜のようにやや粘稠			（−）
2	50〜70	初乳	↓				（±）
3	140〜250	初乳	帯黄色	粘稠性強	甘味薄 砂糖の少ないミルクセーキ様	独特の強いかおり	（±）
4	230〜310						（±）
5	270〜400	移行乳	クリーム色	粘稠性やや弱	甘味やや薄		（±）
6	290〜450	移行乳					（±）
7	320〜	移行乳	うすクリーム色				（−）
8〜14	500〜	成乳	乳白色	不透明			
15〜28	700〜	成乳	帯青白色	さらさらしている	甘味少しあり	母乳様のかすかに甘いかおり	
29〜	800〜	成乳					

江守陽子 著，前原澄子 編：新看護観察のキーポイントシリーズ 母性Ⅱ．中央法規出版，東京，2011：37．より一部改変して転載

表23 乳汁分泌の5段階

段階	時期	分泌される乳汁	特徴
乳腺発育期 Mammogenesis	妊娠初期〜中期	なし	エストロゲン・プロゲステロンの作用で乳管や腺組織が増殖
乳汁生成Ⅰ期 Lactogenesis Ⅰ	妊娠中期〜産後2日	初乳	プロラクチンの刺激によって、腺房分泌上皮細胞から乳汁産生開始
乳汁生成Ⅱ期 Lactogenesis Ⅱ	産後3〜8日	移行乳	プロゲステロンの急激な減少によるプロラクチン作用の発現
乳汁生成Ⅲ期 Lactogenesis Ⅲ	産後9日〜退縮期	成乳	オートクリンコントロール（需要と供給の関係）で制御される
乳房退縮期 Involution	最終授乳から約40日	Cl、Na、タンパク質濃度の高い初乳様乳汁	FILの働きによる乳汁分泌の低下

※乳汁生成Ⅱ期、Ⅲ期への移行時期は、数日間のばらつきがある。
Wambach K. Breastfeeding and Human Lactation. 6th ed. Jones and Bartlett Learning, 2021, p.55より一部改変
井村真澄 著，小林康江，中込さと子，荒木奈緒 編：ナーシング・グラフィカ 母性看護学② 母性看護の実践 第3版．メディカ出版，大阪，2024：256．表7-4．より転載

表24 母乳の主要成分の変化（100g当たり）

	エネルギー (kcal)	タンパク質 (g)	脂質 (g)	乳糖 (g)	Na (mg)	K (mg)	Cl (mg)
初乳	65.7	2.1	3.2	5.2	33.7	73.8	68.4
移行乳	66.6	1.9	3.4	5.4	27.5	73.3	58.3
成乳(1か月)	68.1	1.4	3.8	6.1	15.6	54.7	40.9

『周産期医学』編集委員会 編：周産期の栄養と食事．周産期医学増刊号2005；35：615．より引用　　　　　（瀬川，2004）

図12 授乳時の抱きかた

横抱き	交差抱き	脇抱き（フットボール抱き）	立て（縦）抱き
乳房Ⅱa・Ⅱb型向け	乳房Ⅱa・Ⅱb型向け	乳房Ⅲ型向け	乳房Ⅰ・Ⅱa型向け

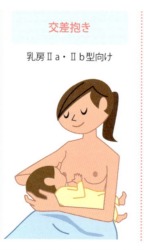 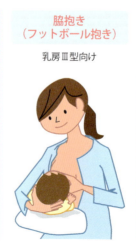 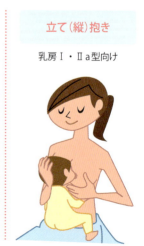

注）図12の授乳時の抱きかたはあくまでも参考である。実際に授乳時の母児の状況（褥婦の手技や新生児の吸着など）を確認し、個別にその抱きかたが適切かどうかを調整していくことが大切である。

表25 褥婦の心理的変化（母親への適応過程）

- ルービンによると、褥婦は、**受容期**→**保持期**→**解放期**の段階を経て、母親として適応していく。

受容期	● 依存的で受け身的な態度を示す時期であり、分娩直後から1、2日ほど続く ● この段階は眠ること、食べることなどの基本的欲求を満たすことに関心が向き、また、出産体験の振り返りをする ● 子どもに対しては、指で触れたり、向かい合う体位などがみられる
保持期	● 自立する前の段階である。受容期を経た産後3～10日ごろまでの時期で、母親は、自身の身体コントロールができるようになると、育児技術の習得や子どもに対する世話を積極的に行うことを試みる ● 積極的であるほど、うまくいかない場合、失敗感をもち、傷つきやすい状況にある
解放期	● 褥婦が母親役割を受け入れていく時期。退院してから始まり、おおむね1か月間続く ● 新生児が体内から分離したことを受け入れ、子どものいないときの役割から脱却する。つまり、母親以外の役割を放棄したり、あるいは優先度を下げたりして、子どもの生活に自分の生活を合わせていく

（Rubin, R.（1961）Basic maternal behavior. Nursing Outlook, 9, pp.683-686および宮里和子（2005）母性看護学. p.55, 医学芸術社をもとに作成）
古田祐子，鳥越郁代：Ⅳ正常な産褥 産褥経過. 村本淳子，高橋真理 編：ウイメンズヘルスナーシング 周産期ナーシング 第2版. ヌーヴェルヒロカワ，東京，2011：190. 表Ⅳ-10. より引用

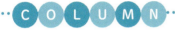 COLUMN

親性とは

- 親性は、**育児性**、**養護性**、**養育性**ともいわれる。
- 定義（日本助産学会）：性別役割による分業の考えにとらわれない、子どもの基本的欲求を満たす愛情・態度・能力のことを意味する。
- 意義：性別・年齢・子どもの有無に限定せずにとらえる→健康な次世代育成のために社会全体で子どもを育てる点において重要。
- 育児性（荒木ほか）：わが子に対する親としての保護、慈愛や献身的態度。親だけでなく、子どもを養育しようとするすべての人、社会に向けた概念であると考えられる。

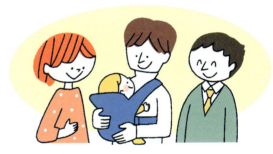

〈引用文献〉
1. 森恵美 著者代表：系統看護学講座 専門分野Ⅱ 母性看護学[1]母性看護学概論 第14版. 医学書院，東京，2021：150.
2. 日本助産学会：日本助産学会 助産用語特別検討委員会案. 2018：53. https://www.jyosan.jp/uploads/files/journal/josanyougo.pdf（2024/8/8閲覧）
3. 荒木美紗，小田倉泉：親が「親をする」ことの意義に関する考察. 埼玉大学紀要 教育学部 2019；68（2）：205-207.

図13 愛着形成

- 愛着とは、**児と重要他者（母親・父親・きょうだい・世話をする人）の相互作用**の過程を示す概念である（ボウルビー[Bowlby]により定義される）。
- 愛着形成は、相互の満足した体験を通した、親と子の間の**ポジティブフィードバック**によって促進される。

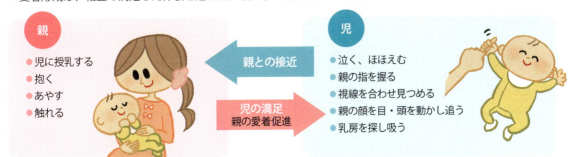

表26 マタニティブルーズと産後うつ病

	マタニティブルーズ	産後うつ病
発症頻度	褥婦の約30%	褥婦の約15%
発症時期	産褥3〜10日	分娩後1か月以内
持続期間	数時間〜数日	60%が1年以内
予後	良好	妊娠時再発20〜60%
主症状	一過性の情緒不安定：軽度の抑うつ感、涙もろさ、不安感、集中力低下	抑うつ気分、不安、焦燥、不眠、自責や育児に対する不安・恐怖。重症化すると非定型精神病への移行や自殺の危険性がある。重症度は軽いうつ状態から重症化までさまざまである
スクリーニング	マタニティブルーズ日本語版評価尺度（産後の1日の合計点が8点以上であった場合、マタニティブルーズありと判定する）	エジンバラ産後うつ病質問表（EPDS）（日本では9点以上であった場合、産後うつ病の疑いがあると判断される）。確定診断は専門医に委ねる
治療	十分な休息、心身の疲労負担を取り除く。症状は2週間ほどで消失するため、特に治療を要しないことが多い。ただし、2週間以上症状が残存する場合には産後うつ病への移行に注意する	抗うつ薬、抗不安薬など。専門医とともに治療方法、育児支援システムの構築について検討する

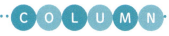

COLUMN

産後の子育て支援

- 産後の育児は病院から退院した後が本番である。新生児を加えた新しい家族のライフスタイルをスムーズに再構成するためにも、産後のサポートの有無は重要なチェック項目である。
  - ▶家族間の支援：日本では家族間（夫婦、褥婦の父母など）で協力して育児を行う傾向がある
  - ▶公的な社会資源の活用：こども家庭センター、産後ケア事業、ヘルパー派遣など
  - ▶外部資源の活用：家事代行サービス、ネットスーパーなど

産後の健康診断と子育て支援

産後の健康診査	●産後2週間健診 ●産後1か月健診	●目的：褥婦の心身の状態、子育ての状況を把握 ●医療機関、助産所で実施 ●産婦健康診査事業：国・市町村から公費の助成が受けられる
市町村による子育て支援	●こども家庭センター（子育て世代包括支援センター）の設置	●妊娠期〜子育て期にわたる切れ目のない支援の実施
	●訪問事業	●新生児訪問事業：生後28日以内（里帰りの場合は60日以内） ●乳児全戸訪問事業：生後4か月を迎えるまで
	●産後ケア事業	●出産施設を退院後、心身の不調や育児不安がある場合 ●宿泊型（産後ケア入院）、デイサービス型（来所・日中の利用）、アウトリーチ型（家庭訪問）

〈引用・参考文献〉
森恵美 著者代表：系統看護学講座 専門分野II 母性看護学[2]母性看護学各論 第14版．医学書院，東京，2021：369-372．

5 新生児期（新生児）に関するアセスメント項目

出生時状況	●在胎週数 ●出生時体重、身長、頭囲（在胎期間別出生時体格標準値：P.36 表27～29に照らし合わせてみる）、胸囲：在胎（妊娠）週数別標準体重と比較した出生体重による新生児の呼びかた（P.37 表30） ●出生時状況：アプガースコア、臍帯血ガス
一般状態	●バイタルサイン（特に呼吸）：測定時の新生児の意識レベルの状態（state1～6）にも注意する（P.38 表31・表32） ●身体のバランス・姿勢：普通はMW型（P.38 図14） ●各部位：頭部、顔面、頸部、胸部、腹部、背部、四肢、生殖器・肛門部 ●皮膚の状態、変化：皮膚色、発疹、母斑 　▶母斑には、蒙古斑、ポートワイン母斑、サーモンパッチ、ウンナ母斑、イチゴ状血管腫、黒色の色素性母斑、褐色のカフェオレ斑などがある。正常なものか判断が難しいものもあるため、教員やスタッフに確認するとよい ●臍帯の状態：乾燥状態、出血の有無、感染徴候の有無（発赤・湿潤分泌物・悪臭など） ●原始反射：モロー反射、把握反射、バビンスキー反射など（胎児期で反射が出現する時期と、乳幼児期で反射が消失する時期を確認する）（P.40 表34） ●発育の状態：成熟度の評価方法として、デュボヴィッツ（Dubowitz）法やニューバラード（New Ballard）法がある ●デュボヴィッツ（Dubowitz）法：外表所見（11項目）と神経学的所見（10項目）を組み合わせて点数化する ●ニューバラード（New Ballard）法：外表所見（6項目）と神経学的所見（6項目）を組み合わせて点数化する 　▶成熟徴候：面皰、新生児中毒性紅斑、毳毛がほとんどなしか肩甲骨付近にうっすらある程度、女児は大陰唇が小陰唇を完全に覆うなど（P.13 図2参照） ●感覚機能（特に聴覚）：新生児聴力スクリーニング検査［自動聴性脳幹反応（AABR*）、耳音響放射（OAE*）］（P.39 表33） ●排泄 　▶初回排尿、尿の回数/1日、量、性状　▶初回排便、便の回数/1日、量、性状　▶下痢の有無 ●生理的体重減少（出生体重の5～10%減少は正常） 　体重減少率の求めかた：$\dfrac{（出生時体重－現在の体重）}{出生時体重} \times 100\%$ 　例）3,000gで出生した児の体重が現在2,750gの場合 　（3,000-2,750）÷3,000×100＝250÷3,000×100＝8.3%……正常範囲内 ●嘔吐の有無、脱水症状の有無 ●生理的黄疸 　▶クラマー（Kramer）の黄疸進行度（5段階）（P.39 図16） 　▶経皮的ビリルビン濃度測定法（P.39 図17） 　▶血液検査：血清中の総ビリルビン濃度 　▶生後2週以後も肉眼的に黄疸がみられる場合、母乳の成分によって肝臓でのグルクロン酸抱合が阻害されることによる**母乳黄疸**が考えられる ●活気の有無、筋緊張 ●分娩時外傷や奇形の有無 ●個性：夜泣き、落ち着かないなど
栄養状態	●栄養方法：母乳栄養、人工栄養、混合栄養 ●哺乳意欲、吸啜力、吸啜反射、乳首の含みかた、哺乳回数・量、哺乳量
保育環境	●至適環境：室温、湿度、着物の数 ●清潔：沐浴または清拭、オムツ交換（オムツの種類） ●安全：母児標識の装着、ベッドの位置

＊【AABR】automated auditory brainstem response　＊【OAE】otoacoustic emission

（P.36へつづく）

(P.35からつづき)

| その他 | ● 先天性代謝異常等検査（新生児マススクリーニング検査）（P.40 **表35**）
● ビタミンKの投与（ビタミンK₂シロップの内服）
▶新生児や完全母乳栄養の場合、ビタミンKが不足しやすく、**出血を予防する**ために、**生後早期**（哺乳が確立したことを確かめてから）、生後1週間前後（**退院時**）、生後1か月（**1か月健診時**）の**計3回**、ビタミンK₂シロップを内服する |

> ビタミンKの投与は施設によるが、2021年11月の日本小児科学会などの新しい提言では、「哺乳確立時、生後1週または産科退院時のいずれか早い時期、その後は生後3か月まで週1回、ビタミンK₂を投与すること」とされている

表27 在胎期間別出生体重標準曲線

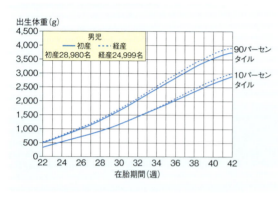
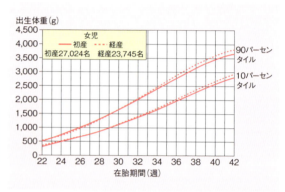

日本小児科学会新生児委員会報告：新しい在胎期間別出生時体格標準値の導入について．日本小児科学会雑誌 2010；114(8)：1271-1293．より引用

表28 在胎期間別出生時身長標準曲線

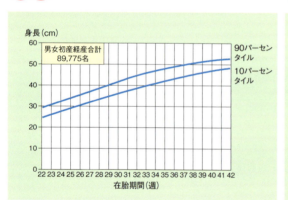

日本小児科学会新生児委員会報告：新しい在胎期間別出生時体格標準値の導入について．日本小児科学会雑誌 2010；114(8)：1271-1293．より引用

表29 在胎期間別出生時頭囲標準曲線

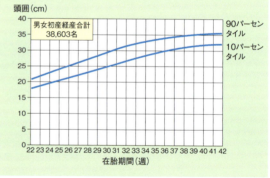

日本小児科学会新生児委員会報告：新しい在胎期間別出生時体格標準値の導入について．日本小児科学会雑誌 2010；114(8)：1271-1293．より引用

> 10パーセンタイル未満、90パーセンタイル以上の場合は、注意が必要だよ

表30 新生児の呼びかた

● 出生体重による分類

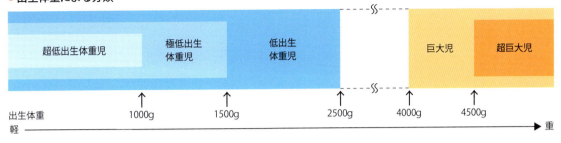

● 在胎週数による分類

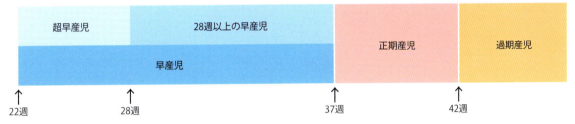

● 出生時体重基準曲線による分類

SFD (small-for-dates)児	出生体重と身長が在胎週数に比して小さい児（10パーセンタイル未満）	1
LFD (light-for-dates)児	出生体重が在胎週数に比して小さい児（10パーセンタイル未満）	1+2
AFD (appropriate-for-dates)児	出生体重が在胎週数に適している児（10〜90パーセンタイル未満）	3
HFD (heavy-for-dates)児	出生体重が在胎週数に比して大きい児（90パーセンタイル以上）	4

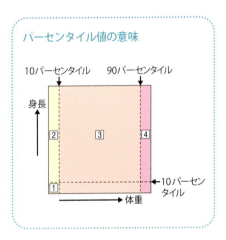

仮に100人いる場合の小さいほうから10番目の値が10パーセンタイル、90番目の値が90パーセンタイルです

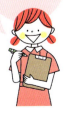

表31 新生児にみられる意識レベル（state）とその特徴

意識レベル(state)	1. 静睡眠	2. 活動睡眠	3. もうろう状態
活動性	体動なし。ときに「びっくり」反射	体動わずか。体を少し動かす	変化する
呼吸のパターン	ゆるやか、規則的	規則的	不規則
眼球運動	なし	急速眼球運動（REM）	まぶたが重そう。目は開くか閉じている
顔面の動き	ときに吸啜、その他の運動なし	ときに微笑、ぐずり泣き	ときどき動く
反応性	強い刺激にのみ反応、目覚めさせることが困難	外的・内的刺激に反応性亢進	反応が遅い
参考			

意識レベル(state)	4. 静覚醒	5. 活動覚醒	6. 啼泣
活動性	体動少ない	活発、ときに泣きたてる	活発、号泣
呼吸のパターン	規則的	不規則	乱れる
眼球運動	ぱっちり目を開け、注視する	開眼。あまりはっきりと開けていない	開眼、またはかたく閉じている
顔面の動き	明るく、目覚めた状態	活発な顔面の運動あり	しかめっつら
反応性	環境内の刺激に注意を向ける	刺激（空腹、疲労、不快など）に敏感	不快な刺激に敏感
参考			

竹内徹：新生児期における母子相互作用．特集 母親・芽生えと発達，教育と医学2002；50(6)：17．より一部改変して転載

 表32 新生児のチェック項目

日齢 0〜1	●アプガースコア ●シルバーマンスコア（呼吸障害の有無） ●デュボヴィッツ法（身体の成熟徴候） ●外表奇形の有無 ●早発黄疸の有無 ●排尿・排便の確認
日齢 2〜3	●黄疸の有無 ●左右シャントの心雑音の聴取 ●哺乳の度合いと体重の推移、排尿・排便の確認 ●臍の状態
日齢 4〜5	●黄疸の有無 ●左右シャントの心雑音の聴取 ●哺乳の度合いと体重の推移 ●臍の状態

●バイタルサイン
▶呼吸→心拍→体温の順だと測定しやすい
▶呼吸数と心拍数は必ず1分間確認する
▶意識レベル（state）も併せて確認する
●身体のバランス、姿勢：MW型（図14）
●皮膚の状態：黄疸、チアノーゼ、母斑の有無
●活気、筋緊張、反射

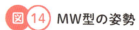 図14 MW型の姿勢

下肢はアルファベットのM、上肢はWの形に似ている姿勢をとることが多い。

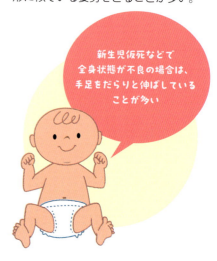

新生児仮死などで全身状態が不良の場合は、手足をだらりと伸ばしていることが多い

図15 新生児の熱産生・喪失

- 新生児の頸部・肩・脊椎・腎周辺には、褐色脂肪組織があり、脂肪分解による熱産生を行う。
- 新生児の熱は、輻射、蒸散、対流、伝導によって、おもに体表から喪失される。

〈新生児の褐色脂肪組織の分布〉 〈新生児の熱の喪失〉

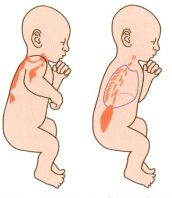

W Aherne, D Hull：The site of heat production in newborn infant. *Proc R Soc Med*, 1964 57(12):1172.

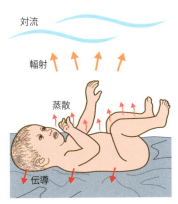

蒸散	皮膚・気道からの蒸散による(不感蒸泄)。出生直後、児を羊水で濡れたままにしておくと、熱の損失が大きくなる
輻射	皮膚温と環境の表面温度との差による。周囲の壁に児が直接触れていなくても影響を受けることがある
伝導	皮膚への接触による。児と接触する物体(例えばシーツなど)により熱が移動する
対流	主に環境温と気流による。体温よりも低い温度の空気の流れで、空気中に児の熱を奪われる

表33 新生児聴覚スクリーニング検査

- 聴覚障害は早期に適切な援助を開始することによって、コミュニケーションの形成や言語発達の面で大きな効果が得られるので早期発見が重要であり、多くの病院で行われている
- 新生児期の難聴の頻度は、1,000人に1〜2人とされている(他の先天性疾患より多い)
- 聴覚スクリーニング検査法には、**自動聴性脳幹反応(AABR)** と **耳音響放射(OAE)** がある。パス(pass)か要再検(refer)と判定される。要再検(refer)の場合、精密検査ができる聴性脳幹反応(ABR)の再検査を行う

図16 クラマーの黄疸進行度

- 身体を5つの区域に分け、黄疸の身体区域への皮膚の黄染の広がりで観察する。

① 頭部・頸部
② 体幹の臍から上
③ 腰部・下腹部
④ 膝から足関節、上腕から手関節
⑤ 四肢末端

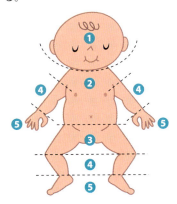

- 区域④以上(膝・上腕から末梢にかけて黄疸を認める)の場合に採血による検査を行う。

図17 経皮的ビリルビン濃度測定法

少なくとも1日1回は測定し、変化を観察する。前額部と胸骨部で2回測定し、平均値をとる※。前額部の測定時は、児頭が動かないように片手で保持するとよい。あくまでスクリーニングのため、高値の場合は採血で血清ビリルビン値を測定する。

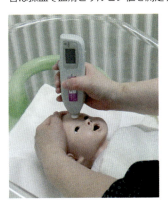

※高値をとる場合もあり、測定値のとりかたは施設によって異なる。

表34 原始反射

【原始反射の病的意味】 ❶みられるべき反射がない。 ❷左右差がある。 ❸消失時期になっても反射が存在する。

反射中枢	反射の種類	出現時期（在胎週数）	消失時期※（月齢）	反応	異常所見
脊髄	手掌把握反射	28週	生後3か月ごろには消失し始め、遅くとも5〜6か月ごろには消失する	児の手掌や指に物が触れると、児は指を屈曲させて握るような動作をする	●反射がみられないときは脳障害や上部脊髄障害を疑う ●6か月以降もみられるときは前頭葉障害を疑う
脊髄	自動歩行	28週	2か月ごろ	新生児の両脇を支えて足底を床につけると、下肢を交互に動かし、あたかも歩行しているような動作をする	脳障害、脊髄障害、末梢神経障害で消失する
脳幹（延髄・橋）	モロー反射	26週	4か月ごろ	頭を持ち上げて急に落とすような動作をしたときや、大きな音などで驚かすような刺激をした場合に起こる。両上肢を開き、側方から正中方向に抱きつくような動作をする	●反射がみられない場合には、中枢神経の機能低下や末梢神経障害を疑う ●非対称性のときは、腕神経叢麻痺などの分娩麻痺や骨折を疑う
脳幹（延髄・橋）	緊張性頸反射	28週	2〜3か月ごろ	仰臥位で新生児の頭を一方向に向けると、向いた側の上下肢は伸展し、反対側の上下肢は屈曲する	著明な出現は脳障害を疑う
脳幹（延髄・橋）	吸啜反射	26週	4〜6か月ごろ	口の中に指や乳首を入れると強く吸いつく	●反射がみられないときは脳障害や上部脊髄障害を疑う ●6か月以降もみられるときは前頭葉障害を疑う
脳幹（延髄・橋）	探索反射	26週	4〜6か月ごろ	児の頬や口唇を刺激するとそれをとらえようと顔を向けくわえられる体勢をとる	反射がみられない・弱い場合は、脳幹障害や先天性筋疾患を疑う

※消失時期は文献により差がみられることがある。

表35 先天性代謝異常等検査（新生児マススクリーニング検査）

目的	新生児における心身障害（精神遅滞、脳障害およびその他身体障害等）の原因になる疾患（疑い）を早期発見、早期治療すること。母子保健施策の1つ。
対象疾患	**従来（1977～2011年）** ●ガスリー法など：6疾患 ▶アミノ酸代謝異常3疾患（フェニルケトン尿症など） ▶糖質代謝異常1疾患（ガラクトース血症） ▶内分泌疾患2疾患（クレチン症など） **現在（2014年度からは全国で実施。公費負担の範囲は自治体により異なる）** ●タンデムマス法など：20疾患※（ガスリー法は廃止） ▶アミノ酸代謝異常5疾患（シトルリン血症1型など追加） ▶有機酸代謝異常7疾患（メチルマロン酸血症など追加） ▶脂肪酸代謝異常5疾患（MCAD欠損症、CPT2欠損症など追加） ▶糖質代謝異常1疾患 ▶内分泌疾患2疾患
検査手順	1. 保護者（親）の同意を得た後、哺乳が安定した**生後4〜6日にろ紙を用いた採血**を行う。 ※哺乳が悪い新生児の場合でも、生後4〜6日の間に採血し、哺乳状況がよくなってから再採血を行う。出生体重が2,000g未満の低体重児の場合は、可能な限り生後4〜6日の間に採血し、生後1か月、体重が2,500gに達した時期、または医療施設を退院する時期のうち、いずれか早い時点で再採血を行う。 2. 直接日光に当てずにろ紙を自然乾燥させた後、各都道府県の検査センターに集められ、検査を行う。 3. 再検査や精密検査が必要な場合は、検査後2週間程度で出産した医療機関に連絡が入り、保護者（親）に連絡がいく。正常な場合は、ほとんどの医療機関では1か月健診時に保護者（親）に伝えられる。

※2018年〜現在は一次対象疾患（20疾患）のうち、タンデムマス法で検査するのが17疾患であり、糖代謝異常1疾患、内分泌疾患2疾患の3疾患はタンデムマス法では検査できないため従来の測定法（免疫化学的測定法、酵素学的測定法、ボイトラー法）が継続されている。20疾患以上の検査を実施する自治体もある

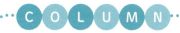

周産期からの子どもの虐待予防

- 子どもへの虐待は年々増加し大きな社会問題となっており、2000（平成12）年に児童虐待の防止等に関する法律（児童虐待防止法）が制定された。
- 「児童虐待」とは、「保護者（親権を行う者、未成年後見人その他の者で、児童を現に監護するものをいう）がその監護する児童（十八歳に満たない者をいう）について行う行為（身体的虐待・性的虐待・ネグレクト・心理的虐待）のことをいう」（児童虐待の防止等に関する法律）。
- 子どもへの虐待を予防するために、**妊娠期**から**ハイリスク妊婦・特定妊婦**かどうか、**胎児虐待**はないか、などのリスクアセスメントが重要である。また、**産後も児の先天的な疾患・障害、母児分離、愛着・絆形成の問題、産後うつ病、サポートシステムの有無**などを確認し、医療機関と各自治体（保健所・保健センター・こども家庭センターなど）が協力して子どもを守る地域ネットワークを築くことが重要である。
- **胎児虐待**は、母親および父親が妊娠を否認、あるいは拒否・否定している場合、妊娠に対する葛藤が強い場合に生じ、以下のようなことがあり、注意が必要である。
  - ▶普段から過活動傾向のある人が、妊娠中も同じ生活を継続、または継続しようとする。
  - ▶普段以上に不摂生な生活を送る。
  - ▶事故の多発：転倒、転落、腹部強打など。
  - ▶妊婦のための母子保健事業を無視する、または活用しない。

虐待の種類

身体的虐待	殴る、蹴る、投げ落とす、激しく揺さぶる、やけどを負わせる、溺れさせる、首を絞める、縄などにより一室に拘束する　など
性的虐待	こどもへの性的行為、性的行為を見せる、性器を触る又は触らせる、ポルノグラフィの被写体にする　など
ネグレクト	家に閉じ込める、食事を与えない、ひどく不潔にする、自動車の中に放置する、重い病気になっても病院に連れて行かない　など
心理的虐待	言葉による脅し、無視、きょうだい間での差別的扱い、こどもの目の前で家族に対して暴力をふるう（ドメスティック・バイオレンス：DV）、きょうだいに虐待行為を行う　など

こども家庭庁：児童虐待防止対策（児童虐待の定義）．より
https://www.cfa.go.jp/policies/jidougyakutai（2024/10/24閲覧）

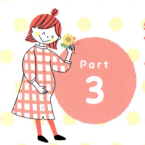

Part 3 知っておきたい！妊娠・分娩・産褥・新生児期の異常

リプロダクティブヘルスに関する問題

1 不妊症

定義
- 不妊とは、妊娠を望む健康な男女が避妊をしないで性交をしているにもかかわらず、**一定期間（一般的には1年以上）妊娠しない**場合をいう（日本産科婦人科学会、2018）。

分類
- **原発性不妊**：一度も妊娠しない。
- **続発性不妊**：過去に妊娠、分娩した経験のある女性がその後妊娠しない。

疫学（発生率）
- 第16回出生動向基本調査では、不妊を心配した夫婦は3組に1組以上（39.2%）と**増加**した。
- 実際に不妊の検査または治療経験のある夫婦は、前回の調査（2015年）の5.5組に1組（18.2%）から4.4組に1組（22.7%）に増加した。
- 結婚5年未満の夫婦の6.7%が、現在不妊の検査や治療を受けている。

- 実際に**生殖補助医療（ART***）で出生した児の推移、および妊娠率・生産率・流産率は図のようになる（**図1**）。

原因（図2・3）
- 不妊の原因は、女性側、男性側のみ、男女、原因不明がある。**年齢の進行とともに不妊の割合も増加する。**
- 不妊因子を大きく男性因子と女性因子に分類するとその比率は1：1とする考え方もあるので、不妊についての検査をする場合は男性と女性の両方を対象にする必要がある。

検査・治療
- スクリーニング検査により異常がみられれば2次検査を行う（**表1**・P.44 **表2**）。
- 原因ごとにおもな治療をP.44 **図4**に示す。

不妊治療の問題点
- **日本には生殖医療を規制する法律がなく**、ARTの

*【ART】Assisted Reproductive Technology：生殖補助医療

図1 ART妊娠率・生産率・流産率（2022年）

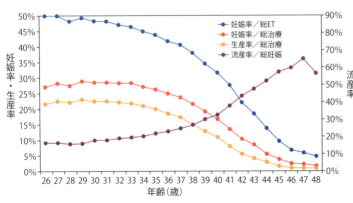

日本産科婦人科学会：2022年体外受精・胚移植等の臨床実施成績．より引用
https://www.jsog.or.jp/activity/art/2022_JSOG-ART.pdf（2024/8/14閲覧）

図 2 不妊の女性因子

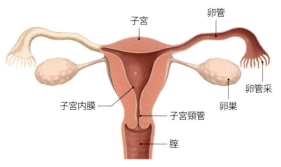

卵管因子 （20〜30%前後）	卵管通過障害、卵管周囲癒着（クラミジア感染症などのSTDs、子宮内膜症の増加に注意）
子宮因子（約10%）・頸管因子	● 子宮因子：子宮の形態異常、子宮筋腫や子宮内膜ポリープなどの腫瘍、子宮内膜の器質的・機能的異常 ● 頸管因子：頸管粘液の分泌不全、頸管腺の器質的異常
排卵因子 （約24%）	下垂体性排卵障害、卵巣性排卵障害、乳汁漏出症、多囊胞性卵巣症候群、黄体機能不全、急激な体重減少、ストレス
免疫因子 （〜3%）	精子に対する自己免疫あるいは同種免疫が主体 女性：抗精子抗体、抗透明帯抗体 男性：抗精子抗体
原因不明（5〜10%）	

図 3 不妊の男性因子

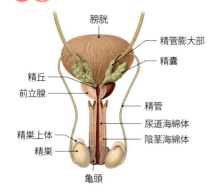

造精機能障害 （83%）	特発性造精機能障害（60%）、染色体異常（2〜3%）（Klinefelter症候群が大部分を占める）、精索静脈瘤、停留精巣、精巣破裂、精巣炎、年齢、喫煙、高温環境の長期曝露、制癌剤などの薬物・放射線の曝露による精巣障害
精路障害 （13.7%）	先天性（精管欠損、精囊発育不全など）、炎症性（精管炎、精巣上体炎など）、医原性（ヘルニア修復術後、停留精巣固定術後など）
性機能障害 （3.3%）	性交障害、射精障害（逆行性射精など）

表 1 スクリーニング検査

対象	検査方法	不妊因子	内容
女性	基礎体温測定	● 内分泌・排卵因子	● 排卵や黄体機能を簡易的に評価できる
	超音波検査	● 内分泌・排卵因子 ● 子宮因子	● 子宮および卵巣の状態観察に必須、器質的病変の有無の検査 ● 経腟超音波検査：卵胞発育モニタリング
	内分泌検査	● 内分泌・排卵因子	● 黄体化ホルモン（LH）、卵胞刺激ホルモン（FSH）、エストラジオール（E_2）、乳汁分泌ホルモン（PRL）、プロゲステロン（P_4）、テストステロン（T）、甲状腺刺激ホルモン（TSH）の測定
	クラミジア抗体検査あるいは核酸増幅検査	● 卵管因子	● クラミジア抗体検査（IgG、IgA） ● 子宮頸管クラミジア核酸増幅検査はクラミジア感染の有無の診断に有用だが、腹腔内の感染症例では感染を確認できないことがある
	卵管疎通性検査	● 卵管因子 ● 子宮因子	● 子宮卵管造影、超音波下卵管通水法、卵管通気法の3種類がある ● 子宮鏡および子宮卵管造影、sonohysterography（SHG）は、子宮内宮の形態評価に有用
男性	精液検査	● 男性因子	● 男性因子の評価に必要である
女性・男性	頸管因子検査や精子頸管粘液適合試験（フーナーテスト：性交後試験）	● 卵管因子 ● 男性因子 ● 免疫因子	● 超音波検査やホルモン検査により特定された至適検査日に実施することが重要

表2 2次検査

対象	検査方法	不妊因子	内容
女性	内分泌検査	●内分泌・排卵因子	●副腎系(尿中17-KS、7-HCS)の測定 ●甲状腺ホルモンの測定 ●多嚢胞性卵巣症候群(PCOS)が疑われる場合は耐糖能異常の検査
女性	腹腔鏡検査	●卵管因子	●手術既往やクラミジア陽性 ●子宮卵管造影の結果、卵管性不妊が疑わしい場合 ●原因不明の長期不妊やこれまで卵管因子は指摘されていないのに従来の不妊治療で妊娠に至らなかった場合
女性	子宮鏡検査	●子宮因子	●超音波検査により子宮内腔に子宮筋腫、子宮内膜ポリープが疑われた場合 ●子宮内腔癒着や子宮奇形の診断確定の目的
女性	MRI検査	●子宮因子	●超音波検査により子宮筋腫、子宮腺筋症、子宮奇形、卵巣嚢腫などを認めた場合
男性	泌尿器科的検査	●男性因子	●外陰部診察(精巣容積の測定、精索静脈瘤の確認など) ●超音波検査(陰嚢・精索・精巣を観察、精索静脈瘤の診断) ●内分泌検査[男性ホルモン(テストステロン)や性腺刺激ホルモン(LH、FSH)など] ●染色体・遺伝子検査染色体検査や遺伝子検査(AZF検査：Y染色体微小欠失)は精子数が極端に少ない、または無精子症の場合に行う ●その他：精子機能検査、MRI(精嚢や射精管の形態を調べる)、精巣生検(精巣での精子形成の状態を詳しく調べる)、勃起能力を調べる検査
女性・男性		●免疫因子	●精子不動化試験 ●イムノビーズテスト

図4 不妊治療の流れ

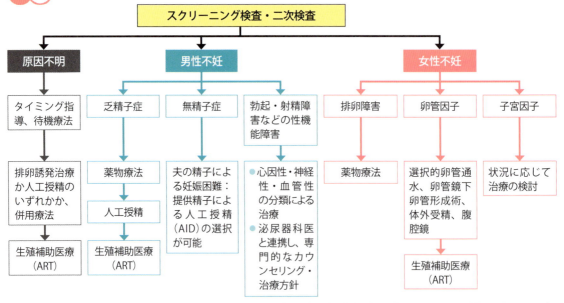

※生殖補助医療(ART)：不妊症に対して実施されるIVF-ET(体外受精・胚移植)、顕微授精、凍結胚融解移植などの専門的な医療技術の総称をいうが、AIHによる人工授精は含まれない。

医療技術の進歩に社会的・法律的・倫理的見解が追いついていない。
- 高額な治療費：2022年4月から**不妊治療が保険適用**になったが、**女性の年齢や回数の制限**がある。
- 親子関係の複雑さ
▶卵子、精子、胚の提供の是非
▶ドナーからの提供では、「**ドナーの匿名性確保**」と「**子どもの知る権利**」の対立、**近親婚の可能性**やビジネス化の問題がある。
- 治療の選択と**生殖医療技術(ART)の適用範囲**
▶日本産婦人科学会は、代理懐胎(代理出産・代理母)や死後生殖を認めていない。2021年の精子・卵子・胚の提供等による生殖補助医療制度の整備に関する提案では、精子・卵子・胚の提供等によ

る生殖補助医療を受けることができる者の条件として、不妊症のために子どもをもつことができない夫婦で、心身ともに妊娠・分娩・育児に耐え得る状態にあるものとしている。
- ▶日本生殖補助医療標準化機関（JISART）では、2008年7月に「精子・卵子提供による非配偶者間体外受精に関するJISARTのガイドライン」を完成し、条件付での卵子提供体外受精・胚移植の実施を容認している。2023年までの精子・卵子提供の実施数（JISART倫理委員会承認数）は126件で、83人が出生している。
- ▶**子宮移植**：2014年にスウェーデンで世界初の生児が誕生し、2022年8月時点では世界16か国で50例の出産が報告されている。
● どうしても妊娠できない可能性がある。

看護（図5）

● **不妊治療施設を受診した夫婦への看護**：必ずしも検査・治療を望んでいるとは限らないため、プライバシーに十分配慮しながら不妊の検査や治療についての説明を行い、**夫婦の意思決定を尊重**する。
● **不妊検査・治療中の夫婦への看護**
- ▶夫婦が検査・治療に主体的に取り組み自己決定できるよう、夫婦の理解度を確認しながら十分な情報提供を行う。
- ▶自尊感情の低下を予防する（子どもを産まなければ人間・女性としての価値がないと思わないよう支援する）。
- ▶検査や治療に関する日常生活や夫婦関係の調整を行う。特に**夫婦としてだけではなく、夫と妻それぞれの気持ちを確認していく**ことも大切である。
- ▶不妊治療を行っている女性（夫婦）と経験を分かち合えるよう、自助グループなどのサポートネットワークの構築を行う。
- ▶治療をすることで追いつめられることのないよう、子どもをもつこと以外の生きがいをもつことをすすめる。
- ▶社会的支援についての説明を行う。
  - 不妊専門相談センター事業（各都道府県、指定都市、中核市）
  - **特定治療費助成事業による助成金**、不妊治療連絡カードや不妊治療と仕事の両立サポートハンドブックなどの**仕事と不妊治療の両立支援**（厚生労働省）

● **不妊治療によって妊娠した女性・家族の看護**
- ▶流産・死産、胎児異常への不安や母子ともに身体的ハイリスクの可能性もあるため、ゆっくり親になっていく過程を見守り、不妊期間だけではなく妊娠・分娩・育児期の継続した支援が必要である。
- ▶治療した経験も自分や夫婦なりの意味づけとなるような支援を行う。
- ▶生殖補助医療（ART）で第三者から精子や卵子、受精卵の提供を受けて生まれた子どもへの出自の告知など、出生後の親子支援が必要な場合がある。

● **不妊治療の終結にかかわる看護**：不妊治療の過程に寄り添いながら、夫婦が納得して選択できるような支援が必要である。治療後の健康管理、治療の再開や養子縁組への援助など。

図5 不妊治療のプロセスに応じた支援

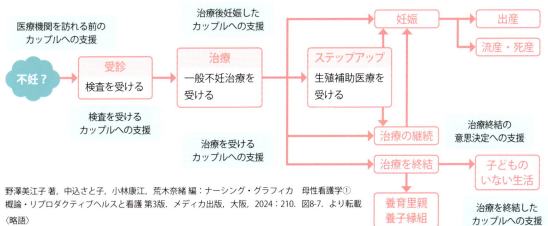

野澤美江子 著，中込さと子，小林康江，荒木奈緒 編：ナーシング・グラフィカ　母性看護学①概論・リプロダクティブヘルスと看護 第3版．メディカ出版，大阪，2024：210．図8-7．より転載
〈略語〉
＊【JISART】Japanese Institution of Standardizing Assisted Reproductive Technology

2 不育症

定義

- 不育症とは、生殖年齢の男女が妊娠を希望し、**妊娠は成立するが流産や死産を繰り返して生児が得られない状態**をいう。
  - ▶ **反復流産**：自然流産を2回以上繰り返した状態。
  - ▶ **習慣流産**：連続3回以上の自然流産を繰り返した状態。

疫学

- 流産は10〜15％の頻度で生じるが、日本の調査では2回以上の流産既往は4.2％、3回以上の流産既往は0.88％という結果が報告されている[3]。

原因

- 検査をしても明らかな異常がわからないことが多い

表1 原因精査のために必要な検査と対策

不育症の原因	検査	治療
子宮形態異常 （子宮先天異常）	● 超音波検査	● 中隔子宮に対する子宮鏡下中隔切除が行われることがある。現時点では手術の効果は明確ではない
内分泌代謝異常	● 甲状腺機能（fT_3、fT_4、TSH） ● 糖尿病検査（FBS、HbA1c）	● 甲状腺機能低下症の場合は甲状腺ホルモン補充など、原疾患をコントロールする
抗リン脂質抗体	● ループスアンチコアグラント（RVVT、リン脂質中和法） ● 抗カルジオリピン抗体もしくは抗カルジオリピン$β_2$GPI複合体抗体	● 低用量アスピリン（LDA）、LDA＋ヘパリン（HEP）
染色体異常	● 染色体構造異常：染色体G分染法 ● 胎児染色体数異常：流産絨毛の染色体G分染法	● 臨床遺伝専門医によるカウンセリング、着床前診断
血液凝固異常	● 血小板数、APTT、PT、第XII因子、プロテインC、プロテインS	● 第XII因子やプロテインC/Sが低値の場合、低用量アスピリン（LDA）、LDA＋ヘパリン（HEP）

図1 不育症のリスク別頻度

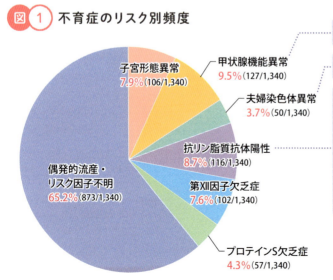

国立研究開発法人日本医療研究開発機構委託事業「不育症研究について」
http://fuiku.jp/study/（2024/8/14閲覧）より引用

出典 Morita K, et al. J Obstet Gynecol Res. 2019；45：1997-2006.

い。ただ、女性の加齢は最も重要な流産危険因子である（**図1**）。

検査・治療

- 不育症の検査は、**問診・基礎体温**、クラミジアなどの**感染症検査**、血球数算定などの一般検査ほか、原因に関する検査がある。
- 原因による検査と治療は**表1**を参照。

看護

- 不育症の場合は、流産・死産の体験による悲嘆過程よりも病的な悲嘆に進展することがあることを理解する。
- **十分な精神的ケア**が重要である。
  - ▶流産・死産時の配慮
    - 女性や家族の気持ちを**傾聴**する。それにより、女性自らが問題点を解決できるようなサポートや誤った認識があれば**正しい認識をもつためのサポート**を行うことが大切である。
    - 女性が感情を表出したり、家族と過ごすことができる場所を準備する。
    - 胎児との出会いと別れを支援する**グリーフケア・グリーフワーク**を行う。
    - 不育症カップルを支援するためのチームづくり（医師、助産師、看護師、カウンセラーなど）を行う。
  - ▶不育症検査中の配慮
    - 精神科的な治療を優先させる必要がある女性を見逃さないように注意する。抑うつ症状や不安の強い時期には、**精神科や心療内科などとの連携**も重要である。
    - 産科医療機関で正確な医療情報提供、検査の実施や結果説明、治療方針の決定、妊娠継続率の予測などの説明を受ける際に必要な支援を行う。
  - ▶妊娠中の配慮
    - 不育症の女性の**心理を理解**する。流産を繰り返した女性は、妊娠初期の超音波検査において見てみたい気持ちと怖いので見たくないというアンビバレント（両価的）な心理状況になる、不育症カップルは妊娠前に比較して妊娠したことで精神的ストレスが急速に増加するなど。
    - 不育症女性との人間関係が十分に構築されていない場合、「がんばって」などの声かけはさらにストレスを増す可能性があるので注意が必要である。医療スタッフや家族、支援者が「**（一緒に）**がんばろう」という態度で接することが重要である。

妊娠期の異常

1 妊娠期の感染症

- 妊娠中の母体感染症は、母体だけではなく胎児・新生児にも影響するため注意が必要である。

母子垂直感染の特徴

- **胎児への催奇性**（妊娠初期の器官形成期における風疹胎内感染など）。
- **感染源のキャリア化**（分娩中のB型肝炎ウイルスの産道感染など）。
- 胎内感染により胎児に重篤な症状を引き起こす感染症を総称して**TORCH症候群**という。

  - **T**oxoplasmosis：トキソプラズマ
  - **O**thers：B型肝炎ウイルス、水痘・帯状疱疹ウイルス、梅毒など
  - **R**ubella：風疹
  - **C**ytomegalovirus：サイトメガロウイルス（CMV）
  - **H**erpes simplex virus：単純ヘルペスウイルス（HSV）

母子感染の分類

- 大きく、胎内感染、分娩時感染、授乳時感染に分けられる（P.48 **表1**）。

おもな感染症のポイント

- おもな感染症の特徴をP.48-51 **表2**に示す。

表1 母子感染の分類

分類		感染機序と感染源
感染時期	感染経路	
胎内感染	経胎盤感染	胎盤の感染病巣から胎児に感染、感染性母体血の移入（母児間輸血）
	上行性感染	子宮頸管・腟の感染症が上行する
分娩時感染	産道感染	子宮頸管・腟・外陰の感染症の曝露、感染性母体血との接触
	上行性感染	子宮頸管・腟の感染症が上行する
	経胎盤感染	感染性母体血の移入（母児間輸血）
授乳時感染	母乳感染	母乳・母体血中の感染微生物の移入

森恵美 著者代表：系統看護学講座 専門分野Ⅱ 母性看護学[2] 母性看護学各論 第14版．医学書院，東京，2021：390．表7-5．および武谷雄二，上妻志郎 他監：プリンシプル産科婦人科学 2産科編 第3版．メジカルビュー社，東京，2014：425．表3-29．を参考に作成

表2 妊娠期のおもな感染症

感染症／感染源	感染経路・疫学・一般症状	母子感染経路・診断	児への影響	治療・対策
風疹／風疹ウイルス(RV)	●飛沫感染 ●14〜21日の潜伏期間の後、発熱、発疹、リンパ節腫脹（特に耳介後部、後頭部など）が出現するが、発熱は風疹患者の半数程度（不顕性感染も15〜30％程度） ●発疹は小紅斑や丘疹が顔面から始まり、融合することなく全身に広がるが、3日程度で色素沈着せず治癒する	●胎内（経胎盤感染） ●妊娠週数が早いほど先天性風疹症候群（CRS）発症リスクは高く、10週までの初感染ではほぼ100％発症する ●風疹感染スクリーニング：症状や感染者との接触の有無、赤血球凝集阻止抗体（HI抗体）価や風疹特異的免疫グロブリンM（IgM）価を測定する	●先天性風疹症候群（CRS）の3大症状（白内障や緑内障などの眼疾患、先天性心奇形、感音性難聴）がある	●特異的な治療法はない ●妊婦の風疹ウイルス抗体の有無の検査を行う。抗体がない・抗体価が低い妊婦には、産後早期の風疹ワクチン接種を勧める
トキソプラズマ症／トキソプラズマ-ゴンディイ	●加熱の不十分な食肉や哺乳動物（ネコ科動物）の糞尿との接触による経口・経気道感染 ●後天性では不顕性感染が多く、一度感染すると終生免疫が継続する。発症した場合は発熱、頭痛、全身のリンパ節腫脹などの一過性の症状が起こり、ときに伝染性単核症様の病態を呈する ●日本のトキソプラズマ抗体の陽性率は低下傾向で、2013〜2015年の妊婦の抗体陽性率は6.1％だった	●胎内（経胎盤感染） ●母体の初感染が妊娠初期であるほど胎児の感染率は低くなるが、感染した胎児の重症度は高くなる。しかし、母体の感性が妊娠末期であるほど胎児の感染率は高くなるが、胎児の重症度は低くなる ●トキソプラズマ特異的IgG抗体検査、トキソプラズマ特異的IgM抗体検査を行う	●先天性トキソプラズマ症の3主徴は、水頭症、脳内石灰化、網脈絡膜炎である。先天性感染児は3割で、何らかの障害を発症するのはそのうち15％（感染時期による）である	●妊娠中の初感染が疑われる場合、母体へ抗生物質（スピラマイシン）を速やかに投与する ●抗体陰性妊婦への指導を行う

（P.49へつづく）

（表2つづき）

感染症／感染源	感染経路・疫学・一般症状	母子感染経路・診断	児への影響	治療・対策
サイトメガロウイルス感染症／サイトメガロウイルス（CMV）	● 幼少期に**不顕性感染**で感染するため、ほとんどが妊娠前に感染しているが、**現在CMV抗体保有率は感染90%→70%に低下**している ● ほとんど無症状。思春期以降に初感染を受けた場合の主な症状は伝染性単核症様の症状（発熱、肝機能異常、頸部リンパ節腫脹、肝脾腫など）を呈することが多い	● **おもに胎内（経胎盤）感染**、産道感染、母乳感染 ● 妊娠中のCMV初感染だけでなく、妊娠成立以前の感染でも胎児感染を起こしうる ● 母体のCMV抗体スクリーニング検査の有用性についてコンセンサスは得られていない。CMV検査で妊娠中にIgG抗体が陰性から陽性化した場合は妊娠中の初感染とする	● **先天性サイトメガロウイルス感染症**：症状が多様。小頭症、網脈絡膜炎、脳内石灰化、精神遅滞、低体重、肝脾腫、黄疸、出血傾向など。**先天性難聴**の主要な原因になる ● 日本における先天性サイトメガロウイルス感染症の割合は0.3%程度である	● 先天性CMV感染症の場合は抗ウイルス薬（バルガンシクロビル、ガンシクロビル）の保険適用はない ● 出生時には無症状でも後に発達障害・難聴が明らかになる場合があり、専門家による長期フォローアップを依頼する
単純ヘルペス／単純ヘルペスウイルス（HSV）1型・2型	● 1型：口唇、眼 ● **2型：性器感染** ● 初感染では、潜伏期（2〜12日間）→皮膚・粘膜表皮に浅い潰瘍・水疱の形成、局所の激しい疼痛あり。初感染は一般的に症状が強い。再発型は症状が軽い	● 胎児発育不全などを起こす胎内感染と新生児ヘルペスを起こす**産道感染**が問題となる ● 臨床症状の有無、ウイルスの存在確認（病変部組織からの分離培養検査や核酸増幅法によるウイルスDNA同定）を行う。血性IgGやIgMの発現パターンで初感染か再感染かを判断する	● **新生児ヘルペス：経腟分娩**の際、初感染で40〜80%の児が感染する ● 病型は①皮膚・眼・口腔限局型、②中枢神経型、③全身感染に分類され、死亡率は①ほぼ0、②4%、③30%以上で、②③は重篤な神経学的後遺症を残す	● 妊娠初期はアシクロビルを局所に、中期以降の初感染では全身投与を行う ● 外陰部にヘルペス病変が存在する、初感染で発症から1か月以内に分娩になる、再発または非初感染初発で発症から1週間以内に分娩となる可能性が高い場合には帝王切開とする
水痘-帯状疱疹／水痘・帯状疱疹ウイルス（VZV）	● 飛沫感染（空気感染）、接触感染（水疱内容物） ● 日本の若者成人抗体保有率は約90%と推測される ● 一般的に軽症で、倦怠感、瘙痒感、38℃前後の発熱が2〜3日間続く程度が大半だが、成人ではより重症になり、合併症の頻度も高い	● 産道感染が主、まれに経胎盤感染 ● 妊婦の水痘感染は重症化することがある ● 診断は水疱からのウイルス分離、VZV-IgMの検出を行う	● **先天性水痘症候群**：妊娠13〜20週ごろに妊婦水痘を発症した場合、胎児に感染すると1〜2%で起こる。四肢皮膚瘢痕、四肢低形成、眼症状、神経症状（小頭症など）を起こす ● 新生児水痘：分娩前5日〜産褥2日に水痘を発症した場合、30〜40%の確率で発症しDIC、肺炎、肝炎を併発し重篤となりやすい	● **妊婦に対しては生ワクチンである水痘ワクチン接種は行わない** ● 水疱との直接接触は避ける（空気感染、水疱内容物の接触） ● 水痘に対する免疫をもたない妊婦が水痘患者と接触した場合、早期にガンマグロブリンを投与する ● 水痘を発症した妊産褥婦には、2次感染防止に努めつつ、アシクロビルを投与する ● 妊産褥婦が分娩前5日〜産褥2日の間に水痘を発症した場合、母体にアシクロビル投与、新生児へのガンマグロブリン投与、新生児水痘を発症した児へのアシクロビル投与を行う

母性

Part 3

知っておきたい！ 妊娠・分娩・産褥・新生児期の異常

（P.50へつづく）

49

（表2つづき）

感染症／感染源	感染経路・疫学・一般症状	母子感染経路・診断	児への影響	治療・対策
成人T細胞白血病（ATL）／ヒトT細胞白血病ウイルス（HTLV-1）	●幼少期に母乳を介し母親から感染したHTLV-1キャリアにのみ発症する。HTLV-1キャリアからのATL生涯発症率は3～7%であるが、2年以内にほとんど死亡する ●全国のキャリア数は約100万人、ATL発症数は年間約700例といわれる。九州・沖縄地域に多い	●おもに母乳（母乳中のリンパ球）を介して感染 ●妊婦のHTLV-1スクリーニング検査（CLEIA法、CLIA法、ECLIA法、IC法）を妊娠30週ごろまでに行う	●感染した場合、児はキャリア化する	●長期母乳栄養では母子感染率が15～20%と高くなるため、母乳を介する母子感染のリスクを説明し、感染予防のためには完全人工栄養が推奨される。凍結母乳栄養や生後90日までの短期間の母乳栄養の予防効果はエビデンスが不十分のため積極的に行わず母親が強く望む場合のみに限定する ●ATLには有効な治療法はないため、感染を予防することが最善の方法である
B型肝炎／B型肝炎ウイルス（HBV）	●輸血、性行為、血液・体液による非経口感染、医療従事者の針刺し事故など ●日本では人口の約1%（約130～150万人）が感染していると推定されている ●患者の免疫応答により予後は異なる。成人の感染では1～数か月程度の潜伏期を経て急性肝炎となる。急性肝炎、慢性感染への移行の場合、肝硬変・肝細胞がんを発症する	●HBVキャリア妊婦、特にHBe抗原陽性の妊婦からの産道感染で新生児に感染するが、経胎盤感染の頻度は低い（5%以下） ※HBe抗原（＋）は血中ウイルス量が多く感染力が強いことを意味する ●妊婦スクリーニングとして血液検査（HBs・HBc・HBeの抗原と抗体）を行う。特に妊娠初期のHBs抗原検査は必須	●HBe抗原陽性のキャリアの母から生まれたハイリスク群が無治療（B型肝炎予防的措置をとらない）の場合、児のキャリア化率は80～90%である ●HBe抗原陰性のキャリアの母から生まれたローリスク群の児はキャリアになることはほとんどないが、10%程度の児は一過性感染を示し、その一部で急性肝炎や劇症肝炎を発症することがある	●B型肝炎母子感染防止対策（HBs抗原陽性の妊婦より出生した児すべてが対象）による新生児への高力価抗HBV免疫グロブリン・HBワクチン投与 ●B型肝炎母子感染防止対策を行えば授乳を制限する必要はない
B群溶血性連鎖球菌感染症／B群溶血性連鎖球菌（GBS）	●B群溶血性連鎖球菌は腸、直腸、腟内や肛門周囲に存在する常在菌の1つで、全妊婦の10～30%に検出される ●GBSを保菌していても通常は無症状である	●おもに産道感染 ●妊娠35～37週にGBS培養検査を行う	●新生児のGBS感染症は早発型（生後1週間以内に発症）と遅発型があり、早発型が8割を占め致命率も高く、呼吸障害やショックなどを呈することも多い	●GBS（＋）、前児がGBS感染症、今回妊娠中の尿培養でGBS検出、GBS保菌状態不明で破水後18時間以上経過または38.0℃以上の発熱があった場合、妊産婦の経腟分娩中または前期破水後、ペニシリン系などの抗菌薬を点滴静注する。 ●分娩の4時間以上前から抗菌薬投与を開始することは、早発型新生児GBS感染症予防に有効である。ただし、破水/陣痛のない予定CSの場合、予防投与は必要ない
梅毒／梅毒トレポネーマ	●性行為（感染部位と粘膜・皮膚との接触により感染する）	●経胎盤感染 ●妊娠初期に非特異的検査（RPR法）と特異的検査（TPHA法、FTA-ABS法のうち1法）を組み合わせてスクリーニングを行う	●先天性梅毒（初期症状：梅毒疹、骨軟骨炎、晩期症状：学童期以降にハッチンソン産徴候など）を引き起こす	●治療にはペニシリン系を中心とした抗菌薬（ペニシリンアレルギー患者はアセチルスピラマイシン）を投与する

（P.51へつづく）

(表2つづき)

感染症／感染源	感染経路・疫学・一般症状	母子感染経路・診断	児への影響	治療・対策
梅毒／梅毒トレポネーマ	●日本では2010年以降**増加傾向**であり、特に異性間性的接触による10〜20歳代の女性の感染増加が著しい ●感染後3〜6週間程度の潜伏期間で、経時的にさまざまな臨床症状が出現する。Ⅰ期（局所）：陰部の初期硬結→Ⅱ期（全身）種々の発疹・梅毒疹→Ⅲ期：顔面に結節性梅毒・ゴム腫→Ⅳ期：神経梅毒（中枢神経・血管系）		●未治療の初期梅毒では40％が胎児死亡・周産期死亡に至り、妊娠前4年間の梅毒罹患では80％が胎内感染を起こす ●先天梅毒の報告数は、2013年までは年間1〜6例で推移していたが2014年以降増加がみられ、2019年は23例、2023年は37例となった	
性器クラミジア／クラミジア-トラコマチス	●日本で最も頻度の高い性感染症 ●無症状のことが多い。おもな症状は尿道炎、子宮頸管炎、子宮付属器炎。また、**不妊や子宮外妊娠の原因**となる	●**産道感染** ●子宮頸管のクラミジア検査を行う	●**新生児にクラミジア結膜炎**（25〜50％）、咽頭炎、**肺炎**（10〜20％）を発症する ●性器クラミジア感染により早産や前期破水のリスクが上昇するとの報告もある	●陽性妊婦には抗菌薬（アジスロマイシン、クラリスロマイシン）を投与し、パートナーにも検査・治療を受けるよう勧める ●クラミジア眼炎は、マクロライド系抗菌薬で治療する
後天性免疫不全症候群（HIV）／ヒト免疫不全ウイルス（HIV）	●性行為・血液を介して感染する ●HIV感染の自然経過は感染初期（急性期）、無症候期、エイズ発症期の3期に分けられる。その間持続的に免疫システムの破壊（**CD4陽性T細胞**の破壊）が進行し、ほとんどの感染者は免疫不全状態（AIDS発症）に至る	●**経胎盤・経産道・経母乳**である ●妊娠初期に**HIVスクリーニング検査**（HIV-1抗原とHIV1/2抗体の同時測定系の検査）を行う	●HIVの児への感染予防を行わずに分娩に臨んだ場合、約20〜40％の割合で児への垂直感染となる	●HIV感染妊婦には、母子感染予防を目的に、**妊娠中の抗HIV薬投与、選択的帝王切開、母乳禁止（人工栄養による哺乳）、新生児への抗HIV薬予防投与**を行う。ウイルス量が検出感度未満かつ分娩施設での対応が可能な場合は経腟分娩も考慮できる ●日本ではHIV感染妊婦は極めて少ないため、産婦人科標榜のエイズ治療拠点病院などでの妊娠・分娩管理が望ましい ●HIV感染妊婦に十分説明し、心理的なケアを行うことも重要である

図1 日本小児科学会が推奨するB型肝炎ウイルス母子感染予防の管理方法

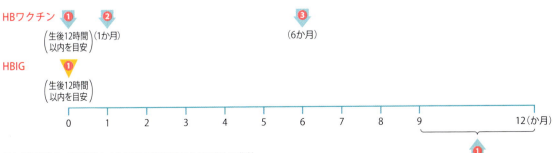

日本小児科学会：B型肝炎ウイルス母子感染予防のための新しい指針．
https://www.jpeds.or.jp/uploads/files/HBV20131218.pdf（2024/8/14閲覧）より引用

2 妊娠高血圧症候群 (HDP: hypertensive disorders of pregnancy)[※1]

定義

- **妊娠時に高血圧を認めた場合**、妊娠高血圧症候群とする。妊娠高血圧症候群は**妊娠高血圧腎症、妊娠高血圧、加重型妊娠高血圧腎症、高血圧合併妊娠**に分類される[7]。

疫学（発生率）

- 全妊娠の4〜5％に発生。
- 重症化：妊娠**32週以前**の発症、**初産婦**に多い。

原因、リスク要因

- 原因：不明。
- リスク因子（**表1**）。

病態：母児への影響

- 病態の中心は**血管内皮細胞障害**が中心で、それによる**血管攣縮**が関連している（**図1**）。

分類

- 病型分類、症候による亜分類がある（**表2**）。

合併症

- 母児ともに、合併症のおそれがある（P.54 **表3**）。

診断（「分類」表2参照）[7]

- 高血圧：収縮期血圧≧**140**mmHg、または、拡張期血圧≧**90**mmHgの場合。
- タンパク尿：24時間尿で**300**mg/日以上のタンパク尿が検出された場合、または、随時尿でprotein/creatinine（P/C）比が**0.3**mg/mg・CRE以上である場合[※2]。

治療

- 根本的治療は、妊娠の終了（分娩）である（血圧が非重症域にある妊娠高血圧、妊娠高血圧合併妊娠で

表1 妊娠高血圧症候群のリスク因子

非妊時	● 母体年齢：35歳以上（特に40歳以上）、15歳以下 ● 遺伝的因子：妊娠高血圧腎症や高血圧の家族歴、2型糖尿病の家族歴、遺伝子多型 ● 肥満　● 内科疾患の合併：高血圧症、腎疾患、糖尿病、抗リン脂質抗体症候群
妊娠中	● 初産　● 妊娠間隔：次回妊娠までの間隔が5年以上 ● 妊娠高血圧症候群の既往　● 多胎妊娠　● 妊娠初期血圧高値 ● 生殖補助医療（ART）：凍結融解胚移植は新鮮胚移植よりリスクが高い、卵子提供による体外受精

〈参考〉日本妊娠高血圧学会 編：妊娠高血圧症候群の診療指針2021-Best Practice Guide-. メジカルビュー社, 東京, 2021：52-54.

図1 妊娠高血圧症候群の病態（母児への影響）

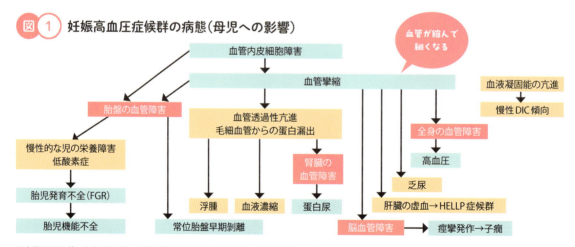

五十嵐ゆかり 著, 有森直子 編：母性看護学Ⅱ 周産期各論 第2版. 医歯薬出版, 東京, 2020：115. 図1-4-1. より転載

※1 産婦人科診療ガイドライン産科編2017より、妊娠高血圧症候群の英語表記はPIH（pregnancy induced hypertension）からHDP（hypertensive disorders of pregnancy）に変更となった。
※2 24時間蓄尿や随時尿でのP/C比測定のいずれも実施できない場合には、2回以上の随時尿を用いたペーパーテストで2回以上連続して尿タンパク1＋以上陽性が検出された場合をタンパク尿と診断する。

も、妊娠37週〜40週0日までに妊娠終結を図る）。

● **安静**とし、**食事療法**を行う（P.54 **表4**）。

● **薬物療法**：重症例の場合、薬物療法（降圧薬）を用いる。

　▶降圧薬：経口投与が可能なのは、中枢性交感神経抑制薬（メチルドパ、アルドメット）、αβ遮断薬（ラベタロール、トランデート）、血管拡張薬（ヒドララジン、アプレゾリン）、カルシウム拮抗薬（ニフェジピン、アダラート）。降圧が不十分な場合は、静注薬としてニカルジピン静注薬が推奨される。

　▶子癇発作の予防：硫酸マグネシウム水和物

● 分娩：医学的および社会的条件を考慮し、経腟分娩（分娩誘発）にするか帝王切開分娩にするかを判断する。

　▶医学的条件：重症度、胎児の状態（成熟度、胎児の体重）、子宮頸管成熟度

　▶社会的条件：看護、新生児管理（新生児科専門医の有無）、手術施行（麻酔専門医の有無、帝王切開が可能となるまでの時間）

看護

● 妊娠高血圧症候群の予防と早期発見（母体の管理）：高血圧の管理・バイタルサインの測定、検査結果の確認［血液データ（血小板数、肝腎機能、凝固能など）、尿検査（尿タンパク）］、体重・尿量・浮腫の確認、安静、食事療法、薬物療法（急激な血圧低下に注意）の管理

● 胎児の管理：胎児の発育・状態の監視と評価、NST*所見、エコー所見、胎動の有無、胎児発育遅延（FGR*）、娩出の時期・方法の検討

● 子癇の予防：子癇の前駆症状の観察、けいれん発作を誘発する光・音の刺激を軽減する環境整備

● 緊急時のための準備、緊急時の対処

● 妊婦の理解度の確認、心理的なケア（ストレスの軽減）

表 2　妊娠高血圧症候群の分類 [7]

病型分類	妊娠高血圧腎症	1）妊娠20週以降に初めて高血圧を発症し、かつ、タンパク尿を伴うもので、分娩12週までに正常に復する場合 2）妊娠20週以降に初めて発症した高血圧に、タンパク尿を認めなくても以下のいずれかを認める場合で、分娩12週までに正常に復する場合 　i）基礎疾患のない肝機能障害（肝酵素上昇【ALTもしくはAST>40IU/L】、治療に反応せず他の診断がつかない重度の持続する右季肋部もしくは心窩部痛） 　ii）進行性の腎障害（Cr>1.0mg/dL、他の腎疾患は否定） 　iii）脳卒中、神経障害（間代性けいれん・子癇・視野障害・一次性頭痛を除く頭痛など） 　iv）血液凝固障害（HDPに伴う血小板減少【<15万/μL】・DIC・溶血） 3）妊娠20週以降に初めて発症した高血圧に、タンパク尿を認めなくても子宮胎盤機能不全（胎児発育不全【FGR】、臍帯動脈血流波形異常、死産）を伴う場合
	妊娠高血圧	妊娠20週以降に初めて高血圧を発症し、分娩12週までに正常に復する場合で、かつ妊娠高血圧腎症の定義に当てはまらないもの
	加重型妊娠高血圧腎症	1）高血圧が妊娠前あるいは妊娠20週までに存在し、妊娠20週以降にタンパク尿、もしくは基礎疾患のない肝腎機能障害、脳卒中、神経障害、血液凝固障害のいずれかを伴う場合 2）高血圧とタンパク尿が妊娠前あるいは妊娠20週までに存在し、妊娠20週以降にいずれかまたは両症状が増悪する場合 3）タンパク尿のみを呈する腎疾患が妊娠前あるいは妊娠20週までに存在し、妊娠20週以降に高血圧が発症する場合 4）高血圧が妊娠前あるいは妊娠20週までに存在し、妊娠20週以降に子宮胎盤機能不全を伴う場合
	高血圧合併妊娠	高血圧が妊娠前あるいは妊娠20週までに存在し、加重型妊娠高血圧腎症を発症していない場合
症候による亜分類	重症	次のいずれかに該当するものを重症と規定する。なお、軽症という用語はハイリスクでない妊娠高血圧症候群と誤解されるため、原則用いない 1）妊娠高血圧・妊娠高血圧腎症・加重型妊娠高血圧腎症・高血圧合併妊娠において、血圧が次のいずれかに該当する場合 　● 収縮期血圧160mmHg以上の場合 　● 拡張期血圧110mmHg以上の場合 2）妊娠高血圧腎症・加重型妊娠高血圧腎症において、母体の臓器障害または子宮胎盤機能不全を認める場合 ※タンパク尿の多寡による重症分類は行わない
	発症時期による病型分類	● 妊娠34週未満に発症するものは、早発型 ● 妊娠34週以降に発症するものは、遅発型 ※わが国では妊娠32週で区別すべきとの意見があり、今後、検討される予定

日本妊娠高血圧学会：妊娠高血圧症候群新定義・臨床分類（第70回日本産科婦人科学会学術講演会　平成30年5月13日）．より転載
https://www.jsshp.jp/journal/pdf/20180625_teigi_kaiteian.pdf（2024/8/14閲覧）

表3 妊娠高血圧症候群の合併症

母体	・高血圧症（生活習慣病に発展しやすく後遺症を残すおそれがある） ・子癇　・脳出血　・肺水腫　・HELLP*症候群 ・常位胎盤早期剥離　・DIC*　・腎不全
胎児	・胎児発育不全　・胎児機能不全 ・子宮内胎児死亡
新生児	・胎児仮死　・低血糖　・低フィブリノーゲン血症 ・低カルシウム血症　・虚血性低酸素脳症 ・脳室周囲白質軟化症　・脳室内出血

<略語>
* 【BMI】body mass index：体格指数。体重(kg)÷[身長(m)]²
* 【Ca】calcium：カルシウム
* 【NST】nutrition support team：栄養サポートチーム
* 【FGR】fetal growth restriction
* 【HELLP】emolytic anemia：溶血性貧血、elevated liver enzymes：肝逸脱酵素上昇、low platelet count：血小板低下
* 【DIC】disseminated intravascular coagulation：播種性血管内凝固症候群

表4 治療法

- 安静
- ストレスを避ける
- 食事療法
  ※1997年に公表された「妊娠中毒症の栄養管理指針」は、2019年に日本産科婦人科学会により推奨を取り下げられた。
  ▶ 極端な塩分制限はしないが、塩分の摂りすぎに注意する（「日本人の食事摂取基準（2025年版）」の妊婦・授乳婦の塩分相当量の目標量は6.5g/日未満となっている）
  ▶ 水分も特別な場合を除いて制限しない
  ▶ ビタミン、カリウム、マグネシウムの積極的な摂取を勧める
- 薬物療法（重症の場合）

妊娠糖尿病 (GDM：gestational diabetes mellitus)

定義

- 妊娠中に**はじめて**発見または発症した糖尿病にいたっていない**糖代謝異常**。
- 2015年に妊娠中の糖代謝異常の診断基準が改定され、3つに分類された（**表1**）。

疫学（発生率）

- 日本産科婦人科学会が推奨している妊娠初期と中期のGDMスクリーニング陽性者に対し75gOGTT*を施行した場合、GDMの頻度は7〜8％程度になる。また、妊娠中期のみの検討でも約4倍に増加する[新GDM診断基準（2015年）前の従来のGDM診断基準（1984年）ではGDM頻度は2.92％だった]。

原因、リスク要因（表2）

- **妊娠中は血糖が上がりやすくなる**：空腹時血糖の低下、食後血糖の上昇、インスリンの過剰分泌。
  ▶ インスリンの作用と拮抗するホルモンの増加：ヒト胎盤性ラクトゲン、プロゲステロン、エストロゲン、コルチゾールなど。
  ▶ 胎盤でインスリンが分解される：インスリンは胎盤を通過しない→インスリンの必要量が非妊時の2倍以上↑、空腹時には血糖値は非妊時より↓、食後に血糖値の上昇程度は非妊時より↑。

病態：母児への影響

- 妊娠中の糖代謝異常は、児の過剰な発育（巨大児）など周産期のリスクが高まる（**表3**）。

表1 妊娠中の糖代謝異常の診断基準

妊娠糖尿病 （GDM：gestational diabetes mellitus）	妊娠中の明らかな糖尿病 （overt diabetes in pregnancy）	糖尿病合併妊娠 （pregestational diabetes mellitus）
75gOGTTにおいて次の基準の1点以上を満たした場合に診断する ❶空腹時血糖値≧92mg/dL（5.1mmol/L） ❷1時間値≧180mg/dL（10.0mmol/L） ❸2時間値≧153mg/dL（8.5mmol/L）	以下のいずれかを満たした場合に診断する ❶空腹時血糖値≧126mg/dL ❷HbA1c値≧6.5％ ＊随時血糖値≧200mg/dLあるいは75gOGTTで2時間値≧200mg/dLの場合は、妊娠中の明らかな糖尿病の存在を念頭に置き、❶または❷の基準を満たすかどうか確認する	❶妊娠前にすでに診断されている糖尿病 ❷確実な糖尿病網膜症があるもの

日本糖尿病学会 編・著：糖尿病治療ガイド2022-2023．文光堂，2022：105．より引用

表2 リスク因子

- 妊娠糖尿病の既往
- 肥満
- 糖尿病の家族歴
- 人種
- 年齢（35歳以上、年齢と共にリスク増加）
- 多胎妊娠
- 多嚢胞性卵巣症候群
- 巨大児分娩の既往

表3 母児への影響

母体	・流・早産、妊娠高血圧症候群、羊水過多症、巨大児分娩による遷延分娩・分娩停止（肩甲難産） ・産後の糖尿病発症←GDM母体の約50%は、その後約20年間に2型糖尿病を発症する ・GDM発症の母親が次回妊娠時にGDM発症する確率は約40%
胎児	・巨大児　・先天奇形　・胎児発育不全　・胎児機能不全 ・子宮内胎児死亡
新生児	・新生児低血糖症　・高ビリルビン血症 ・新生児呼吸促迫症候群　・多血症　・低カルシウム血症

図1 糖尿病や糖代謝異常をもつ妊婦が胎児・新生児に与える影響

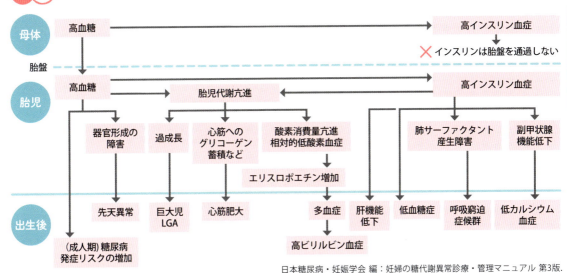

日本糖尿病・妊娠学会 編：妊婦の糖代謝異常診療・管理マニュアル 第3版. メジカルビュー社, 東京, 2022：72. より転載

表4 血糖管理の目標値

日本産科婦人科学会	・空腹時血糖<95mg/dLかつ食後1時間値<140mg/dL、あるいは空腹時血糖<95mg/dLかつ食後2時間値<120mg/dL ・HbA1c<6.5%、グリコアルブミン（GA）<15.8%
日本糖尿病学会	・空腹時血糖<95mg/dLかつ食後2時間値<120mg/dL（または食後1時間値<140mg/dL） ・HbA1c 6.0～6.5%未満（6.0%が理想的）

診断

- 日本糖尿病・妊娠学会による妊娠中の糖代謝異常のスクリーニング法をP.56 図2に示す。

治療・管理

- 管理目標：母体の血糖を可能な限り正常化し、胎児への悪影響を予防する、短期間に厳格な管理が必要である。

❶血糖管理

- 学会ごとに提示されている血糖管理の目標値は表4となる。

❷食事療法

- 摂取エネルギーはP.56 表5参照。
- 血糖の変動を小さくするため、5～6回分割食（配分：1日のエネルギー量を各食事25%程度、補食5～10%程度）をめやすにする。

❸運動療法

- 安静を必要とする妊娠合併症（切迫早産や前置胎盤など）がない限り、妊娠中の適度な運動は血糖管理に有効と考えられるが、どの程度の運動が適切であるかは明らかではない。また、インスリン治療をしている場合は、運動中・後の低血糖に注意が必要である。

❹ 薬物療法

- 食事・運動療法で対応できない場合は**インスリン治療**を行う（インスリンは通常胎盤を通過しないため）。

  ※経口糖尿病薬は胎盤通過性や胎児の催奇形性など児の安全性に関する情報が不足しており、妊娠中の母体の必要インスリン量の変化には経口糖尿病薬のみでは対応できないことも多い。

- インスリン療法の副作用に注意する：**低血糖**、糖尿病合併症の悪化、体重増加など。
- **インスリン需要量は分娩後急速に低下する**ので、分娩後は低血糖に十分注意し、適宜インスリン減量あるいは投与中止を行う。

❺ 胎児状況の把握

- 32週以降、子宮内胎児死亡（IUFD*）の危険が高まる（一般妊婦の1.6倍の危険性）。

看護

- 食事療法：妊婦として必要かつ十分な栄養摂取を行う。食事の分食（5～6回）を取り入れる。
- 感染予防：日常生活上で注意を説明する（尿路感染症など）。
- 運動療法：運動療法の有用性を示す根拠は少ないが、母体の血糖コントロール改善、過度な体重増加を抑制する効果など、健康増進に有用である可能性がある。ただし、開始時期、運動療法の禁忌（産科合併症）、運動の種類などに留意する必要がある。
- 薬物療法：治療方法だけでなく、低血糖などの副作用についても説明を行う。
- 血糖チェックとセルフコントロールの指導、GDMについての理解度の確認、**産後フォローも重要**（将来2型糖尿病を発生するリスクは高く、非GDM女性の7.43倍になるため、分娩後6～12週の75gOGTTが勧められる）。
- 胎児状況の把握：胎児の健康状態、発育状態。
- 精神的なケア：動揺し受容することが困難な可能性があるために必要である。

図2 妊娠中の糖代謝異常のスクリーニング法

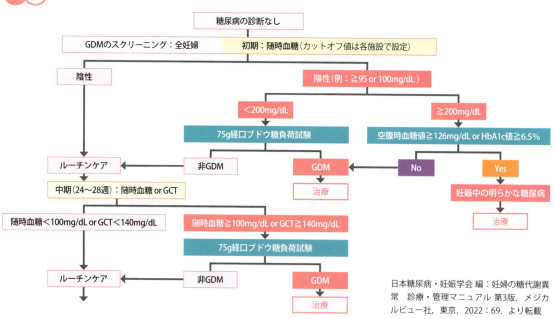

日本糖尿病・妊娠学会 編：妊婦の糖代謝異常 診療・管理マニュアル 第3版．メジカルビュー社，東京，2022：69. より転載

表5 糖代謝異常妊娠における食事摂取エネルギー量

	非妊時BMI<25		非妊時BMI≧25
	日本糖尿病学会※1	日本産科婦人科学会	標準体重×30kcal
妊娠初期	標準体重※2×30+50kcal	標準体重×30+200kcal	
妊娠中期	標準体重×30+250kcal		
妊娠後期	標準体重×30+450kcal		

※1 付加量は日本人の食事摂取基準2025年版による
※2 標準体重（目標体重）の目安：〔身長(m)〕^{2}×22

<略語> *【OGTT】oral glucose tolerance test：経口ブドウ糖負荷試験　*【HbA1c】hemoglobin A1c：ヘモグロビンエーワンシー　*【IUFD】intrauterine fetal death

4 妊娠性貧血

定義[13,14]

- 妊娠に起因する貧血をいい、偶発合併症を有しない妊婦の妊娠経過中に認められるもの。

疫学（発生率）[13]

- ほとんどが**鉄欠乏性貧血**である。鉄欠乏性貧血は全妊婦の約20％にみられる。

原因、リスク要因（表1・P.58 図1・表2）

- **妊娠による生理的貧血**：循環血液量↑（水血症状態）。
- 胎児の発育と代謝の亢進：母体の循環血液量↑（**全血液量：20～30％**↑）。
  - ▶32週ごろが最高値：血漿量は非妊時より約40～50％↑。

病態：母児への影響（P.58 表3）

❶症状
- Hb8～9g/dLになるまで無症状（90％）のことが多い。
- Hb8～9g/dL以下になると以下の症状が出現する。
  - ▶自覚症状：心悸亢進、眩暈、疲労感、息切れ。
  - ▶他覚症状：眼瞼結膜の蒼白、爪の異変、全身の皮膚・粘膜の蒼白。
- Hb6g/dL未満の重度の貧血：流産、胎児発育不全（FGR）、胎児死亡などのリスクが上昇する。

❷妊娠貧血の母体・胎児への影響（表3）

診断（P.58 表4）[13,15]

- WHOの基準：**Hb*11.0g/dL未満、Ht*33.0％未満**。
- 妊娠期間によっても基準が異なる：妊娠初期・末期では**Hb11.0g/dL未満**、妊娠中期は**Hb10.5g/dL未満**。
- 血液検査：血球数算定検査は、妊娠**初期、妊娠24～35週、妊娠36週～出産**までに各1回実施する（『日本産科婦人科学会ガイドライン産科編2023』）。
- 貧血の診断：赤血球形態（小球性、正球性、大球性）、血清鉄、血清フェリチン、総鉄結合能、網状赤血球数。

治療

- ヘモグロビンが10g/dL台なら**食事療法**で対応できる。
- ヘモグロビンが10g/dL以下なら**鉄剤内服**となる。
- 鉄剤内服の副作用が生じる場合（**胃腸症状**が強い場合、上部消化管疾患などによる**吸収障害**がある場合）や**高度貧血**がある場合には鉄剤の静脈投与が処方される。

看護

❶貧血の程度の確認
- 血液検査：Hb、Ht、RBC*、血清鉄の推移。
- 貧血の自覚症状、他覚症状の有無。大部分は無症状だが、重症になれば皮膚・爪の蒼白感、動作時の動悸、息切れなどが起こる。
- 全身状態の観察。

❷薬物療法
- 鉄剤の効果的な服用と副作用の有無。
- 経口鉄剤の副作用：食欲不振、悪心・嘔吐、便秘、下痢など。

  妊娠中の赤血球などの変化

項目	基準値（妊娠末期）	非妊時女性	妊娠中の変化	注意点
赤血球	平均380（×10⁴/μL）	376～500（×10⁴/μL）	↑	妊娠中は循環血漿量が赤血球よりも増加するため、相対的に赤血球の割合が減って、貧血（Ht↓、Hb↓）のようにみえる（**水血症**）妊娠性貧血の診断基準はHb11g/dL未満、および／またはHt33％未満
血色素量（ヘモグロビン）	10.5～13（g/dL）	11.3～15.2（g/dL）	↓	
ヘマトクリット	33～38％	33.4～44.9	↓	
白血球	5,000～15,000（/μL）	4,300～10,800（/μL）	↑軽度	多核白血球と骨髄球↑
血小板	13～35（×10⁴/μL）	15～35（×10⁴/μL）	→～軽度↓	妊娠中は、血小板代謝は産生と消費がともに亢進した状態でバランスがとられている
血中フィブリノーゲン	440±80（mg/dL）	200～400（mg/dL）	↑	凝固系の活性化（フィブリノーゲンは非妊時の約50％↑）
血沈	50（mm/1時間値）	3～15（mm/1時間値）	↑亢進	

❸ 胎児の発育・健康状態の確認
❹ 食生活の指導
- 妊婦・家族への説明・指導。
- 食事療法
  ▶ **鉄分の多い食事**を心がける。鉄は食物より摂取したうち、吸収されるのは約10％といわれている。
  ▶ 鉄の吸収を促進させる食事をする。タンパク質、ビタミンB_6・B_{12}、ビタミンC、銅、葉酸。
  ▶ バランスのよい食事の摂取。
❺ 日常生活
- 休息、活動のバランス。

図1　妊娠中の循環血漿量と赤血球数、Ht値、Hb量の変化

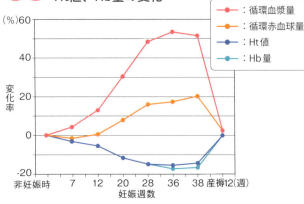

Whittaker PG, Macphail S, Lind T：Serial hematologic changes and pregnancy outcome．*Obstet Gyneco* 1996. 88：33-39．（引用改変）

表2　妊娠性貧血に影響を与える因子

- 日常生活習慣
  ▶ 偏食、鉄分の少ない食事、不規則な食事など
- 重症妊娠悪阻、多胎妊娠
- 出産間隔
  ▶ 短い場合（2年以内）
  ▶ 多産（4回以上）
- 過重な労働
- 既往妊娠時の多量出血
- 過多月経
- 貧血に関する知識不足

表3　妊娠性貧血の母体・胎児への影響

母体	・早産を起こしやすい ・分娩時：微弱陣痛、遷延分娩、異常出血（弛緩出血など） ・産後の回復が遅れる、乳汁・分泌不全、感染症
胎児・新生児	・子宮内胎児発育不全（FGR）、低出生体重児 ・胎盤機能不全 ・新生児の貧血

表4　妊娠性貧血の診断基準

- 軽症：Hb濃度11.0g/dL未満～10.0g/dL
- 中等症：Hb濃度10.0g/dL未満～9.0g/dL
- 重症：Hb濃度9.0g/dL未満

＜略語＞
＊【Hb】hemoglobin：ヘモグロビン
＊【Ht】hematocrit：ヘマトクリット
＊【RBC】red blood cell count：赤血球数

5 子宮筋腫合併妊娠

子宮筋腫とは

- 子宮筋腫は、成熟女性の**30％**以上にみられる良性の平滑筋腫瘍である。
- 発生機序：不明。
- 好発年齢：**30～40歳**で、30歳代女性の2～3割に認められる。更年期には筋腫は萎縮する。
- 筋腫の発育は、**エストロゲンに依存**している。
- 部位：多くは子宮**筋層**に発生する（図1）。
- 症状：多くは無症状。筋腫の大きさ・発症部位によりさまざまである。
- 3大主徴：**月経過多、月経困難症、不妊**。
- 筋腫増大による症状：頻尿、残尿感、尿閉、便秘、腰痛、出血に伴う貧血や心機能障害。

子宮筋腫合併妊娠の疫学（発生率）

- 子宮筋腫は、全妊娠の1.55～4％に合併する。
- 妊婦の**高年齢化**と**超音波検査**などの診断技術の向上に伴い、増加傾向にある。
- 経産婦は、初産婦より発症が少ない。

病態：妊娠による筋腫への影響と筋腫による母児への影響（表1・表2）

- 妊娠予後は比較的良好である。

診断

- 内診、超音波診断、外診（妊娠週数に比べて子宮体が大きい）。

治療

- **妊娠への子宮筋腫の影響**、**子宮筋腫への妊娠の影響**の両方の視点で考慮する（表1・表2）。
- 妊娠中は、**保存療法**が行われることが多い。
- 妊娠中の筋腫核出術は一般的には勧められないが、適応として以下のものがある。
  ▶鎮痛治療が無効なほど激しい疼痛（筋腫茎捻転、血管断裂、変性など）を伴う場合。
  ▶急激な筋腫の拡大により周囲臓器を異常に圧迫することにより妊娠継続を困難にする場合など。
- 帝王切開時に筋腫核出術は勧められないのが一般的である（出血量増大を招きやすいため）。

看護

- 妊娠中：筋腫の大きさ・形状の変化・位置の観察。
- 分娩後：子宮収縮促進に努める。**子宮底確認時に子宮筋腫の部位があたる場合は判断を誤ることがあるので注意する。**
- 合併症の把握。

表1 妊娠による筋腫への影響

筋腫の大きさ	妊娠により筋腫は増大する（20％の割合）
変性の有無の把握	妊娠中の筋腫核の壊死により疼痛が発生する（軽い疼痛を認めるものを含めると10〜30％）
血栓症	筋腫の巨大化により下肢・骨盤内静脈血栓が認められる

表2 合併症：子宮筋腫の妊娠への影響

妊娠期	● 流・早産　● 前期破水　● 胎位異常 ● 子宮内胎児発育遅延（FGR）　● 前置胎盤 ● 常位胎盤早期剥離 ● 羊水量の異常等の頻度が増加する
分娩期	● 胎児の通過障害　● 微弱陣痛　● 分娩停止 ● CS*の頻度↑ ● 分娩時出血（弛緩出血、帝王切開時の出血量増加）の頻度が増加する
産褥期	● 子宮復古不全　● 強い後陣痛

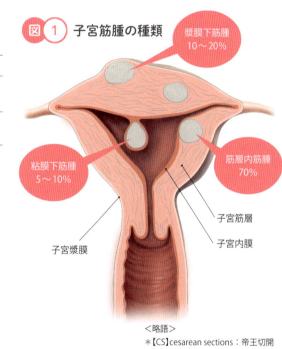

図1 子宮筋腫の種類
- 漿膜下筋腫 10〜20％
- 粘膜下筋腫 5〜10％
- 筋層内筋腫 70％
- 子宮筋層
- 子宮内膜
- 子宮漿膜

＜略語＞
*【CS】cesarean sections：帝王切開

6 切迫早産

定義

- 妊娠22週0日〜36週6日までの妊娠中に、規則的な子宮収縮が認められ、かつ子宮頸管の開大度・展退度に進行が認められる場合、あるいは初回の診察で子宮頸管の開大が2cm以上となっているなど、**早産となる危険性が高いと考えられる状態**のことをいう。
  ※早産は妊娠22週0日〜36週6日に分娩に至った場合のことをいう。

疫学

- 早産は全分娩の約5％といわれる[17]。
- 早産は、陣痛発来により早産となる**自然早産**（約75％）と母体合併症や胎児機能不全など何らかの医学的理由により妊娠継続が不可能となり妊娠を中断する**人工早産**（約25％）がある。
- 切迫早産は入院管理を行っても早産に進行することがある（30〜50％）。

リスク因子（P.60 表1）

- 早産ハイリスク
  ▶既往歴：早産歴、円錐切除術歴。
  ▶現症：多胎妊娠、頸管短縮、細菌性腟症。

検査・診断

- **症状の有無**：**子宮収縮**、**下腹部痛**、**性器出血**、**破水**。
- **内診・経腟超音波検査**：子宮頸管の開大・短縮（頸管長）・軟化。
- **子宮収縮の評価**：CTG所見、子宮収縮の自覚。
- **子宮内感染（絨毛膜羊膜炎）の指標**：母体血中のCRP[*]の上昇、種々の病原菌の検出。
- **破水の診断**：羊水の漏出（腟鏡診・内診）、BTB[*]試薬やロムチェックなどによる確認。

治療

- **安静**。
- 薬物療法
  - ▶子宮収縮抑制薬投与：塩酸リトドリン、硫酸マグネシウム。
  - ▶抗菌薬投与。
  - ▶タンパク質分解酵素阻害薬。
  - ▶1週間以内に妊娠34週未満の早産に至る可能性が高い場合：ステロイド薬（ベタメタゾン）投与。
- 頸管無力症の場合：頸管縫縮術（シロッカー手術、マクドナルド手術）。
- 明らかな絨毛膜羊膜炎や破水の場合：早期の児の娩出を考慮（感染による胎児の状態悪化を回避する）。
- 切迫早産類似の症状＋胎児の心拍パターンの異常→常位胎盤早期剝離の可能性あり→緊急帝王切開（CS）。

看護

- **異常の予防と早期発見**：症状や出現時期の観察

表①　早産リスク因子

自然早産	● 現症：多胎、頸管無力症、細菌性腟症、絨毛膜羊膜炎、前期破水 ● 既往歴：頸管無力症、後期流産や早産既往、子宮頸部円錐切除術、広汎子宮頸部摘出術 ● 生活習慣：喫煙、ストレス、やせ、長時間労働、重労働
人工早産	● 母体合併症：前置胎盤、常位胎盤早期剝離、重症妊娠高血圧症候群、心疾患、糖尿病、甲状腺機能異常など ● 胎児合併症：胎児機能不全、胎児奇形、高度子宮内胎児発育不全、羊水過少、胎児死亡

※**高年齢妊娠**により合併症妊娠の頻度が高くなり、結果として早産率の上昇に結びついてしまう。

（下腹部痛、子宮収縮、性器出血、破水）。
- **薬の効果と副作用の観察**：子宮収縮抑制薬（副作用の発生頻度が高い）、抗菌薬。
- **安静度の確認**。
- **日常生活行動に対する援助**
  - ▶努責の予防：便秘を予防する。
  - ▶血栓症のリスクが高まる：状況に応じ床上での下肢運動。
- **破水・破水疑いの場合**：上行感染を予防する。
  - ▶外陰部や腟洗浄により局所を清潔に保つ。
  - ▶内診は最小限にする（子宮頸部への刺激を避ける）。
- 胎児の状態の観察、緊急時の対応の準備（NICUへの連絡など）を行う。
- 妊婦・家族への心理的なサポートを行う。
- 勤労妊婦の場合は、必要時に**母性健康管理指導事項連絡カード**を活用し、事業主と労働環境について検討する。

<略語>
*【CRP】C-reactive protein：C反応性タンパク
*【BTB】brom-thymol-blue：ブルム・チモール・ブルー

---

❼ 前期破水 （PROM：premature rupture of the membranes）

定義[18]

- **陣痛開始前に卵膜が破綻**し、羊水が子宮外に流出する状態をいう。
  - ▶妊娠37週未満の破水：**preterm PROM**（プレターム）
  - ▶妊娠37週以降の破水：**term PROM**（ターム）

疫学（発生率）[19, 20]

- 全妊娠の約5〜10%、全分娩の約10〜20%に起こる。異常妊娠・分娩でも発生頻度が高い。
  - ▶preterm PROM：20〜30%
  - ▶term PROM：70〜80%

原因（表1）

病態：母児への影響

- 絨毛膜羊膜炎からの発生機序を**図1**に示す。
- 妊婦の自覚症状：破水感、羊水の漏出感。

- 母児へのリスクを**表2**にまとめた。

診断

- 診断に必要な検査と所見を**表3**にまとめた。
- 前期破水においては、子宮内と外界が直結しているため、指診（内診）は**感染のリスクを増大**させるので、診断は**腟鏡診を中心**に行う（「産婦人科診療ガイドライン−産科編2023」より）。

治療

- **妊娠週数**や**感染の有無**、**胎児の状況**により対応が異なる（P.62 表4）。

看護：破水が生じた妊産婦への看護

❶アセスメント
- 破水の日時、羊水流出量・色・におい・混合物の有無、混濁の確認。
- 胎児状況の把握：胎動、NST所見、超音波所見。
- 子宮収縮や分娩進行の徴候の把握。
- 感染徴候の把握：母体のバイタルサイン、CRP・WBC*など。

❷感染予防（破水をしてから**24時間を超えると**感染の危険性が高くなる）
- 入浴・シャワー禁止→清拭、清潔ナプキン交換。
- 外陰部の洗浄・清拭。

❸薬物療法
- 抗菌薬の投与の管理（種類、副作用の有無の確認）。

❹臍帯脱出の確認・予防
- 床上安静、骨盤高位。
- クッションや安楽枕を使用して体位や安静による苦痛の緩和を図る。

❺心理面でのサポート

❻特に児が早産児・低出生体重児の可能性がある場合、NICUや高次医療機関との連携を図る

表1 前期破水の原因

- 卵膜が炎症などで脆い→**絨毛膜羊膜炎**（CAM：chorioamnionitis）が原因の大半を占める
- 切迫早産
- 子宮壁の過伸展：双胎、羊水過多
- 子宮頸管の脆弱：頸管無力症、頸管縫縮手術後（シロッカー、マクドナルド）、頸管円錐切除術の既往、前回分娩時の頸管裂傷
- 重荷の挙上
- 墜落
- 腹圧が急激に高まる（激しい咳嗽など）
- 性交などの外力
- 喫煙

表2 前期破水により高まるリスク

母体	● 微弱陣痛　● 分娩遷延 ● 上行感染→**子宮内感染**のリスク
胎児	● 臍帯・四肢の脱出　● 胎児機能不全 ● 胎児の未熟性（特に37週未満の早産の時期の前期破水の場合：preterm PROM）

表3 破水の診断方法

視診	**羊水流出の確認**、羊水独特の**臭気**
腟鏡診	乾燥した腟鏡を挿入し、羊水が子宮頸管から流出してくるか、後腟円蓋にたまっているのを確認する
内診	胎児の先進部を直接触知できる
pH測定	**BTB試験紙で青色**になる（pH7.0〜8.5の弱アルカリ性）
生化学的方法	羊水中の**がん胎児性フィブロネクチン（ロムチェック）**、**α-フェトプロテイン（AFP*）**、インスリン様成長因子結合タンパク1型の検出（簡易キットで検査）
超音波断層法	**羊水量、羊水ポケット**、羊水指数（**AFI***）の測定
顕微鏡検査	スライドガラス状で乾燥させると、羊水中のNaCl*がシダ状結晶を形成する

図1 絨毛膜羊膜炎からの前期破水

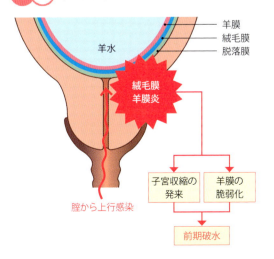

＜略語＞
＊【WBC】white blood cell count：白血球数　＊【AFP】α-fetoprotein
＊【AFI】amniotic fluid index　＊【NaCl】塩化ナトリウム

表4 妊娠週数による治療

妊娠37週以降	分娩誘発か陣痛発来を待機する
妊娠34週以降37週未満	分娩誘発か陣痛発来を待機する
妊娠24週以降34週未満	抗菌薬投与での待機(妊娠期間の延長を図ること)を原則とするが、施設の対応能力によっては早期の分娩が考慮される
妊娠24週未満	臨床的絨毛膜羊膜炎の有無・推定体重・妊娠週数、施設の低出生体重児対応能力を考慮して小児科医と相談し治療方針を決める

※臨床的絨毛膜羊膜炎と診断した場合は、その後の分娩進行と感染増悪とを予測して分娩誘発もしくは帝王切開を行う。
※妊娠37週未満では、抗菌薬を投与する。
※妊娠34週未満では、原則としてハイリスク新生児管理可能施設での管理、あるいはこうした施設と連携した管理を行う。
※妊娠24週以降34週未満の前期破水では、以下の①②が予想される場合、児の肺成熟や頭蓋内出血予防を目的として、母体にベタメタゾン12mgを24時間毎、計2回、筋肉内投与する。①妊娠24週以降34週未満の早産が1週以内に予測される場合、②妊娠24週以降34週未満の早産が1週以内に予測される場合。
※妊娠32週未満の早産が予想される場合は、胎児の脳保護を目的として硫酸マグネシウム水和物投与を行う。

8 高年妊娠・若年妊娠

●高年妊娠・若年妊娠の特徴を**表1**にまとめた。

表1 高年妊娠・若年妊娠

	高年妊娠	若年妊娠
定義	●高年初産婦：35歳以上の初産婦	●20歳未満の妊娠
疫学	●2010(平成22)年以降、割合は年々高くなり、2023(令和5)年は30.4%(高年初産婦21.6%)となった 母の年齢別出産数 厚生労働省：令和5年(2023)人口動態統計(確定数)の概況 第4表 母の年齢(5歳階級)・出生順位別にみた出生数を元に著者作成	●減少傾向であり、2023(令和5)年は0.6%となった
リスク	●妊娠合併症の増加：流早産、妊娠高血圧症候群、妊娠糖尿病、前置胎盤、常位胎盤早期剝離→帝王切開率や周産期死亡率が高い ●卵子の異常による胎児の染色体異常の確率が高い ●分娩期：微弱陣痛、分娩遷延、胎児機能不全の危険性、帝王切開率が高い ●産褥期：血栓症が発生しやすい	●年齢、婚姻・家庭状況、就学状況などで異なる ●予定外の妊娠：自我が未熟で、母親役割獲得過程が遅延しやすい、初期の産婦人科受診が遅れる ●生活能力が低い→妊娠期を健康的に過ごすためのセルフケア能力が低い ●妊娠経過中の異常の予防、早期発見・治療が困難→早産、胎児発育不全、妊娠高血圧症候群、周産期死亡率も高め ▶15歳以下：軟産道など生殖器の発達が未成熟→妊娠・分娩経過に異常をきたしやすい ▶15歳以上：身体的リスクはあまりないが、心理・社会的因子からハイリスク状態にあることが多い ●性感染症を有している危険性がある
看護	●個々の状況を踏まえた援助が重要 ●妊娠初期から、合併症の予防や生活の調整に努める ●必要時、出生前診断についての情報提供 ●分娩準備を進める(分娩に向けての体力を養う) ●母親学級への積極的な参加を促す(若い世代の育児仲間をつくるなど) ●勤労妊婦：妊婦保護などの情報提供	●家族の支援の重要性：妊婦およびパートナー双方の家族を含む ●妊娠継続についての意思決定が行えるような援助 ●母親役割獲得過程を促進する援助 ●学業・経済的不安の軽減のための援助(地域の社会資源の活用、周囲のサポート) ●妊婦自身のセルフケア能力を高めるよう援助する ●出産後のサポート支援についての情報提供：乳児院などの施設・制度、ケースワーカーを含めた話し合い

※高年初産婦や若年妊娠の定義は日本におけるものである。

9 双胎妊娠 (twin pregnancy)

定義

- 2つ以上の胎児が同時に子宮内に存在する状態を**多胎妊娠**といい、2児の場合を**双胎**、3児の場合を**三胎**、4児の場合を**四胎**、5児の場合を**五胎**という。

疫学

- 日本における多胎分娩件数（出産をした母の数）は、2022（令和4）年は8,706人（全分娩件数の1.1％）で、双胎8,583人（多胎分娩の98.6％）、三胎122人（多胎分娩の1.4％）、四胎1人（多胎分娩の0.0％）だった。
- 自然妊娠による双胎妊娠の頻度は$1/80^{(n-1)}$といわれている。
  - ▶一卵性双胎の頻度：人種に関係なく0.4％程度。
  - ▶二卵性双胎の頻度：人種により異なる（日本人は0.22％、アフリカンアメリカンは1.1％、白人は0.6〜1.0％）。
- 不妊治療（生殖補助医療）により多胎妊娠は増加傾向である。

分類（図1）

- 一卵性双胎は1個の受精卵から2体以上の胎児が発生したもの、二卵性双胎は同時に排卵した2個の卵子が受精して妊娠したものである。

合併症（表1）

- **一絨毛膜性双胎**のほうが二絨毛膜性双胎よりも合併症発生率が高く厳重な管理が必要となる。

診断・治療

- 妊娠初期に超音波検査結果をもとに（遅くても妊娠14週までに）膜性診断を行う。
- 母体および胎児状況の把握：母体合併症の有無、胎児の健康・発育状態など。
- 早産予防：安静、切迫早産の場合は子宮収縮抑制薬の使用。
- 双胎間輸血症候群（TTTS*）：胎児鏡下胎盤吻合血管レーザー凝固（FLP*）。
- 分娩様式の選択：膜性・胎位による検討（第1子が頭位であれば経腟分娩が選択可能だが、第2子の胎位や医療施設の体制・水準などを総合的に判断して決定する）。
- 分娩後の弛緩出血への対応。

看護

- 合併症の予防や早期発見・早期治療への援助。
- 出産後の育児の困難さへの援助（**多胎は児童虐待のハイリスク因子**）：日本多胎支援協会やサポートグループなどの情報提供、夫や家族の協力を得て、早めに準備を行う。
- 心理的ケア（特に双胎妊娠が予想外・予定外である場合）。

表1 双胎の合併症

母体	胎児および付属物
● 流産	● **胎児発育不全（FGR）**
● 切迫早産・**早産**	● **胎児機能不全**
● 妊娠悪阻	● 胎児奇形
● **貧血**	● 羊水過多・羊水過少
● 妊娠糖尿病	● 一絨毛膜性双胎の場合：**双胎間輸血症候群（TTTS）**
● **妊娠高血圧症候群**	● 双胎一児死亡
● HELLP症候群	● 胎位異常（懸鉤など）
● 急性妊娠脂肪肝	● 臍帯異常：臍帯脱出、臍帯下垂
● 微弱陣痛	
● 産後の過多出血：弛緩出血	
● 血栓塞栓症	

用語解説

【**双胎間輸血症候群（TTTS）**】一絨毛膜性双胎で1つの胎盤を2人の胎児が共有している際の吻合血管（血管のつながり）により生じる双胎間の血流の不均衡から起こる病態のこと。供血児・受血児ともに障害や死亡のリスクがある

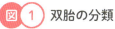

図1 双胎の分類

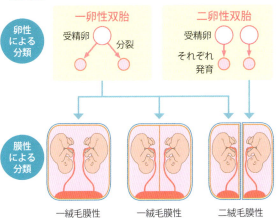

一絨毛膜性一羊膜性双胎　MM双胎（約1％）
一絨毛膜性二羊膜性双胎　MD双胎（約29％）
二絨毛膜性二羊膜性双胎　DD双胎（約70％）

*【TTTS】twin-twin transfusion syndrome　*【FLP】fetoscopic laser photocoagulation

分娩期の異常

1 前置胎盤 (placenta previa)

定義

- **前置胎盤**：胎盤が正常より低い部位の子宮壁に付着し、**組織学的内子宮口を覆う**かその**辺縁が同子宮口にかかる状態**をいう。
- **低置胎盤**：胎盤が正常より低い部位の子宮壁に付着するが、組織学的内子宮口を覆っていない状態をいう。

疫学

- 前置胎盤は、全分娩の0.3〜0.5％に発生する。初産婦（0.2％）より経産婦（5％）に多い。
- 胎盤は妊娠経過とともに上方に位置を変えるため、妊娠初期〜中期の超音波検査で前置胎盤が疑われても妊娠末期には正常となる場合がある（**胎盤の上方移動**、図1）。

分類（図2）

- **前置胎盤**：全前置胎盤、部分前置胎盤、辺縁前置胎盤がある。

原因、リスク因子

- 前置胎盤の原因は明らかではないが、子宮内腔の変形や子宮体部内膜の異常が発生誘因として考えられている。
- **リスク因子**：母体高年齢、体外受精（特に凍結融解胚移植）、早産、経産婦（特に前回前置胎盤ならば4〜8％で再発）、帝王切開術の既往、子宮腔内操作（流産処置、人工妊娠中絶手術など）、子宮筋核出術などの手術操作の既往歴、胎盤の形態異常、多胎、喫煙。

図1 胎盤の上方移動

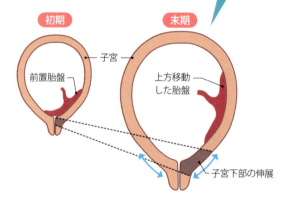

妊娠7か月で前置胎盤と診断された症例で最終的に前置胎盤となるのは約50％。末期に診断されるほど、この確率は高くなる

図2 前置胎盤・低置胎盤の分類

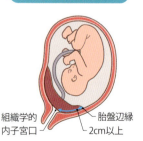

全前置胎盤
胎盤が内子宮口を全部覆っているもの（胎盤辺縁から組織学的内子宮口までの最短距離が2cm以上）

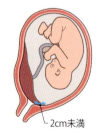

部分前置胎盤
胎盤の一部が内子宮口にかかるもの（胎盤辺縁から組織学的内子宮口までの最短距離が2cm未満）

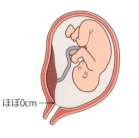

辺縁前置胎盤
胎盤の下縁が内子宮口にかかるが、覆っていないもの（胎盤辺縁から組織学的内子宮口までの最短距離がほぼ0cm）

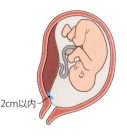

低置胎盤
胎盤の下縁が内子宮口に近いがかかってはいないもの（組織学的内子宮口と最も近い胎盤辺縁との距離が2cm以内）

表1　前置胎盤と常位胎盤早期剥離

（前置胎盤：胎盤が内子宮口を覆うか辺縁が内子宮口にかかる状態）
（常位胎盤早期剥離：胎盤が胎児娩出以前に子宮壁より剥離する状態）

	前置胎盤	常位胎盤早期剥離
出血	おもに**外出血**（性器出血を認める）、一定の間隔をもって反復、多量。出血は陣痛発作時に多い	おもに内出血、外出血は少量。出血は陣痛に無関係
子宮収縮	ないことがほとんど	強い持続的な収縮　子宮壁の板状硬
子宮底	上昇しない	上昇する
腹痛	なし〜出血時に軽度	急激な下腹部痛（特に胎盤剥離部）
超音波検査	胎盤が内子宮口を覆っている	胎盤後血腫
NST所見	出血がない場合、異常なし	遅発一過性徐脈
合併症	少ない	DIC、ショック症状、胎児機能不全
治療	入院管理、予定帝王切開（出血多量の場合は緊急帝王切開）	緊急帝王切開、DIC治療

症状

- **無痛性**性器出血（**外出血**）が特徴的である（表1）。
  - **警告出血**：妊娠中期から疼痛を伴わない少量の出血が誘因なく繰り返し発生する。妊娠末期に近づくほど多量となる。
  - **分娩時出血**：子宮口が開大する分娩時に最も出血量が多くなる。陣痛発作時に出血が多くなり、間欠時に少なくなるが通常止血することはない。
- 合併症
  - **癒着胎盤**を合併する（前置癒着胎盤の頻度：手術歴のない子宮は3%、帝王切開既往回数1回で11%、2回で39%、3回以上で60%）。母体予後に最も影響を及ぼすので注意が必要である。
  - 胎盤遺残による後出血や産褥感染症。

診断

- **超音波法断層法**による画像診断を行う。
- 内診により大量出血を誘発することがあるので、**むやみに内診をしない**。

治療

- 診断がついた時点で**速やかに分娩施設を決定**する。
- 出血例では**入院管理**とする。無症状の妊婦に対しては、地域の救急体制、輸血の準備、家庭環境などを考慮して入院を決める。
  - 安静。
  - 出血の有無の確認、子宮収縮の有無の確認、胎児状態の把握。
  - 貧血がある場合は貧血の改善。
  - 緊急帝王切開に対応できる環境整備（母児の管理に必要な人員・設備の調整、NICUや手術室など他科への連絡など）。
- **分娩方法**
  - **予定帝王切開**：低リスクの場合は妊娠38週までに行うことが推奨される。事前（妊娠中）に**自己血貯血**、輸血用の血液の準備。
  - **緊急帝王切開**：出血が大量で危機的と判断される場合は、妊娠週数にかかわらず母体救命を優先した管理を行う。妊娠28週以降に性器出血頻度が徐々に増加し、人為的早産になりやすい（前置胎盤の平均分娩週数は34〜35週）。子宮摘出の可能性がある（前置胎盤の3.5%）。
- 低置胎盤の分娩は帝王切開も考慮する。また、分娩後には経腟分娩・帝王切開ともに異常出血に注意する。前壁付近の低置胎盤で帝王切開既往がある場合には、癒着胎盤に注意する。

看護

- 出血の観察と対応
  - 性器出血の有無。
  - 妊婦の一般状態の観察（バイタルサイン、ショック症状）。
  - 胎児状態の把握。
  - 帝王切開の準備、輸血、緊急蘇生→術後合併症の有無の確認。
- 安静についての説明、安静に伴う日常生活援助、安静に伴う合併症の予防（血栓症、便秘など）。
- 妊婦・家族の精神的援助。

2 常位胎盤早期剥離 (placental abruption)

定義

- 正常位置、すなわち子宮体部に付着している胎盤が、妊娠中または分娩経過中の**胎児娩出以前**に、**子宮壁より剥離する**ものをいう。

疫学

- 全妊娠の約0.5～1％に発生し、IUFD（子宮内胎児死亡）やDICを合併する重症のものは0.1～0.2％存在し、反復率は約5％である。
- 産科DICをきたす原因の50％を占め、母体死亡率は1～2％、周産期死亡率は20～80％である（重症例での母体死亡率は6～10％、周産期死亡率は60～80％）。
- 腹部の重症な鈍的外傷の40％、子宮に圧力がかかるような軽い打撲でも3％に起こるとされる。

原因、リスク因子（表1）

- 原因は明らかではない。
- **リスク因子**：妊娠高血圧症候群、既往妊娠における常位胎盤早期剥離、腹部の外傷（交通事故、暴行、外回転術、臍帯過短、羊水穿刺など）、子宮内圧の急激な低下（羊水過多における破水、双胎第1児分娩時、羊水穿刺など）、子宮奇形・腫瘍、前期破水、絨毛膜羊膜炎、喫煙（ニコチン）、栄養不良（葉酸の欠乏）、薬物（コカイン、アスピリン服用）、高齢、多産婦、仰臥位低血圧症候群（下大静脈の圧迫）。

病態

- 母体は、胎盤後面に血腫が形成され、その止血のために凝固因子を消費し、組織因子が母体内へ流入するため、**DIC**を起こしやすい（**図1**）。
- 胎児は胎盤付着面が減少するため、胎盤からの酸素供給が減少することで低酸素となり、**胎児機能不全**を起こしやすい。

表1 リスク因子と倍率

リスク因子	リスクの倍率
早剥既往妊婦	10倍
48時間以上の前期破水	9.9倍
子宮内感染	9.7倍
妊娠高血圧症候群	4.45倍
高血圧合併妊娠	2.48倍
48時間未満の前期破水	2.4倍
早産	1.63倍
IVF-ET妊娠	1.38倍
喫煙	1.37倍
分娩時35歳以上	1.20倍

日本産科婦人科学会、日本産婦人科医会：産婦人科診療ガイドライン産科編2020：164. より作成

図1 正常な胎盤と常位胎盤早期剥離

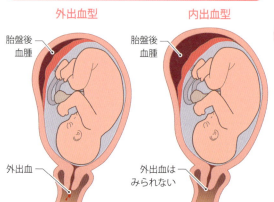

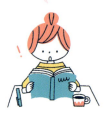

緊急時にはすばやく協力して母児2人の命を守りましょう

症状

- 切迫早産様症状：**性器出血、腹痛、腹部緊満感**。
- 胎動減少、胎児心拍数モニタリングで異常パターンが観察される。
- 剥離した胎盤と子宮との間に**胎盤後血腫形成**。
  - ▶**内出血型**（**潜伏出血**）。
  - ▶外出血型。
  - ▶クーヴレール徴候：重症例でみられる、胎盤剥離によって貯留した血液が子宮漿膜に及ぶと子宮が紫色に変色する。
- 重症例では、母体：DIC、胎児：胎児機能不全→胎児死亡。

診断

- **切迫早産様症状**（性器出血、腹痛、腹部緊満感）に加え、胎児心拍数モニタリングで異常パターンが観察された場合には**早期剥離を疑い**鑑別を勧める。重症度はPageの分類で評価する。
- **鑑別のための検査**：超音波検査、胎児心拍数モニタリング、血液検査（血小板数、アンチトロンビン活性、フィブリノーゲンなど）。

治療

- **胎児が生存している場合**：**急速遂娩**が原則。経腟分娩直前ならば吸引・鉗子分娩、または緊急帝王切開を行う。
- **胎児が死亡している場合**：DIC評価・治療を行いながら経腟分娩誘発・促進、または帝王切開。
- 母体のバイタルサイン、**DICの進行度**に注意した厳重な管理を行う（**表2**、P.68 **図2**）。

看護

- 早期発見
  - ▶**母体**：ショック症状（顔面蒼白、口唇チアノーゼ、冷汗、頻脈微弱、呼吸促迫、血圧低下、あくび、苦悶、悪心・嘔吐、四肢冷感など）、DICの有無、バイタルサイン、意識状態、出血状態。
  - ▶**胎児**：胎児心拍モニタリング実施（胎児機能不全の有無）。
- 早期治療の準備
  - ▶**急速遂娩の準備**：人員・物品の確保、小児科への連絡。
  - ▶ショックを起こしているときはショック時の看護。

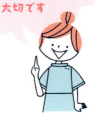

産科救急時には、人や物品を素早く準備し、産科と新生児科が協力して母児の生命を守ることが大切です

表2 2024年改訂版 産科DIC診断基準[23]

Ⅰ. 基礎疾患・徴候	点数	Ⅱ. 凝固系検査	点数	Ⅲ. 線溶系検査	点数
		フィブリノーゲン (mg/dL)		a. FDP (μg/mL)	
a. 常位胎盤早期剥離	4	300≦	0	<30	0
				30≦ <60	1
b. 羊水塞栓症	4	200≦ <300	1	60≦	2
				b. D-dimer (μg/mL)	
c. 非凝固性分娩後異常出血	4	150≦ <200	2	<15	0
				15≦ <25	1
		<150	3	25≦	2

- 止血困難な分娩後異常出血の産褥婦に対して、基礎疾患・徴候、凝固系検査、線溶系検査各項目の該当するものを1つだけ選び合計する。8点以上となった産褥婦を産科DICと診断する。
- 非凝固性分娩後異常出血；分娩後異常出血のうち、出血に凝血塊を伴わないものを指す。膿盆などの容器に集めて凝血塊（血餅）が形成しないことを確認することが望ましい。
- この診断基準は分娩後異常出血の管理に「産科危機的出血への対応指針（最新版）」と併せて利用することを目的に作成されている。

日本産科婦人科学会 日本産婦人科・新生児血液学会 合同委員会
日本産婦人科学会（https://www.jsog.or.jp/news/pdf/2024DICkijun.pdf）より転載（2024/12/19閲覧）

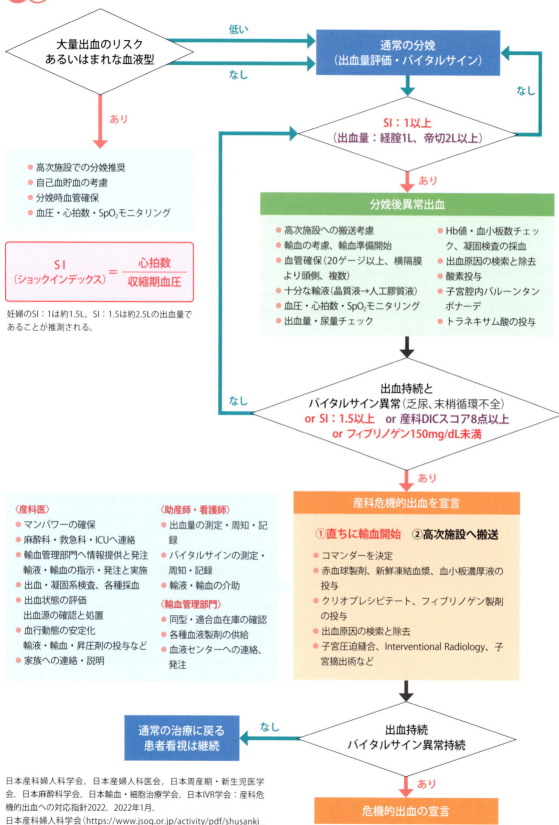

図2 産科危機的出血への対応フローチャート（2022年1月改訂）

資料

付属物の異常（臍帯・羊水・卵膜・胎盤の異常）

● 分娩3要素からみる付属物の異常について、簡単に一覧表としてまとめています。母性看護学実習や看護師国試の勉強に関連し、**赤字：大変重要なポイント**、青字：赤字の次に重要なポイントを表しています。

産道	骨産道		狭骨盤（児頭骨盤不均衡：CPD）
	軟産道		軟産道強靭（特に子宮頸管伸展の良否）
娩出力	陣痛		**微弱陣痛**、過強陣痛
	腹圧		腹圧微弱
娩出物	胎児	発育・形態	発育：巨大児、低出生体重児（**早産、発育不全**） 形態：胎児奇形（水頭症など）、腫瘍による頭部の変形
		胎位	骨盤位、横位・斜位
		胎向	回旋異常：反屈胎勢（反屈位）、後方後頭位、低在横定位
	付属物	胎盤	大きさ：巨大胎盤、過小胎盤　形：副胎盤・分葉胎盤、画縁胎盤・周郭胎盤、膜状胎盤 胎盤の老化：石灰沈着、白色梗塞 **前置胎盤**、低置胎盤、常位胎盤早期剥離
		臍帯	臍帯過短、臍帯過長、臍帯下垂・臍帯脱出
		卵膜	**前期破水（PROM）**、**早期破水**、遅滞破水
		羊水	羊水過多症、羊水過少症、**羊水混濁**

森恵美 著者代表：系統看護学講座 専門分野Ⅱ 母性看護学[2] 母性看護学各論 第14版. 医学書院, 東京, 2021：423-444. を参考に作成

COLUMN

国試にでる母子保健統計の数式

● 母子保健統計：社会情勢・母子保健の実態を反映し、母子保健の指標として国際比較の資料となる。

1．出生

①出生率（人口1,000人に対する出生数）

$$出生率 = \frac{1年間の出生数人口}{人口} \times 1,000$$

②合計特殊出生率（15〜49歳までの女子の年齢別出生率を合計したもの）

※1人の女性が一生の間に産む子どもの数の平均を示す

$$\left\{ \frac{母の年齢別出生数}{年齢別女子人口} \right\} の15歳〜49歳までの合計$$

2．死亡

①妊産婦死亡率（出産（出生＋死産）10万に対する妊産婦死亡の割合）

$$妊産婦死亡率 = \frac{1年間の妊産婦死亡数}{1年間の出産数（出生数＋妊娠満12週以後の死産数）} \times 100,000$$

②死産率（出産（出生＋死産）1,000に対する死産数）

$$死産率 = \frac{1年間の死産数}{1年間の出産数（出生数＋死産数）} \times 1,000$$

③周産期死亡率（出産1,000に対する周産期死亡数）

※周産期死亡とは「妊娠満22週以後の死産と生後1週未満の早期新生児死亡を合わせたもの」をいう

$$周産期死亡率 = \frac{1年間の周産期死亡数}{1年間の出産数（出生数＋妊娠満22週以後の死産数）} \times 1,000$$

④乳児死亡率（生後1年未満の死亡の割合）

$$乳児死亡率 = \frac{1年間の生後1歳未満の死亡数}{1年間の\textbf{出生数}} \times 1,000$$

$$新生児死亡率 = \frac{1年間の生後28日未満の死亡数}{1年間の\textbf{出生数}} \times 1,000$$

$$早期新生児死亡率 = \frac{1年間の生後1週未満の死亡数}{1年間の\textbf{出生数}} \times 1,000$$

母性 Part 3
知っておきたい！ 妊娠・分娩・産褥・新生児期の異常

3 胎児機能不全 （NRFS：non-reassuring fetal status）

定義[26]

- 妊娠中あるいは分娩中に胎児の状態を評価する臨床検査において「正常ではない所見」が存在し、胎児の健康に問題がある、あるいは将来問題が生じるかもしれないと判断された場合をいう（日本産科婦人科学会、2006年）。

原因

- 胎児機能不全の原因を**表1**にまとめた。

病態

- 病態の中心は、**虚血症**および**低酸素症**だが、重篤な場合は**後遺症や胎児死亡に至る**こともある。

診断

- 分娩監視装置（CTG）による診断：NST所見
  - ▶**基線細変動の消失**。
  - ▶**遅発性一過性徐脈を繰り返す／高度変動一過性徐脈**。
  - ▶**高度徐脈**←胎児機能不全が重症。
- 超音波ドップラー法：BPS（biophysical profile score）
  - ▶**6点以下**（10点満点で8点以上が正常）（**表2**）。
- 羊水混濁。
- 急激な産瘤増加。
- 胎児血液の採取（**表3**）。
  - ▶**pH7.20未満**：胎児の低酸素症とアシドーシスが存在する。

治療

- 急速遂娩：突然の高度徐脈から胎児心拍数が回復しない場合、急速遂娩を行う。
  - ▶吸引・鉗子分娩、帝王切開（CS）。
- 保存的処置：胎児機能不全を疑い経過をみる場合や急速遂娩までの間に以下の処置を行うこともある。
  - ▶体位変換（仰臥位から側臥位へ）。
  - ▶母体の酸素投与。
  - ▶側臥位で子宮収縮抑制薬投与［ニトログリセリンや塩酸リトドリン（ウテメリン®）など］。

表1 胎児機能不全の原因

因子	具体例
母体側	●心肺疾患　●貧血　●糖尿病　●けいれん ●無痛分娩時の麻酔薬投与（バルビタール系、モルヒネなど）
胎児因子	●胎児発育不全　●中枢神経系の異常 ●先天性心疾患　●染色体異常・先天異常 ●胎内感染　●胎児貧血
子宮	●陣痛促進剤による子宮頻収縮、過強陣痛 ●その他の原因による子宮収縮、子宮・胎盤の循環障害
胎盤血行障害	●妊娠高血圧症候群 ●過期妊娠 ●胎児発育不全（FGR） ●常位胎盤早期剥離、前置胎盤
臍帯血行障害	●臍帯の圧迫　●真結節 ●巻絡　●臍帯脱出 ●臍帯血管の破綻
産道中の児頭圧迫	●狭骨盤または軟産道強靭による外部からの圧迫：児頭蓋の骨折または内出血、圧迫による中枢の直接損傷

表2 BPS：観察項目と判定[27]

項目	正常（2点）	異常（0点）
呼吸様運動	30分間に30秒以上続く呼吸様運動が1回以上	左を満たさない
胎動	30分間に3回以上の四肢・躯幹の動きがある	左を満たさない
筋緊張	30分間の屈曲位の四肢・躯幹の動きがある	左を満たさない
羊水量	羊水ポケットが2cm以上	羊水ポケットが2cm未満
NST	20分間に2回以上の一過性頻脈を認める	左を満たさない

- ▶リンゲル液の急速輸液。
- ▶用手経腟的に胎児先進部の挙上（臍帯脱出時、急速な児頭下降時の臍帯因子への対応）。
- ▶その他：人工羊水の子宮内注入（羊水減少による臍帯圧迫の軽減）など。

看護

- 胎児機能不全の徴候の早期発見・対応
  - ▶NST所見、胎動の有無、超音波所見。
  - ▶羊水量、羊水混濁の有無・程度。
- 妊娠週数と胎児の成長・発達の把握。
- 分娩進行度の確認

- ▶急速遂娩の可能性がある場合は、①**スタッフ**、②**物品（場所）**の確保・準備を行い、NICUや高次医療機関に連絡し連携する。
- 産婦の状態の確認
  - ▶バイタルサインの観察。
  - ▶体位（左側臥位）や対処行動（呼吸法、緊張、リラックス）。
  - ▶酸素吸入の準備。
  - ▶子宮収縮促進薬の中止・子宮収縮抑制薬の準備。
  - ▶出産への態度。
- 十分な説明：状況が許す限りできるだけ説明する。
- 産婦・家族への心理的ケア：分娩の振り返りが重要。

表3 胎児末梢血pHによる胎児アシドーシスの程度と診断基準

胎児末梢血pH		7.25		7.20		7.15		7.10	
アシドーシスの程度と診断基準	正常		極軽度		軽度		中程度		高度
	安全		要注意		警戒			危険	

荒木勤：最新産科学 異常編 改訂第22版. 文光堂, 東京, 2015：327 表36-8. より引用

4 遷延分娩 (prolonged labor)

定義

- 分娩開始後、初産婦では**30**時間、経産婦では**15**時間を経過しても児娩出にいたらないもの（P.72 **図1**）。

原因

- 分娩の3要素から原因を考える（P.72 **表1**）。

病態

- 母体では弛緩出血、子宮復古不全、胎児では胎児機能不全を起こすおそれがある。

治療

- 娩出力
  - ▶微弱陣痛の場合、児頭骨盤不均衡などの異常がないことを確認し、子宮収縮を促す。
    - ※分娩第1期活動期もしくは分娩第2期で分娩進行が遅延している場合、その原因が微弱陣痛と判断したら陣痛促進を検討する。
- 産道
  - ▶児頭骨盤不均衡が疑われる場合、X線骨盤計測を行い、帝王切開の適応となる。
  - ▶軟産道強靭の場合、頸管熟化を促進する。
- 娩出物
  - ▶胎位・胎勢の異常、回旋の異常の場合、待機、吸引・鉗子分娩、帝王切開の適応となる。
  - ▶巨大児の場合、待機、分娩誘発、帝王切開の適応となる。
- 産婦の状態によって、精神的な不安を取り除き、十分な休養をとって体力の回復を図れるようにする（催眠・鎮静薬の投与など）。

看護

- アセスメント項目
  - ▶分娩進行を妨げるリスクの有無の確認。
  - ▶陣痛の性状：陣痛周期、強さ、変化の程度。
  - ▶胎児状況の把握：胎児機能不全がないかどうか（NST所見、胎動の有無など）。
  - ▶分娩進行の把握：分娩経過時間など。
  - ▶産婦や家族の出産への態度の把握：焦り、前向きさ。
- 分娩を遷延させる因子を把握し、可能な限り取り除く。
- 安全・安楽な分娩への看護
  - ▶母体状態の把握：疲労度、水分・栄養摂取状

態、休息状態、清潔状態。
- 産婦・家族への心理的サポート
  ▶産婦の不安の除去、休息できる環境づくりなど。
- 分娩を促進する援助
  ▶アクティブチェア、体位の工夫、歩行、ツボ、足浴、リラクセーション、乳頭マッサージなど。
- 産後の異常出血の予防に努める。
  ▶子宮収縮状態の確認。
  ▶出血量の確認。

表1 遷延分娩の原因

3要素	原因
娩出力	微弱陣痛
産道	・骨産道：児頭骨盤不均衡（CPD） ・軟産道：軟産道強靱
娩出物	・胎児：胎位・胎勢の異常、回旋異常 ・巨大児

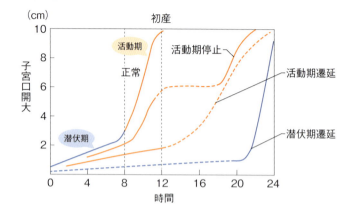

図1 分娩の遷延

5 分娩誘発（induction of labor）

定義

- 分娩誘発とは、経腟分娩が可能で陣痛がない場合に、**人工的に陣痛を起こして分娩を促す**ことである。

分娩誘発の要件・適応（表1）

- 母児の安全を確保して分娩誘発を行うためには、要件を満たすことが不可欠である。
- **分娩誘発の要件**：母児ともに経腟分娩に耐えうる状態である、妊娠週数が明確である、子宮収縮・頸管熟化などの分娩準備状態を確認している、児頭骨盤不均衡（CPD）の所見がない、必要時には帝王切開が可能な施設で実施する。

分娩誘発の方法

- 卵膜用手剝離：卵膜を用手的に剝離させる。
- 器械的頸管熟化・拡張法：吸湿性頸管拡張材メトロイリーゼの使用。
- 薬剤性の頸管熟化法：プロスタグランジンE₂製剤［腟用剤］（プロウペス®）。
- 子宮収縮薬：点滴はオキシトシン、プロスタグランジンF₂α製剤、経口はプロスタグランジンE₂製剤。

分娩誘発の流れ

- 分娩誘発の成功率は頸管熟化の状態に依存するため、**頸管熟化の状態を評価**して分娩誘発の方法を選択することが重要（**表2**）。
- 頸管熟化の評価法：**ビショップスコア**（Bishop score）（P.25 **表12**参照）、経腟超音波を用いた評価。

分娩誘発の留意点と管理

- 十分なインフォームド・コンセントを行う（産科の医療事故が起こりやすい）。
- 分娩進行に注視し、異常の早期発見・早期対応を行う。
▶分娩監視装置による継続的なモニター実施
  - 胎児心拍数陣痛図は、分娩第1期は約15分間隔、第2期は約5分間隔で評価する。
  - 母体の状態の把握：陣痛の程度（特に過強陣痛）、2時間をめやすに母体の血圧・脈拍の測定。
  - 胎児の状態の把握。
▶プロスタグランジンE₂製剤（プロウペス®）による薬剤性頸管熟化法では、器械的頸管熟化・拡張法実施中の同時使用は行わない。
▶子宮収縮薬の投与方法の確認
  - 適応、禁忌（**表3**）、薬の感受性。
  - 吸湿性頸管拡張材（ラミナリアなど）を挿入中、ほかの子宮収縮薬投与中の場合は、子宮収縮薬を投与しない。

- メトロイリンテル挿入中の子宮収縮薬投与は、挿入後1時間以上記録した胎児心拍数陣痛図の評価を行い、必要と判断した場合とする。
- プロスタグランジンE$_2$製剤（プロウペス®）に引き続いて子宮収縮薬を用いる場合は、非投与期間（最終投与から薬剤開始までの期間）を1時間以上設ける。
- 持続点滴装置を使用する：輸液ポンプを使用し少量から開始する、増量は30分以上してから行う、最大投与量を超えない。
- 経口投与（プロスタグランジンE$_2$製剤）は、最終投与から1時間以上経過してから投与について検討する。
- 異常がみられる場合は減量や投与中止を検討する。
- ▶緊急時の対応ができる環境整備（人的・物的な準備）。

表1 分娩誘発の適応

医学的適応	胎児側の因子	1. 児救命等のために新生児治療を必要とする場合 2. 絨毛膜羊膜炎 3. 過期妊娠またはその予防 4. 糖尿病合併妊娠 5. 胎児発育不全 6. 巨大児が予想される場合 7. 子宮内胎児死亡 8. その他、児早期娩出が必要と判断された場合
	母体側の因子	1. 微弱陣痛 2. 前期破水 3. 妊娠高血圧症候群 4. 急産予防 5. 妊娠継続が母体の危険を招くおそれがある場合
社会的適応		1. 妊産婦側の希望等

日本産科婦人科学会，日本産婦人科医会：産婦人科診療ガイドライン 産科編2023．日本産科婦人科学会，2023：254．表1．より転載

表2 頸管熟化の状態と分娩誘発の方法

頸管熟化が非常に不良	ビショップスコア3点以下※	原則として子宮収縮薬は用いない
頸管熟化が不良	ビショップスコア6点以下※	頸管熟化・拡張法を実施する、または分娩誘発を延期する
頸管が十分に熟化、開大している	ビショップスコア9点以上（初産婦9点以上、経産婦7点以上で頸管成熟と判断し、分娩誘発可とすることもある）	頸管熟化・拡張法は行わない、子宮収縮薬を用いる

※文献により評価の点数が異なることがある。

表3 子宮収縮薬の禁忌

- PGE$_2$の最終投与から1時間以内のオキシトシンやPGF$_{2a}$の投与は禁忌
- 気管支喘息（既往も含む）があるときはPGF$_{2a}$の投与は禁忌
- 骨盤位等の胎児異常があるときはPGF$_{2a}$やPGE$_2$の投与は禁忌
- CS（帝王切開）既往2回以上や切迫子宮破裂ではオキシトシンの投与は禁忌、CS既往（単回も）子宮切開既往があるときはPGF$_{2a}$とPGE$_2$の使用は禁忌

❻ 吸引分娩・鉗子分娩、帝王切開術（CS：cesarean sections）

急速遂娩とは

- 分娩経過中に、胎児機能不全や分娩が停止し、母児に危険が生じて自然の分娩進行を待てない場合、分娩経過を短縮させ、**ただちに児を娩出させる**こと。
- 急速遂娩の方法として、**帝王切開術**、頭位経腟分娩では**器械分娩（吸引分娩・鉗子分娩）**や補完する手段として子宮底圧迫法がある。
- 急遽、経腟分娩から急速遂娩となった場合、分娩体験が悪い可能性が高く、分娩の振り返りが重要である。

吸引分娩・鉗子分娩

- 吸引分娩・鉗子分娩の特徴をP.74 **表1**にまとめた。

表 ① 吸引分娩・鉗子分娩のポイント[30-31]

	吸引分娩	鉗子分娩
疫学	●総分娩数の約7%前後 ●吸引分娩 　▶鉗子分娩に比べ、最近は一般的に普及している(母親への危険性の少なさ、操作が容易であるため) 　▶鉗子分娩と比べ経腟分娩成功率は有意に低いが、母体の重篤な産道損傷が優位に少ない	
原因	●急速遂娩以外には行わない <適応>　●胎児機能不全　●分娩第2期遷延または分娩第2期停止 　　　　　　　●母体合併症(心疾患合併など)または著しい母体疲労のため、分娩第2期短縮が必要と判断された場合	
方法	●施行中は可能な限り胎児心拍数モニタリングを行う ●吸引・鉗子の牽引は、原則として陣痛発作時に行う ●吸引・鉗子娩出術を実施した場合、その状況と手術の内容を診療録に記載する ●急速遂娩として実施している娩出術やその補助的手段について、あらかじめ妊婦へ説明しておく	
	●以下の条件を満たしていることを確認する 　▶妊娠34週以降 　▶子宮口全開大かつ既破水 　▶児頭が嵌入(ステーション0)している 　▶以下に記載された範囲内での娩出が期待できる 　・総牽引時間(吸引カップ初回装着時点から複数回の吸引牽引終了までの時間)が20分を超えない 　・総牽引回数(滑脱回数も含める)が5回を超えない **超える場合は鉗子分娩 またはCSを行う**	●以下の条件を満たしていることを確認する 　▶子宮口全開大かつ既破水 　▶原則として低い中在(中位)またはそれより低位、かつ、矢状縫合が縦径に近い(母体前後径と児頭矢状径のなす角度が45度未満) 　▶回旋異常または高い中在では、鉗子分娩術に特に習熟した医師、または習熟した医師の指導下で実施する 左葉 右葉 鉗子匙　接合部　鉗子柄
母児への影響	●母体側：会陰裂傷、腟壁裂傷 ●児側：産瘤、頭血腫、帽状腱膜下血腫、網膜出血、児の脱毛を生じる	※吸引分娩より合併症が多い ●母体側：母体の重篤な産道損傷(会陰裂傷3度ならびに4度)をまねく懸念がある ●児側：頭部や顔面の損傷
看護	●十分なインフォームド・コンセントを行う(産科の医療事故が起こりやすい) ●呼吸法の援助や体位の調整 ●準備、異常の早期発見・早期対応 　▶母体の状態の把握：会陰裂傷、頸管裂傷、出血 　▶児の状態の把握：仮死状態、分娩損傷 　▶緊急時の対応ができる環境：人的・物的な準備、NICUへの連絡など ●精神的なケア 　▶児の分娩損傷への驚きや戸惑い 　▶予期せぬ分娩方法の変更(失敗体験)　—**分娩の振り返りが重要** 　▶出産への恐怖	

帝王切開術

- 帝王切開術の特徴を**表2**にまとめた。

> **用語解説**
> 【TOLAC】Trial of labor after cesarean delivery：帝王切開既往妊婦に対し試験的に経腟分娩を図ること
> 【VBAC】Vaginal birth after cesarean delivery：TOLACが成功したこと（帝王切開既往妊婦が経腟分娩を行えたこと）

表2 帝王切開術のポイント

区分	内容
定義・疫学	● 帝王切開（術）とは、**子宮を切開して胎児を娩出させる方法**である ● 帝王切開（術）は、**生殖補助医療技術の発展**に伴う**多胎妊娠**や**高年妊娠**の増加により、頻度が上がってきている。日本の2020（令和2）年の分娩件数のうち、帝王切開術は一般病院では27.4％、一般診療所では14.7％を占めている［令和2（2020）年医療施設（静態・動態）調査（確定数）・病院報告の概況．より］。 ● WHO*は、理想的な帝王切開率を10～15％としており、とくに中・高所得国で行われている医学的に必要のない帝王切開率の上昇に対し勧告を出している。WHO（2021）によると、2018年の世界の推定されるCS率は21.1％だった
分類・適応	● 必要条件：❶経腟分娩のほうが母児に対する危険性が高い、❷母体が手術に耐えられる ● **選択的（予定）**帝王切開術（あらかじめ日時を決めて行う）と、**緊急**帝王切開術（急速遂娩）に分けられる ● 帝王切開の適応は以下となる ▶予定帝王切開術 ・母体：前回帝王切開術既往、子宮手術既往、児頭骨盤不均衡、前置胎盤、内科的合併症（心疾患など）、感染症（HIV、性器ヘルペスなど） ・胎児：胎児異常（骨盤位、横位など）、多胎妊娠、巨大児、前置血管 ▶緊急帝王切開術 ・母体：分娩遷延・停止、重症妊娠高血圧症候群、常位胎盤早期剥離、（切迫）子宮破裂、妊婦心肺停止 ・胎児：胎児機能不全、臍帯下垂・脱出、前置血管破綻、preterm PROM ● 術式には、腹式帝王切開術と腟式帝王切開術があり、現在はほとんどが**腹式**である。腹式には、子宮下部横切開と子宮体部縦切開があり、**子宮下部横切開**が多い 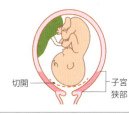 **子宮下部横切開** ●適応：ほとんどの症例 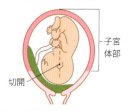 **子宮体部縦切開** ●適応：児がきわめて小さい、多胎（3胎以上）、子宮下部横切開が行えない（前置胎盤や子宮頸部筋腫）
検査	● 帝王切開術の前には、**外科領域で行う術前に確認する検査**と、帝王切開術の適応になる要因の確認を含めた**産科領域で確認する検査**がある ● 術前に確認する事項：既往歴、アレルギー、喘息の有無、最終飲食の確認、血液型、生化学検査、感染症、血液凝固能検査、胸部X線、心電図 ● 産科領域に関連する確認事項 ▶母体：産科歴、現在までの妊娠経過・分娩経過、骨盤X線計測：児頭骨盤不均衡（CPD）が疑われる場合 ▶胎児：胎児心拍モニタリング（NST）、超音波検査
合併症	● 母体 ▶術中・早期 ・仰臥位低血圧症候群、出血多量、臓器損傷、麻酔に伴う全脊椎麻酔（血圧低下、呼吸停止、意識障害など）、誤嚥性肺炎、子宮内反、羊水塞栓症 ・縫合不全、腸閉塞、感染症（産褥熱）、血栓塞栓症（深部静脈血栓症、肺塞栓症）、肺水腫、子宮復古不全、排尿障害（尿閉、残尿）、硬膜穿刺後頭痛 ▶長期：帝王切開瘢痕部妊娠（異所性妊娠の一種）、癒着胎盤、帝王切開瘢痕症候群（不正出血、不妊症の原因）、下腹部痛、月経困難症の増悪、腰痛、排尿痛など ● 胎児・新生児：胎児損傷、胎児一過性多呼吸、全身麻酔に伴う呼吸抑制・低血圧
看護	● 術前：十分なインフォームド・コンセント、オリエンテーションと心身準備、術後合併症の予防の準備 ● 術中：産婦・胎児の2人の命が存在する、母児面会と早期接触ができるようにする ● 術後：産褥期であることも考慮する ▶身体的回復への看護：**早期離床**、排尿の確認と便秘予防、創部の管理と感染予防、疼痛緩和 ▶術後合併症の予防・早期対応：出血、感染症、**深部静脈血栓症・塞栓症**、縫合不全、腸閉塞など ▶**産褥子宮復古の確認** ▶早期接触または母児分離状態へのケア ▶**出産体験の振り返りと統合**（予定か緊急かによっても対応が異なる） ▶母乳哺育・子育てのサポート

＜略語＞＊【WHO】World Health Organization：世界保健機関

7 子宮弛緩症・弛緩出血

定義

- 子宮弛緩症：分娩第3期または胎盤娩出後に**子宮筋の収縮が不良**なもの。
- 弛緩出血：分娩第3期または胎盤娩出直後に、**子宮筋の収縮不全に起因して起こる異常出血**（図1）。

疫学（発生率）[32]

- 500～1,000mLの出血：15.2％。
- 1,000～2,000mLの出血：2.6％。
- 2,000mL以上の出血：0.14％。

病態

- 症状として、胎盤娩出後から**凝血を含む暗赤色の出血、子宮収縮不良**（子宮が柔軟、位置を確認できない）がみられる。

診断

- **持続的出血**（**暗赤色**）と**柔軟な子宮体の触知**を伴う。
- 超音波断層法により子宮内に胎盤などの**遺残**がないか確認する。
- 頸管裂傷との鑑別診断を行う（図2）。頸管裂傷の場合、出血は**鮮紅色**であり、**子宮収縮は良好**である。

治療

- **子宮収縮を促す**：子宮双手圧迫、子宮収縮薬の投与、子宮底の輪状マッサージ、導尿を行う。
- **母体の全身管理**（出血性ショックへの対応）：抗ショック療法、抗DIC療法による全身管理を行い、それでも止血できない場合は経カテーテル動脈塞栓術（TAE*）、子宮全摘術となる。

看護

- 子宮収縮状態の確認：子宮底の高さ・硬さ。
- 出血による全身状態の確認（ショック状態の有無）。
- 子宮収縮を促す：子宮底の輪状マッサージ、冷罨法、子宮収縮薬の投与。
- 子宮収縮阻害要因（膀胱充満）の排除：導尿、胎盤・卵膜の遺残の有無確認。
- 不安の軽減：状況の説明、処置時の声かけ。
- 出血への対応
  ▶出血量の確認、バイタルサイン、自覚・他覚症状、血液データの確認（貧血状態）。
  ▶血管確保、輸液・輸血の準備など。
  ▶出血の程度・処置の内容による基本的ニードの援助：床上安静、膀胱留置カテーテルの挿入、点滴による循環血液量の確保（禁飲食）。

図1 弛緩出血と原因・リスク要因

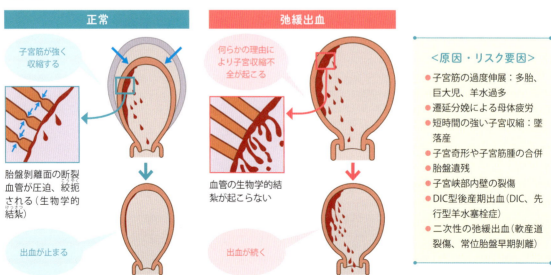

医療情報科学研究所 編：病気がみえる vol.10 産科 第4版. メディックメディア, 東京, 2018：325. より一部改変して転載

図2　頸管裂傷と弛緩出血の違い

	頸管裂傷	弛緩出血
図	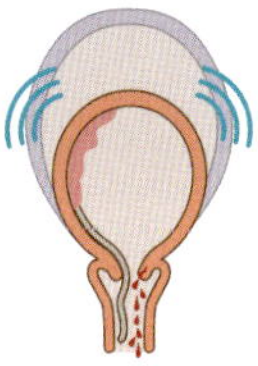	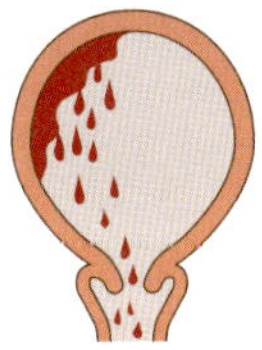
出血状態	●児娩出直後から**鮮紅色の出血**が持続	●胎盤娩出後に、凝血を含む**暗赤色血液**
子宮収縮	良	**不良**
子宮体部圧迫	●出血量は変化しない	●凝血塊や血液が押し出される

医療情報科学研究所 編：病気がみえる vol.10 産科 第4版．メディックメディア，東京，2018：326．より一部改変して転載

8 会陰裂傷

定義
- 分娩時に会陰部に起こる裂傷のこと。

原因[49]
- 会陰の伸展不良：初産婦など。
- 会陰過伸展：巨大児分娩、回旋異常など。
- 会陰の急速な伸展：吸引・鉗子分娩など。
- 不十分な会陰保護。

分類
- 会陰裂傷は、第1～4度に分類される（**図1**）。

症状
- 創部から鮮紅色の出血（頸管裂傷よりは少ない）がみられる。
- 第2度以上の裂傷、ことに深部損傷、肛門挙筋脚の離開断裂を見過ごし放置すると、子宮下垂・脱を起こす。
- 第3・4度会陰裂傷の後遺症として、性交不快感、会陰部痛の持続、便失禁の可能性がある。

治療
- 第1度：自然治癒が可能であるが、1cm以上のものは会陰縫合を行う。
- 第2度以上：会陰縫合を行う。感染予防のため、抗菌薬投与も行う。第3～4度は排便コントロールも行う。
- 難治例：直腸腟瘻・直腸会陰瘻では瘢痕治癒後に瘻孔を閉じるための形成術、深部腟壁裂傷では経カテーテル動脈塞栓術（TAE*）、開腹術の場合がある。

看護
- 会陰切開についての説明：状況の説明。
- 創部・創痛の程度、出血量の確認。
- 感染予防：ナプキン交換、外陰部洗浄。
- 疼痛緩和：鎮痛薬、円座などの使用。
- 排便コントロール：低残渣食、緩下薬の投与。

＜略語＞＊【TAE】transcatheter arterial embolization

図1　会陰裂傷の分類

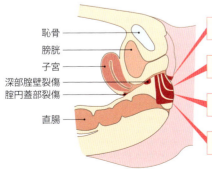

第1度　会陰皮膚および腟粘膜にのみ限局する裂傷
第2度　会陰皮膚のみならず筋層の裂傷を伴うが、肛門括約筋は損傷されないもの
第3度　肛門括約筋や直腸中核の一部が断裂したもの
第4度　裂傷が肛門粘膜ならびに直腸粘膜にまで及んだもの

（恥骨／膀胱／子宮／深部腟壁裂傷／腟円蓋部裂傷／直腸）

産褥期の異常

1 子宮復古不全

定義
- 正常の産褥経過よりも子宮の復古が遅れ、子宮収縮不良と悪露が長く続く場合や悪露滞留症をいう。

原因
- 器質性と機能性で原因が異なる(表1)。

病態

❶症状
- 子宮収縮不全のため、胎盤剝離部の断裂した血管の圧迫止血が不完全となる。
- 正常な子宮復古に比べ、子宮は大きくて柔らかい。
- 子宮口の閉鎖が遅れる。
- 血性悪露が長期持続する。

❷リスク
- 悪露の流出が不十分で子宮内滞留すると、細菌感染を起こし、産褥熱を併発する可能性がある。

診断
- 外診・内診:子宮底長の確認。
- 超音波断層法:子宮腔内の観察(胎盤や卵膜の遺残、悪露の滞留など)。

治療
- 原因の除去。
- 子宮収縮薬の投与。
- 抗菌薬の投与。
- 子宮内容除去術。

看護
- 子宮収縮状態の把握
    - ▶子宮底の高さ、硬さ。
    - ▶悪露の量、性状、におい。
    - ▶後陣痛の有無。
- 子宮収縮を促進する援助
    - ▶早期離床。
    - ▶冷罨法、子宮底の輪状マッサージ。
    - ▶膀胱や直腸の充満を避ける。
    - ▶早期授乳(ただし褥婦の全身状態や疲労を考慮する)。
    - ▶産褥体操(ただし褥婦の全身状態や疲労を考慮する)。
- 全身状態の把握。
- 感染予防。
- 子宮収縮薬や抗菌薬の内服確認(効果、副作用の有無)。
- 褥婦の心理的サポート、十分な状況説明。

表1 子宮復古不全の原因[35]

器質性子宮復古不全 (子宮収縮を妨げる明らかな原因を認める)	機能性子宮復古不全 (子宮収縮を妨げる明らかな原因を認めない)
● 胎盤片・卵膜片の子宮内残存 ● 過度の安静による悪露の滞留 ● 子宮筋腫　● 子宮内感染　● 膀胱・直腸の充満	● 多胎妊娠　● 羊水過多　● 巨大児 ● 微弱陣痛　● 授乳中止

2 産褥熱 (puerperal fever)

定義
- 分娩後の24時間以降、産褥10日以内に、2日間以上、38℃以上の発熱の続く場合をいう。

疫学
- 1〜3%にみられる。
- 経腟分娩、帝王切開のどちらでも生じるが、帝王切開によるものが圧倒的に多い。

原因、リスク因子
- 妊娠中からの細菌性腟炎、絨毛膜羊膜炎。
- 分娩の遷延、特に破水から分娩までの遷延。
- 頻回の内診。
- 子宮内操作。
- 大きい、または多数の産道創傷。
- 胎盤・卵膜片の残留。

病態（表1）
- **子宮内感染**として発症→（病勢に従い）子宮付属器炎・子宮傍結合組織炎→骨盤腹膜炎→重症化（血行性に全身に伝播した場合は敗血症）。
- 限局性産褥熱：性器損傷部位に限局。
- 全身性産褥熱：敗血症。

症状
- **発熱**。
- **下腹部痛、子宮傍組織の圧痛**。
- **異常悪露**：一般的に**長く血性が持続**し、**悪臭がある**（原因菌によっては悪臭のない場合もある）。
- **全身所見**：重症となると悪寒戦慄を伴い頻脈となる。敗血症の場合はショック症状も生じてくる。

診断・治療
- **診断**：症状の確認（発熱・頻脈、子宮の圧痛、下腹部痛、悪露の異常など）、血液検査（白血球数、CRPなど）、必要時血液や悪露の培養検査。
- **治療**：抗菌薬の投与、子宮内に遺残がある場合は子宮内容除去。

看護
- **全身状態や症状の把握**：バイタルサイン測定、子宮収縮状態、悪露の状態。
- **感染予防**：手洗い、手指消毒、手袋の使用。
- **外陰部の清潔保持**：頻回の悪露交換、外陰部消毒。
- **抗菌薬の与薬、治療効果の確認**。
- **セルフケアへの援助**：安静、水分・栄養補給、保温。
- 心理的サポート、育児サポート。

表1 起炎菌

好気性菌	**グラム陰性桿菌**（**大腸菌**、緑膿菌、変形菌など） グラム陽性球菌（**耐性黄色ブドウ球菌**、溶血性連鎖球菌など）
嫌気性菌	**バクテロイデス**、ペプトコッカス、ペプトストレイプトコックスなど
その他	マイコプラズマ、クラミジア、淋菌など

※赤字は近年原因となることが多いもの。

図1 褥婦の体温測定時の注意

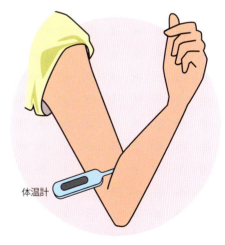

体温計

乳房の熱感・緊満がみられているときの体温測定は**肘窩**で行うとよい

3 乳房トラブル

乳房トラブルとは

- 乳房トラブルには、乳腺炎などによる乳房の腫脹と疼痛、乳首の疼痛などがある。
- 乳房の腫脹には、産褥早期に現れる**乳房緊満**、乳管の狭窄や乳栓による**乳汁のうっ滞・乳管の閉塞**、乳汁のうっ滞・乳管の閉塞または乳管口から

の上行感染による**乳腺炎**がある。
- 乳房緊満と乳腺炎の特徴を**表2**にまとめた。乳汁のうっ滞・乳管の閉塞の看護は乳房緊満に準じる。
- **うっ滞性乳腺炎**（非感染性）と**化膿性乳腺炎**（感染症）があるが、両者の間に明確な線引きはできない。
- 乳首のトラブルの特徴を**表1**にまとめた。
- 乳汁のうっ滞から乳腺炎を**図1**に示す。

表 1 乳首のトラブルのポイント

原因	ケア
● 舌小帯短縮 ● 膿痂疹 ● 児の吸啜障害 ● 乳房緊満 ● 湿疹 ● 扁平乳頭、陥没乳頭 ● 単純ヘルペス ● 不適切な陰圧解除 ● 不適切な授乳姿勢 ● 不適切または過度の搾乳器使用 ● ニップルシールド ● 黄色ブドウ球菌感染 ● カンジダ感染 ● 湿った母乳パッドやブレストシールドで蒸れた場合 ● クリーム、ローション、オイルなどに対する乳首の過敏	● 抱きかたと飲ませかたの改善 ● 児が吸啜した後の乳頭の形の観察 ● 児が吸いつきやすいように授乳前の軽い搾乳 ● トラブルのないほうから授乳開始 ● 児の口腔内の観察：カンジダ感染（鵞口瘡）があると、刺すような痛みを訴え、乳首は赤く光ったような感じになる

工藤美子：異常のある褥婦の看護. 系統看護学講座 専門分野Ⅱ 母性看護学[2] 母性看護学各論 第14版. 医学書院, 東京, 2021：525-526. より作成

表 2 乳房緊満・乳腺炎のポイント[37-41]

	乳房緊満 (Breast Engorgement)	乳腺炎 (Mastitis)	
定義		圧痛、熱感、腫脹のあるくさび形をした乳房の病変で、38.5℃以上の発熱、悪寒、インフルエンザ様の身体の痛みおよび全身症状を伴うもの（ABM*：母乳育児医学会の臨床指針）	
発症時期・疫学	生理的緊満：産後2・3〜8日	● 授乳中であればいつでも起こる可能性がある ● 産後2〜3週目が最も起こりやすいが、大体は産後6週間以内に起こる ● うっ滞性乳腺炎：産後3〜4日目以降に多い、化膿性乳腺炎：産後2〜6週ころに起こる ● 発生頻度：約2〜33%程度、乳腺炎で膿瘍形成に至るのは4〜11%	
原因	乳汁の排出不全	乳汁のうっ滞と感染	
関連因子	● 病的緊満：直接授乳がうまくいかない、水疱・白斑で乳管が閉塞し乳汁の排泄ができない <リスク因子> ● 産後の母児分離 ● 授乳や搾乳の遅れ	<誘因> ● 乳頭の損傷（特に黄色ブドウ球菌が定着している） ● 授乳回数が少ない、回数・授乳時間を決めて授乳する ● 授乳を飛ばす（授乳間隔をあける） ● 児が乳房から効果的に乳汁を飲めない（不適切な吸着、吸啜の弱さなど） ● 母親または児の病気 ● 乳汁の過剰分泌状態 ● 急な授乳の中止 ● 乳房の圧迫（きついブラジャーなど） ● 乳頭上の白斑、乳管口や乳管の閉塞（乳疱、水疱、局所的な炎症反応） ● 母親のストレスや疲労	
病態	● 生理的緊満：乳房内の血液の増加と産生された乳汁の増加による ● 病的緊満：乳管の閉塞と乳汁のうっ滞による	<うっ滞性乳腺炎> ● 乳管閉塞や乳汁のうっ滞により、蓄積された乳汁により乳房に炎症症状が生じた状態	<化膿性（感染性）乳腺炎> ● うっ滞性乳腺炎の症状発症から12〜24時間以内に状態（片側性の局所の発赤、腫脹、硬結、圧痛、熱感の強い症状や感冒様症状）が改善されなかった場合、細菌感染を疑う

(表2つづき)

症状	● 腫脹：乳房全体 ● 発赤・熱感：生理的緊満はわずか、病的緊満は乳房全体 ● 硬結：生理的緊満は乳房全体がわずかに硬い、病的緊満は乳房が硬い ● 疼痛：生理的緊満はわずか、病的緊満は乳房全体に強い ● 体温：生理的緊満は発熱なし、病的緊満は38.5℃未満の微熱 ● 全身症状：なし	<うっ滞性乳腺炎> ● 片側性の局所の発赤、腫脹、硬結、圧痛、熱感 ● 全身に軽度の発熱（38.5℃未満） ● 乳腺組織の炎症反応	<化膿性（感染性）乳腺炎> ● 発熱（38.5℃以上） ● インフルエンザ様の身体の痛み ● 嘔気　● 悪寒 ● 炎症部分の痛み、腫脹 ● 発赤、圧痛、熱感があり、局所がくさび形をしていることがある ● 腋窩に向かって拡がる筋状の発赤 ● 脈拍の増加 ● 乳汁中ナトリウム濃度の上昇（塩味のため児は患側からの哺乳を嫌がることがある）
診断・検査		**乳房の状態は時間軸と問診・視診・触診の情報から判断する**が、症状が持続し強い場合は、乳汁培養と感受性検査を行う ● 乳房の症状観察　● バイタルサインのチェック ● 血液検査データ：末梢白血球数増多、CRP上昇　● 乳汁培養 ● エコー検査にて膿瘍形成の確認（抗菌薬を使用して数日経っても治療効果が表れない場合は、膿瘍形成の可能性を考える） ● 産褥熱との鑑別（一般に発症時期が乳腺炎のほうが遅い）	
治療		● 効果的な直接授乳（適切な授乳姿勢、抱き方・吸着、授乳を制限しない）と搾乳により乳汁の排泄を行う ● 安静、水分補給、休息、搾乳、冷罨法、消炎鎮痛薬、薬物投与など	
		<うっ滞性乳腺炎> ● 冷罨法 ● 消炎鎮痛薬：NSAIDs（イブプロフェン、ロキソプロフェン、ジクロフェナクなど）がより効果的 ● 葛根湯（漢方薬）：よく用いられるが、症状改善の効果の根拠は不明	<化膿性（感染性）乳腺炎> ● 抗菌薬：主な病原菌は黄色ブドウ球菌のため、ペニシリン系か第1世代のセフェム系が第1選択薬となる ● 消炎鎮痛薬 ● 膿瘍がある場合：局所麻酔による切開排膿、創部からのドレナージ
看護	● 乳房基底部マッサージ ● 乳頭マッサージ ● 十分な哺乳・搾乳 ● 症状が強い場合は冷罨法 ● 病的緊満：症状に合わせた支援	● 授乳の継続 ● 効果的な授乳方法の確認 ● 搾乳の実施（ただし局所の安静保持を優先し、局所に過度な圧力を加えず、痛みを伴わない搾乳） ● 日常生活への支援：十分な休息、水分、栄養の摂取 ● 母親のストレスと疲労の軽減 ● 清潔保持 ● 乳房局所への冷湿布/温湿布（冷湿布は熱感・痛みを和らげる、温湿布は母親が心地よいと感じる場合に授乳直前や授乳中に使用する）	
予防	● 産後早期の授乳開始・授乳指導により乳汁分泌を促す ● 授乳姿勢と児がうまく乳房に吸着しているか確認する ● 授乳前の乳輪・乳頭のセルフケア ● 直接授乳がうまくいかない場合は、搾乳により乳汁を取り除く ● 疼痛が強い場合は、消炎鎮痛薬を服用し、冷湿布を併用する	● 乳腺炎の誘因を避ける ● 適切な母乳哺育ができるよう援助する 　▶ 効果的な授乳方法の確認・実施（授乳姿勢、児の吸着など） 　▶ 乳房マッサージ（乳頭マッサージ、乳房基底部マッサージ、搾乳）の実施 ● 問診・視診・触診により情報収集し、治療や退院後の受診の必要性を検討する。受診が必要となった場合は、速やかに医療機関（医師、助産師など）と連携をとる	

<略語>＊【ABM】The Academy of Breastfeeding Medicine

図1　乳汁うっ滞から乳腺炎への流れ

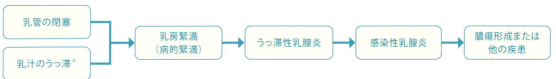

＊乳房内に乳汁が貯留している状態

富岡由美，加藤知子：産後の乳房トラブル．中田雅彦，増本健一 編著：最新図解でよくわかるお母さんと赤ちゃんの生理とフィジカルアセスメント ペリネイタルケア2024年冬季増刊．568：165．図3．より引用

新生児期の異常

1 新生児一過性多呼吸 (TTN：transient tachypnea of newborn)

概念[43-45]

- 出生時に、**肺水の吸収がスムーズにいかない**結果として起こる病態。
- 通常、肺水は産道通過時に胸郭の圧迫によって一部が排泄、残りはリンパ管や毛細血管に吸収され、肺胞は出生後すみやかに空気で満たされる。

疫学[43]

- 新生児の呼吸障害（表1）のなかで、**最も頻度が高い**。

原因[43,46]

❶原因
- 肺水の排出・吸収遅滞が原因で起こる。

❷罹患しやすい児
- 陣痛発来前の帝王切開術で出生した児
  ▶産道における胸部の圧迫がないため、また分娩時や陣痛によるストレスがないためエピネフリンの分泌が増加せず（エピネフリンサージが起こらず）、肺水の吸収が進まないため。
- 仮死出生した児
  ▶第1呼吸、十分な呼吸の確立が遅れ、肺水の吸収が遅れるため。
- 多血症や胎児水腫で出生した児：静脈圧が高まるため。
- 正期産児、正期産に近い早産児。
- その他：妊娠糖尿病や気管支喘息を合併する母より出生した児、男児。

症状

- 呼吸窮迫症状：**多呼吸**（60回/分以上）、呻吟、陥没呼吸、チアノーゼ。
- 肺サーファクタントは正常なので、呼吸数が多いわりには軽度の呻吟以外、チアノーゼや陥没呼吸など著明な呼吸障害の症状は少ない。

診断

- いろいろな検査を組み合わせ、ほかの呼吸障害をきたす疾患との鑑別が必要である。

表1 新生児の呼吸障害のまとめ

		呼吸窮迫症候群（RDS*）	胎便吸引症候群（MAS*）	新生児一過性多呼吸（TTN*）
在胎週数		・早産児（特に34週未満）	・正期産～過期産児	・いずれの週数でも（late preterm児に多い）
危険因子		・低出生体重児（特に<1,500g） ・陣痛発来前の帝王切開 ・糖尿病母体児	・胎児機能不全	・陣痛発来前の帝王切開 ・短い分娩第2期
主要病態		・肺サーファクタント欠乏による肺胞の虚脱	・胎便による末梢気道の閉塞のための無気肺・肺気腫	・肺液の吸収遅延による1回換気量の減少
検査所見		・肺サーファクタント欠乏の証明	・気道内吸引時に胎便を確認	※他疾患の除外が重要
	胸部X線写真	・網状顆粒状陰影 ・気管支透亮像 ・すりガラス様陰影 ・肺容量の減少	・無気肺像（索状・斑状浸潤影）と気腫像の混在 ・肺の過膨張 ・気胸・気縦隔の合併	・肺門部の血管陰影の増強 ・葉間胸膜肥厚、胸水貯留
治療		・人工呼吸管理（高めのPEEP） ・サーファクタント補充療法	・人工呼吸管理（十分な鎮静） ・気道洗浄 ・サーファクタント補充療法	・多くの場合、酸素投与のみで2～3日以内に軽快

医療情報科学研究所 編：病気がみえる vol.10 産科 第4版．メディックメディア，東京，2018：410．より転載
＜略語＞＊【RDS】respiratory distress syndrome　＊【MAS】meconium aspiration syndrome　＊【TTN】transient tachypnea of newborn

- 胸部単純X線写真：中心性のうっ血の所見、肺の過膨張、軽度の心拡大。
- 血液ガス分析：高二酸化炭素（CO_2）血症による呼吸性アシドーシスの有無が治療の必要性を判断するうえで有用。
- 血液検査：末梢血白血球数、CRP、プロカルシトニンなど（肺炎をはじめとした感染症の鑑別）。
- マイクロバブルテスト（胃液）：RDSとの鑑別。
- 心エコー検査：心機能や肺高血圧の程度の評価、先天性心疾患との鑑別に有用。

治療・予後

- とくに治療をしなくても、多くは**2～3日で自然軽快**する。
- 酸素投与（多くは**40**％以下の酸素投与）。
- 予後は良好である。

看護

- 治療がスムーズに行くようにすることと、褥婦（母親）・家族のサポートを行う。

2 低出生体重児

病態

- **出生体重が2,500g未満**の新生児のことをいう（P.36 **表30**参照）。
- **極**低出生体重児：出生体重が1,500g未満の児。
- **超**低出生体重児：出生体重が1,000g未満の児。

疫学（発生率）

- 2022（令和4）年の2,500g未満の出生数の割合は9.4％（72,587人）で、性別では男児8.3％（32,653人）、女児10.6％（39,934人）、多胎では70.6％（11,808人）となっており、総数は減少傾向だが、割合は横ばい傾向である。

原因

- 母体側の因子（妊娠継続が困難または中断の場合、多くは早産児）：頸管無力症などや母体合併症による早産、常位胎盤早期剝離や胎児機能不

表1 低出生体重児の特徴

低体温	皮下脂肪が少なく、体重あたりの体表面積が大きいため、体からの熱喪失が早い（P.85 **図1**）
呼吸障害	・肺での効率的な換気のため**サーファクタントの十分な分泌（妊娠34週以降）**が必要である。そのため、これ以前の早産児の場合は**呼吸窮迫症候群（RDS）**が起こりやすい ・在胎週数が短いほど**無呼吸**の頻度が高い。早産児は、脳幹部の橋に存在する呼吸中枢が未熟のため、中枢性の無呼吸発作を発症しやすい
消化	・**在胎週数34週未満**の児は、哺乳・嚥下機能が不十分のため誤嚥の可能性がある。そのため、これ以前の早産児はカテーテルを使った**経管栄養**や**中心静脈栄養**が必要となる ・**低血糖になりやすい**：哺乳が不良である場合、早産児の場合（グリコーゲンの貯蔵量が少ないため、短時間で低血糖に陥る可能性がある） ・早産児の場合は、糖質・タンパク質の吸収は比較的よいが、脂質の吸収が不良である
未熟な腎機能	・腎の濃縮力が低く、高張尿をつくれない。そのため、水分代謝の余力が少なく**脱水**に傾きやすい ・尿細管からのナトリウムの排泄が多く、カリウムの排泄が不良である。そのため、**低ナトリウム血症・高カリウム血症**に陥りやすい ・近位尿細管での重炭酸イオンの再吸収が悪い。そのため、**代謝性アシドーシス**になりやすい
黄疸の重症化	肝機能が未熟なために、早産に伴う低出生体重では黄疸が進行しやすい。**核黄疸**が発生しやすいので注意が必要である
未熟な免疫機構 →易感染	・母体からのIgGの移行は妊娠**28週以降**に増加するので、早産児では母体からの移行抗体が十分ではなく、IgA*・IgM*もあまり産生されておらず、細菌性免疫機能も十分ではない ・さらに、治療によるチューブやラインの留置などにより感染のリスクがある ・そのため、**易感染状態**となる
出血傾向	新生児の凝固能は正期産児でも未熟で、組織や血管が脆弱で未熟であるので、出生後の循環動態の変動などにより出血を起こしやすいが、早産児ではその傾向がより顕著となる
未熟児貧血	新生児は出生時の血液喪失や短い赤血球寿命、低い造血能などにより、急速な発育に伴い必要な赤血球の産生が追いつかず生理的に貧血となるが、低出生体重児は重症化しやすい

＜略語＞＊【IgA】immunoglobulin A：免疫グロブリンA　＊【IgM】immunoglobulin M：免疫グロブリンM

などの緊急帝王切開による出生など。

- 子宮内（胎児）発育遅滞（SGA*児）：妊娠高血圧症候群、染色体異常など。

特徴

- **妊娠週数が短く、出生体重が小さいほどリスクが**高い。
- 同じ低出生体重児でも、正期産で生まれた児のほうが子宮外生活への適応能力は高い。
- 低出生体重児の特徴をP.83 **表1**にまとめた。

管理・治療（表2）

- 体温、呼吸、体液、栄養、感染などの管理を要する。

看護

- 呼吸の安定化。
- 低体温の予防：不感蒸泄を最小にする（温度・湿度の調節）、熱喪失を抑える（帽子の使用）。
- **低血糖の予防**
  - ▶40mg/dL以上を維持できるようにする（低出生体重児の低血糖の定義は30mg/dL以下だが、中等度の低血糖でも脳障害が起こりやすいので注意）。

- ▶低血糖症状：活動性低下、筋緊張低下、無呼吸、嗜眠傾向、異常な啼泣、易刺激性、痙攣、皮膚蒼白、多汗、多呼吸、頻脈、チアノーゼなど。
- 経口哺乳の進めかた：チアノーゼの有無、生理的体重減少は5〜8%以内に留めるようにする。
- 感染予防。
- 黄疸の早期発見・治療への看護。
- **ディベロップメンタルケア（成長・発育を促す看護）**（P.110参照）
- **両親へのかかわり、家族を中心としたケア（Family Centerd Care）**（P.110参照）
  - ▶カンガルーケアの実施：児の状態に合わせて実施時間等を調節する、母親の不安を軽減するためと異常の早期発見のために看護者が付き添う。

低出生体重児の届出と訪問指導について

- 低出生体重児の届出：母子保健法第18条（低体重児の届出）の規定より、出生時の体重が2,500g未満の場合、居住地（都道府県／保健所設置／特別区）の保健所にすみやかに届け出なければならない。
- 訪問指導：母子保健法第19条（未熟児の訪問指導）の規定より、医師、保健師、助産師またはその他の職員が訪問し、必要な指導を行う。

＜略語＞＊【SGA】small for gestational age

表2 低出生体重児の管理

体温管理	● 閉鎖式保育器への収容・管理：至適温度環境が保てるよう児の体温に応じて適宜保育器の設定を調整する（特に在胎35週未満または出生体重1,500g未満の児の場合、皮膚温が36〜37℃を保てるようにする、湿度も50〜60％を保つなど） ● プラスチックラッピング：プラスチックバックやラップを用いて保温する（在胎週数28週未満の児の出生時など、皮膚からの不感蒸泄を抑えることで気化による熱喪失を防ぐ）
呼吸管理	● 血液ガスが正常に維持できないとき・呼吸障害が強い場合：人工呼吸器による呼吸管理 ● 肺低形成が疑われる場合：高頻度振動換気（HFO*）使用 ● 早産児：血液酸素飽和度をモニターし、酸素は制限して投与する ● 人工呼吸器からの離脱時：持続陽圧呼吸療法（CPAP*）や高流量鼻カニュラ（HFNC*）を選択的に使用可
体液管理	● 水・電解質管理が重要 ● 輸液療法：輸液量、尿量（おむつで測定）、毎日の体重、栄養カテーテルからの胃内容物の吸引量などのすべてを記録・評価→水分投与量と輸液組成は日齢・保育環境・検査所見をもとに決定する ● 長期の輸液管理になりそうな重症例：経皮中心静脈カテーテル使用
栄養管理	● 血糖の把握（低血糖の有無） ● 低血糖の場合：速やかにブドウ糖液による輸液開始 ● 可能な限り母乳栄養を行う［経口栄養かチューブ（経管）栄養］：在胎34週未満の児は嚥下反射が不十分で誤飲の可能性があるため、チューブ（経管）栄養を行う ● 積極的栄養管理（EAN*）：生後早期から経静脈栄養によりアミノ酸製剤・脂肪製剤を投与しつつ、腸管栄養を早期から開始する。早期から少量でも腸管栄養を行うことで、消化液の分泌や消化管運動の調整を担う消化管ホルモンの分泌促進が起こり、後の経腸栄養の確立が早くなる。静脈栄養単独よりもそれに伴う副作用が少なくなる
感染対策	● 院内感染の予防 ● 日々の観察による早期診断・治療

＜略語＞＊【HFO】high frequency oscillation　＊【CPAP】continuous positive airway pressure　＊【HFNC】high flow nasal cannula oxygen　＊【EAN】early aggressive nutrition

図1 低体温の影響

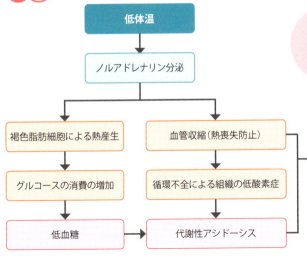
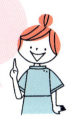

新生児は体温調節の能力が未熟で環境温度の変化に影響を受けやすいので、低体温にならないような環境整備が重要です

蛭田明子：新生児のアセスメントに必要な知識と技術. 母性看護学Ⅱ 周産期各論 第2版 質の高い周産期ケアを追求するアセスメントスキルの習得. 有森直子編, 医歯薬出版, 東京, 2020：374. 図4-1-9. より引用

3 高ビリルビン血症

定義
- 生理的範囲を超える黄疸のこと。

種類（P.86 図1）
- **早発**黄疸：生後24時間以内に出現する。急速に溶血が起こるため、ビリルビン産生速度が早く、早急な治療が必要となる。
- **重症**黄疸：血清総ビリルビン（TB*）値が正常域を超えて高くなる。
- **遷延性**黄疸：生後2週間以上持続する。

原因
- ビリルビン産生過剰、排泄障害、混合型に分けて原因をP.86 **表1**に示す。

病態
- **高ビリルビン血症**から**核黄疸**（ビリルビン脳症）へと進行することがあるため注意が必要である（P.87 **表2**）。

診断
- 経皮的黄疸によるスクリーニングで高値の場合は、採血にて**血清中の総ビリルビン濃度**の測定を行う。児の生後日数と出生体重による診断基準値にて評価をする（P.87 **図2**）。

治療
- **核黄疸を予防する**ことが最も重要である。
- **光線療法**：児の皮膚に光を当てることで間接ビリルビンを水溶性の異性体に変え、体外への排出を促し、黄疸を軽減させる。高ビリルビン血症に対して第1選択の治療（P.87 **表3**）。
- **交換輸血**：一般的には少ないが、一刻も早く高ビリルビン血症を改善したい状況が存在する場合に行う。敗血症の治療などで行われることもある。

看護
- 黄疸の程度、児の全身状態、光線療法による副作用の有無を確認し、高ビリルビン血症の早期発見・早期治療を行えるようにする。
- 光線療法への援助（おもにスタンド型についてまとめる）
  ▶ 確実に照射できるようにする。
  - 新生児の性器・目を保護（オムツを当てる、アイマスクの装着）し、それ以外は裸の状態にする。

  ※ファイバーオプティックライトやベッドとの一体型ではアイマスクを装着する必要はない。

  - 体全体に照射できるよう、2～3時間ごとに体位変換を行う。
  - スタンド型では、照射部位までの距離の調整を

行う。
- ▶治療が効果的に進むようにする。
  - バイタルサインの測定：特に発熱、低体温に注意する。
  - 水分出納・体重減少の確認：脱水予防に努める。
- ▶保清：便性の変化・回数の増加による殿部発赤に注意。
- ●母親・家族のサポート
  - ▶不安の軽減：黄疸の原因や治療方法について説明を受けた後、理解度を確認する。
  - ▶授乳は児の状況により検討となる。可能な場合は、授乳時は児のアイマスクを外したり着衣させる。母乳を一時中断しなければならない場合は、母親に説明して理解してもらい（児の黄疸の状況がよくなれば授乳ができること）、搾乳などの援助を行う。

※ファイバーオプティックライトやベッドとの一体型では母児分離なく母乳育児が継続できる。

表1　高ビリルビン血症の原因

ビリルビン産生過剰	溶血性疾患	●血液型不適合（ABO不適合、Rh不適合など） ●先天性溶血性疾患（遺伝性球状赤血球症、赤血球内酵素異常症、ヘモグロビン異常症など）
	閉鎖性出血	●帽状腱膜下血腫、頭血腫、頭蓋内出血、副腎出血、腹腔内出血など
	多血症	●胎児発育不全 ●糖尿病母体からの出生児 ●双胎間輸血　など
	腸肝循環の亢進	●消化管の通過障害（イレウス、消化管閉鎖、ヒルシュスプルング病、肥厚性幽門狭窄など） ●胎便の排泄遅滞 ●授乳量不足
ビリルビン排泄障害	ビリルビン抱合の低下	●Crugker-Najjar症候群、Girbert病、甲状腺機能低下症、早産児
	抱合型ビリルビンの肝細胞からの排泄障害	●Dubin-Johnson症候群、Roter症候群
	胆汁流出路の閉塞	●先天性胆道閉鎖症、先天性胆道拡張症、新生児肝炎
混合型		●感染症（敗血症、先天性感染症（TORCH症候群））　●超早産児　●染色体異常

図1　黄疸の種類

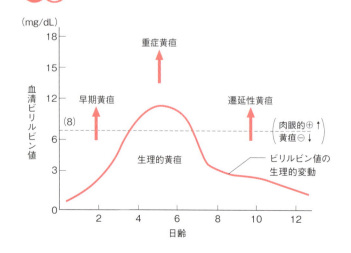

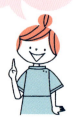

新生児の黄疸の程度は、毎日、経皮的ビリルビン濃度測定法や視診でチェックすることが大切です

図2 光線療法の開始のめやす

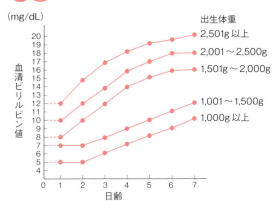

- 出生当日を0日とする。
- 以下の因子のいずれかが存在するときには、1段低い基準線を超えたときに光線療法を考慮する。
  ▶ 新生児仮死
  ▶ 低体温（35.0℃）
  ▶ 新生児溶血性疾患
  ▶ 低血糖
  ▶ アシドーシス（pH≦7.25）
  ▶ 感染症
  ▶ 呼吸窮迫
  ▶ 低タンパク血症（血漿タンパク質≦5.0g/dL）

村田文也：交換輸血 光線療法．周産期医学 1981．11；12：359．より引用

表2 黄疸の病態

生理的黄疸	・新生児のほとんどが生理的黄疸をきたす ・**ビリルビン産生の亢進**：新生児は生理的に多血で、**胎児赤血球の寿命が約90日**と短い（成人赤血球は120日） ・**ビリルビン代謝の未熟**：ビリルビンを処理するグルクロン酸転移酵素の働きが未熟である ・**腸肝循環の亢進**：ビリルビンが腸から再び胎内に吸収される腸肝循環が亢進しているので、血中のビリルビンが増加する
高ビリルビン血症	・血清中の総ビリルビン濃度が上昇する ・血清中の総ビリルビン濃度を光線療法または交換輸血の治療基準と照らし合わせて治療を行う（出生児体重と生後日数により評価する） ・皮膚の黄染、哺乳力・活気・筋緊張の低下などがみられる

核黄疸	・重症の黄疸が持続した場合に発症する
	・間接ビリルビンのなかの非結合ビリルビンの血中濃度が高い場合に、脳の大脳基底核・海馬傍回にビリルビンが沈着し、黄染した状態
	・早産低出生体重児、新生児仮死、敗血症、新生児期早期などはより注意が必要である
	・核黄疸に進行すると、後遺症を残す
	・症状
	  {表内表：
	  急性ビリルビン脳症 / 第1期（発症2～3日） / 吸啜・モロー反射減弱、筋緊張低下、嗜眠傾向
	  急性ビリルビン脳症 / 第2期（発症3～7日） / 筋緊張亢進、発熱、後弓反張
	  急性ビリルビン脳症 / 第3期（発症1週間以降） / 筋緊張亢進の消失
	  慢性ビリルビン脳症（核黄疸） / 生後1年以内 / 哺乳不良、甲高い鳴き声、筋緊張低下（深部反射亢進）、運動発達遅滞
	  慢性ビリルビン脳症（核黄疸） / 生後1年半以降 / アテトーゼ型脳性麻痺、難聴、上方注視麻痺、知的障害}
	・核黄疸**発症後の有効な治療法はない**ため、高ビリルビン血症の段階での早期治療が最も重要である

表3 光線療法

- **種類**：スタンド型、ファイバーオプティックライト、ベッドと一体型の光線療法ユニットがある
- **光線療法の実際**
  ▶ 児をなるべく裸にする（オムツのみ）←できるだけ光が当たる面積を多くするため
  ▶ 光が当たる部分の保護：アイマスク（児の網膜の保護）、オムツ（児の性腺保護）
  ▶ 輸液療法を併用することもある（脱水予防・ビリルビンの排泄促進）
  ▶ 1クール24時間で治療効果の確認
- **光線療法の副作用**
  ▶ 発熱、不感蒸泄の増加、下痢、緑色便、嗜眠、哺乳力低下、皮疹、ブロンズベビー症候群（皮膚・尿がブロンズ色を呈する）
  ▶ 長期：網膜の障害、概日リズムへの障害、性成熟・内分泌への影響、潜在的細胞障害の可能性

＜略語＞＊【TB】total serum bilirubin

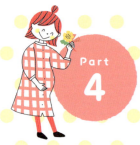

Part 4 おさえておきたい 母性看護技術

ここでは、母性看護学実習で行うことが多いケア技術を、産褥期を中心に取り上げます。

どのケアでも共通のポイント		
	ポイント1	実施する際には、対象者(妊産褥婦、新生児)に**説明してから行う**
	ポイント2	ケア前後は必ず**手洗いを行う**(場合によって手袋を着用する)
	ポイント3	プライバシーに配慮し、対象者(妊産褥婦、新生児)の**羞恥心や不快感を最小限にする**

1 レオポルド触診法(表1)

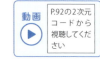
動画 P.92の2次元コードから視聴してください

目的
- 腹壁を通して、触診により、妊娠によって増大した**子宮、子宮内の胎児の位置や大きさ**を確認する。また、第2段法では**羊水量**も確認する。

ポイント
- **排尿を済ませている**ことを確認する。
- 冷たい手で腹部を触ると子宮収縮を促す可能性があり、妊婦も驚くため、**手が冷たすぎないよう配慮する**。また手が冷たいと感じたときは、計測前に妊婦に告げておくとよい。
- 妊婦には**仰臥位**をとってもらい、**膝関節を十分に屈曲して腹壁を弛緩させる**。
- 実施時には、腹部の状態、胎動の有無などもいっしょに確認することができる。
  ▶ 腹部の硬さ(腹部緊満がないかどうか)、妊娠線の有無、皮膚の状態(乾燥、瘙痒感の有無。瘙痒感が強い場合は、爪の引っかき傷が腹部についていることがある)。
- プライバシーの保護を念頭に、測定を行うことを伝えたうえで速やかに行う。
- 胎動によって胎位や胎向が変わることもあるが、**前回受診時の胎児の胎位や胎向を確認しておく**と、慣れていない学生にとってはわかりやすい手がかりとなる場合がある。

2 子宮底長と腹囲の測定

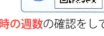
動画

目的
- 計測診により**胎児の発育状態**や**妊娠週数**を推定したり、**異常の早期発見**(巨大児、胎児の発育遅延、羊水過多症など)をすることができる。

ポイント
- **排尿を済ませている**ことを確認する。
- できるだけ**冷たい手で腹部を触らない**。
- 子宮底長・腹囲測定について説明し、掛け物や衣類をずらし、腹部を見せてもらう。**不要な露出を防ぐ**ように配慮し、下肢はバスタオルなどで覆う。
- 測定に必要なメジャー、掛け物を準備する。
- **前回受診時の値**や**今回受診時の週数**の確認をしてから行うとよい。

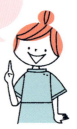

子宮底長と腹囲の測定の手順はP.90を見てね

表1 レオポルド触診法の実際

第1段法：子宮底部の触診	第2段法：側腹部の触診
❶看護師は妊婦と向かい合わせに立つ ❷両手の指をそろえ、少し彎曲させて、小指側を子宮底に置き、静かに圧する 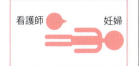	❶第1段法で子宮底にあてた手を、子宮壁に沿って側腹部まで滑らせる ❷片側の手で軽く圧し、反対側の手で胎児部分を受けるようにして、左右交互に触れる
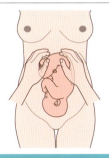 子宮底の位置・形、胎児部分（胎位）	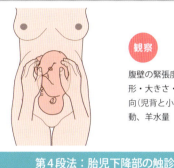 腹壁の緊張度、子宮の形・大きさ・硬さ、胎向（児背と小部分）、胎動、羊水量
第3段法：恥骨結合部の触診	第4段法：胎児下降部の触診
❶片手の母指と残りの4指を大きく開いて、恥骨結合部上にある胎児部分を挟む できるだけ深く圧入するが、妊婦に苦痛がないように注意する	❶看護師は妊婦の足方を向く ❷両手の指をそろえ、少し彎曲させ、骨盤境界線にそってあて、胎児下降部と骨盤との間に圧入する 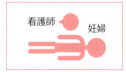
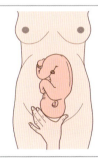 胎児下降部の種類、大きさ、硬さ	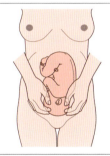 胎児下降部の種類、移動性の有無、骨盤進入度

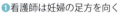
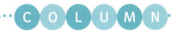

COLUMN

胎動の確認

- 胎動は初産婦で妊娠**20**週前後、経産婦で妊娠**18**週前後で自覚するといわれている。
- **胎動カウント**が周産期死亡を減少させるという明確なエビデンスはないが、胎動回数と胎児健康には関係があるとする研究報告がある。
- 胎動カウントには2つの方法がある。
  ❶ある一定時間内に感じられた胎動数を記載させる方法
  ❷10回の胎動を感じるのに要した時間を記録させる方法（10回胎動カウント法：count to ten）
    10回胎動カウント法は妊婦への時間的負担が少ない。10回胎動カウントに要する平均時間は妊娠末期で20.9±18.1分（mean±SD）と報告されている。「10回胎動カウントに2時間以上かかれば異常」とする施設も多いが、何分以上で連絡すべきかについてのコンセンサスはない。
    胎動カウントの時間は妊娠週数とともに上昇（胎動数は減少）するが、異常な胎動の減少を生理的なものと勘違いする妊婦もいるため、胎動の自覚については適切な指導を行うとよい。

〈引用文献〉
日本産科婦人科学会，日本産婦人科医会：産婦人科診療ガイドライン　産科編2023：32-33.

● 手順

〈子宮底長の測定（安藤の方法）〉
- 子宮底長の測定方法には、「安藤の方法」と「今井の方法」がある。本書では、広く使用される「**安藤の方法**」で説明する（**図1**）。

① 両膝を立て腹部の緊張をとり、**子宮底の位置と恥骨結合上縁**を確認する。子宮底の位置を確認するときは、レオポルド触診法の第1段法の手技を用いるとよい。

② 両膝を伸ばしてもらい、**恥骨結合上縁**にメジャーの「**0点（基点）**」を固定する。

③ もう一方の手でメジャーを挟み、恥骨結合上縁から**子宮底最高部**までメジャーをピンと張り、できるだけ腹部の真ん中（臍部）を通り子宮底長を計測する（**図2**）。

〈腹囲の測定〉

① 妊婦に両膝を立てて腰を浮かしてもらい、**妊婦の背部にメジャーを回す**。メジャー挿入時には、メジャーで妊婦の皮膚をこすったりしないよう配慮したり、メジャーがねじれていないかを

図1 子宮底長の測定方法による違い

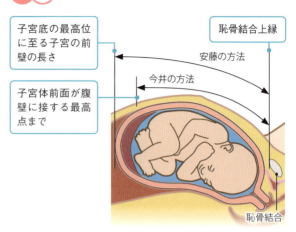

確認する。

② **臍を通過する腹部周囲**を、外診台（ベッド）と垂直にメジャーを回して測定する（背部から臍を通って前面で交差させ腹部周囲径を読み取る）（**図3**）。

③ 計測値はできるだけ臍周辺（施行者が正面で見やすい位置）で読む。

図2 子宮底長の測定

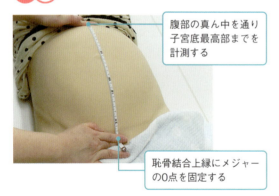

図3 腹囲の測定

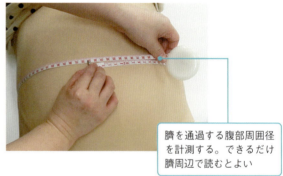

3 胎児心音聴取

目的

- **妊娠の診断、胎児の生存の確認**や**胎児の健康状態**を把握するために行う。

ポイント

- 胎児心音について理解しておく。
  ▶ 妊娠の診断では**超音波断層法**（経腟）で**妊娠6〜7週**には胎児心音が確認できる。

▶ **超音波ドップラー法**（経腹）では、早ければ妊娠9週から、**妊娠12週**にはほぼ100%聴取される。

▶ トラウベ桿状聴診器では妊娠18〜20週ころに胎児心音は聴取できるが、児背の位置や羊水量、母体の腹壁の厚さなどに左右される。

▶ 現在は超音波ドップラー法で聴取することが多い。

▶ 胎児心拍数の正常範囲は**110〜160回/分**である。

- 必要物品（超音波ドップラー装置、ゼリー、ティ

ッシュペーパー、ストップウォッチ/秒針付き時計、または、トラウベ桿状聴診器、ストップウォッチ/秒針付き時計）を用意する。

手順

1 実施前に妊婦に説明を行う。

2 診察台に仰臥位またはセミファーラー位になってもらい、腹部を露出してもらう（不要な露出は避ける）。

3 **レオポルド触診法（第1・2段法）**で**胎位・胎向を確認**し、**胎児心拍聴取部位を確認**する（**図1・2**）。

〈超音波ドップラー法の場合（**図3**）〉

4 プローブにゼリーを塗布し、電源を入れて胎児心拍聴取部位にプローブを当てる。

5 胎児心音を**1分間**聴取し、回数やリズムを確認する。

6 終了後は、電源を切り、腹部に付着したゼリーをティッシュペーパーで拭き取る。

〈トラウベ桿状聴診器の場合（**図4**）〉

4 実施者は妊婦の足元に顔を向ける。

5 トラウベの先端の平らな部分（音響漏斗）を妊婦の腹部に直角に当て、もう一方（飾りのついているほう）をしっかりと耳に当てる。聴診時には雑音が入らないようトラウベから手を放す。

6 胎児心音の回数を**1分間**、または**5秒連続して3回数え**、リズムも確認する。

7 聴取した胎児心音について心拍数やリズムを確認、その他の音（臍帯音、母体の大動脈音や腸雑音、胎動音など）と判別し評価を行う。

図1 胎児心音がよく聴こえる位置：屈位・反屈位

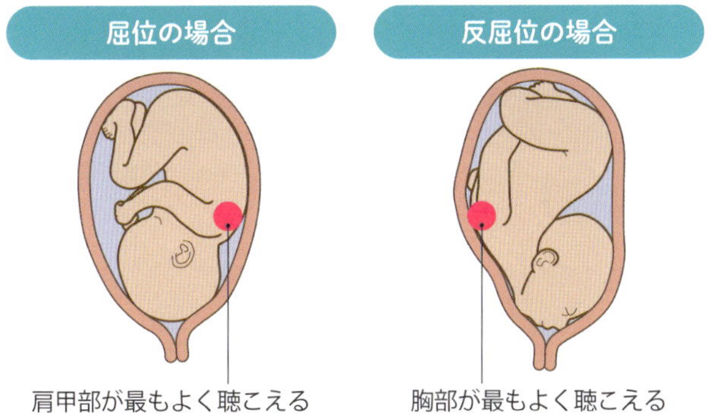

屈位の場合
反屈位の場合
肩甲部が最もよく聴こえる
胸部が最もよく聴こえる

図2 胎児心音が最も明瞭に聴取できる位置と移動

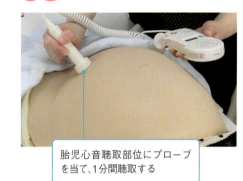

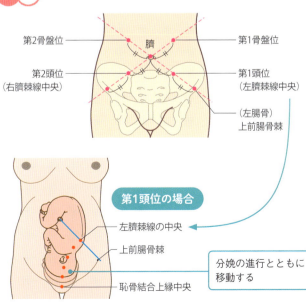

臍
第2骨盤位
第1骨盤位
第2頭位
（右臍棘線中央）
第1頭位
（左臍棘線中央）
（左腸骨）
上前腸骨棘
第1頭位の場合
左臍棘線の中央
上前腸骨棘
恥骨結合上縁中央
分娩の進行とともに移動する

図3 超音波ドップラー法

胎児心音聴取部位にプローブを当て、1分間聴取する

図4 トラウベ桿状聴診器

看護師の耳側
音響漏斗：妊婦の腹部側

母性 Part 4 おさえておきたい 母性看護技術

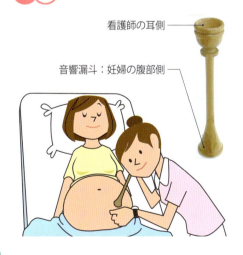

4 胎児心拍陣痛計の装着

目的

- **子宮収縮**と**胎児心拍数**、**胎動**を持続的に観察し、**胎児の健康状態を評価**する。
- **NST**（non-stress test）：妊娠末期に陣痛のない状況で行う。
- **CST**（contraction stress test）：陣痛発来前に人工的に子宮収縮を起こさせて、胎児心拍数パターンの変化をみる。
- 以下、NSTについて説明する。

ポイント

- 妊婦に検査の目的・概略を説明し、不安なくリラックスして検査できるように配慮する。
- 胎児は**約20分間の睡眠・覚醒パターン**を示すため、原則**20～30分以上**にわたり**持続的に記録**する。
- 妊婦にあらかじめ**排尿してもらい、膀胱を空にしておく**。
- 妊娠末期には、増大した子宮の下大静脈圧迫による**仰臥位低血圧症候群を予防**するために、**セミファーラー位**か**左側臥位**で行う。
- 冷たい手で触れて不快感を与えたり、子宮収縮を誘発させないように**手を温める**。
- 実施する前に必要物品［分娩監視装置、ベルト2本※：胎児心拍計（ドップラー・トランスデューサー）と陣痛計（トコ・トランスデューサー）を固定する、ゼリー、ティッシュペーパー］や環境（バスタオルや掛け物、枕）を整える。

※双胎の場合は、胎児心拍計（ドップラー・トランスデューサー）は2個となるので、ベルトは合計3本必要となる。

- 頻回に妊婦の状態、正確に記録されているかを観察する。

手順

① 妊婦の体位は**セミファーラー位**または**左側臥位**とする。

② レオポルド触診法にて胎位胎向を確認し、胎児心音が聴取できる位置を確認する。

※超音波ドップラー法で胎児心音が聴取できる位置を確認してもよい。

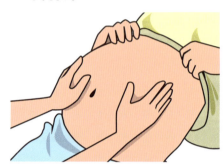

③ モニターのスイッチを入れ、ベルトを2本そろえて腰部に入れる。

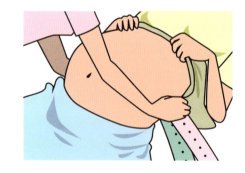

図1 NST

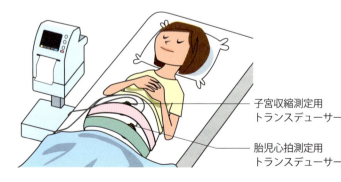

子宮収縮測定用トランスデューサー
胎児心拍測定用トランスデューサー

図2 分娩監視装置

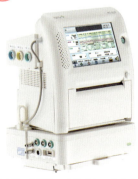

アクトカルディオグラフ MT-610 プレミアムタイプ
（写真提供：トーイツ株式会社）

④ 胎児心拍計（ドップラー・トランスデューサー）にゼリーを塗布し、**最も鮮明に胎児心音が聴取できる部位**に固定する。
- 胎児心拍計（ドップラー・トランスデューサー）と陣痛計（トコ・トランスデューサー）を間違えないように注意する。胎児心拍計（ドップラー・トランスデューサー）はゼリーが付けられるように平らになっている。

※陣痛計にゼリーを付けると故障の原因になるため注意する。

- 「3　胎児心音聴取」（P.90）をよく確認すること。

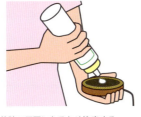

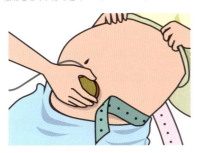

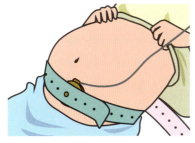

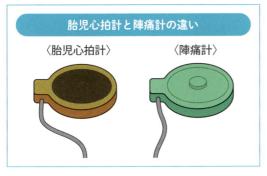

胎児心拍計と陣痛計の違い
〈胎児心拍計〉　〈陣痛計〉

⑤ 陣痛計（トコ・トランスデューサー）を**子宮底部の平らな場所**につけて固定する。2本の固定ベルトが**きつくないかどうか**を確認し、掛け物をかけ、記録を開始する。

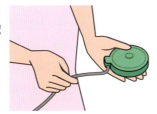

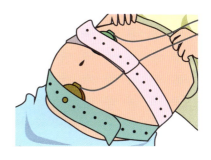

⑥ 妊婦に胎動を感じたらボタンを押すことを説明し、**胎動マーカー**を渡す（機械の種類によっては自動的に胎動を記録するものがあり、その場合は妊婦に胎動マーカーを渡す必要はない）。

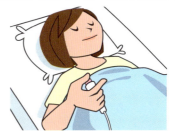

⑦ **20〜30分**モニタリングし、**評価ができる記録であることや胎児状況を確認**して終了する。終了後は、トランスデューサーやベルトを外し、腹部のゼリーを拭き取る。

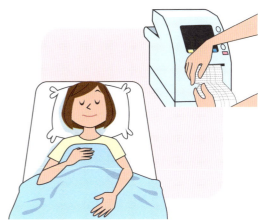

⑧ 使用後は胎児心拍計（ドップラー・トランスデューサー）のゼリーを拭き取り片付ける。

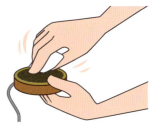

⑨ 実施後はNSTの所見を評価する。

- 評価方法はPart1の「胎児心拍陣痛図のみかた」（P.8）を参照。

5 産痛の緩和

産痛とは

- 分娩時の子宮収縮、子宮頸管の開大・展退、軟産道の開大、骨盤壁や骨盤底の圧迫、会陰の伸展などによる、**子宮**ならびに**子宮支持組織**、**腟**、**会陰**などの**痛みの総称**のこと（**図1**）。

図1 産痛のメカニズムと産痛部位

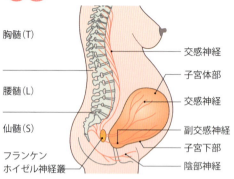

①子宮底、子宮体から→
交感神経→T_{11}〜T_{12}
子宮底、子宮体から→
交感神経→T_4〜L_1
②子宮下部、腟上半部→
副交感神経→S_2〜S_4
③腟下半部、外陰部→
陰部神経→S_2〜S_4

Herschenson,1955より

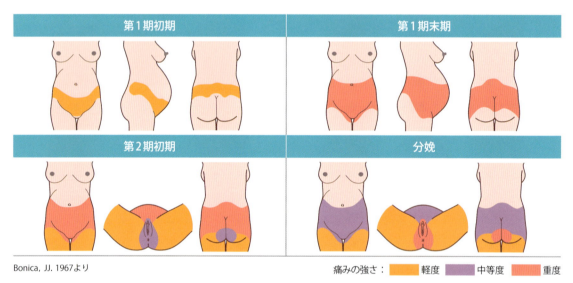

Bonica, JJ. 1967より

痛みの強さ： 軽度　中等度　重度

産痛緩和法

- 産痛を緩和する方法には、呼吸法や体位の工夫、マッサージ、圧迫法など薬物を使用しない方法と、神経ブロックなど薬物を使用する方法がある（**表1**）。

表1 産痛緩和法の種類

		種類
薬物を使用しない方法		呼吸法
		自律訓練法
		弛緩法（リラックス法）
		イメージ療法
		体位の工夫（**図2**）
		温罨法・冷罨法
		50（mm/1時間値）
		タッチング、**マッサージ**（**図3**）、**圧迫法**（**図4**）、**指圧**（**ツボ療法**）（**図5**）
		アロマセラピー
		音楽
		情緒的支援
薬物を使用する方法		全身投与法
	区域麻酔法	硬膜外麻酔
		脊髄麻酔
		陰部神経ブロック

Expert NURSE プチナース 照林社

"授業""実習""国試"に役立つ！
看護学生のための おすすめ本 2024 Vol.2

※定価には10％の消費税が含まれております。

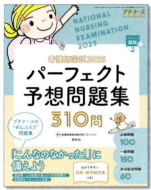

プチナース2024年11月臨時増刊号
看護師国試2025パーフェクト予想問題集
定価：1,500円（税込）

プチナースの国家試験対策はすごい！

プチナースなら必修、一般、状況設定問題も**最新傾向を踏まえて対策できる！**

12～2月号の豪華ふろくで、関係法規、統計、頻出用語も**ポイントを絞って覚えられる！**

CHECK! プチナースWebでも国試対策ができる！

プチナース国試 ＼国試対策はプチナースにまるっとおまかせ！／

看護学生スタディガイド2025
編集：池西靜江、石束佳子、阿形奈津子
定価：5,940円（税込）
A5判／1,408頁
ISBN978-4-7965-2752-1

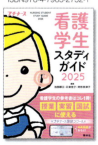

看護師国試過去問解説集2025
編集：看護師国家試験対策プロジェクト
定価：6,160円（税込）
B5判／本編1,312頁＋別冊208頁
ISBN978-4-7965-2753-8

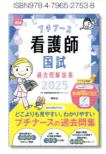

看護師国試2025 ここだけ覚える！
編集：看護師国家試験対策プロジェクト
定価：1,870円（税込）
A5判／256頁
ISBN978-4-7965-2754-5

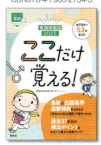

看護師国試2025 必修問題 完全予想550問
編集：看護師国家試験対策プロジェクト
定価：2,310円（税込）
B5判／本編272頁＋別冊52頁
ISBN978-4-7965-2755-2

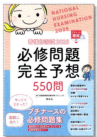

＼実習に強い看護学生になれる本!!／

病期・発達段階の視点でみる
疾患別 看護過程
編著：任和子
定価：5,280円（税込）
AB判／648頁
ISBN978-4-7965-2522-0

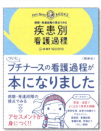

アセスメント・看護計画がわかる
症状別 看護過程 第2版
編著：小田正枝
定価：3,410円（税込）
AB判／400頁
ISBN978-4-7965-2543-5

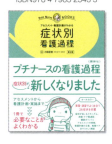

病期・発達段階の視点でみる
小児 看護過程
編著：市江和子
定価：2,200円（税込）
AB判／200頁
ISBN978-4-7965-2547-3

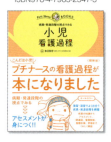

経過・ウェルネスの視点でみる
母性 看護過程
編著：古川亮子
定価：2,310円（税込）
AB判／208頁
ISBN978-4-7965-2576-3

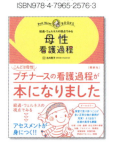

個別性をふまえたアセスメントができる
老年 看護過程
編著：任和子
定価：2,640円（税込）
AB判／224頁
ISBN978-4-7965-2595-4

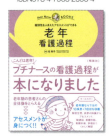

実習記録の書き方がわかる
看護過程展開ガイド 第2版
編著：任和子
定価：2,970円（税込）
AB判／314頁
ISBN978-4-7965-2549-7

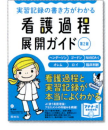

領域別
看護過程展開ガイド 第2版
地域・在宅／成人／老年／小児／母性／精神
編著：任和子
定価：2,530円（税込）
AB判／232頁
ISBN978-4-7965-2550-3

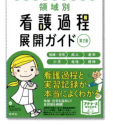

実習でよく挙げる
看護診断・計画ガイド 第2版
編著：小田正枝
定価：2,530円（税込）
B5判／200頁
ISBN978-4-7965-2630-2

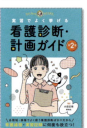

＼コンパクトサイズで実習に持っていける!／

シリーズ累計35万部突破！

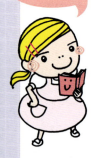

看護学生クイックノート 第3版
監修：石塚睦子
編集：プチナース編集部
定価：1,100円（税込）
文庫判／144頁
ISBN978-4-7965-2577-0

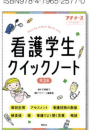

看護技術クイックノート
著：石塚睦子
定価：990円（税込）
文庫判／128頁
ISBN978-4-7965-2532-9

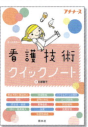

急性期実習に使える！
周術期看護クイックノート
著：北島泰子、中村充浩
定価：1,100円（税込）
文庫判／138頁
ISBN978-4-7965-2578-7

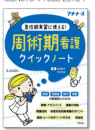

地域・在宅看護実習クイックノート
監修：池西靜江
著：冨安恵子、中村浩子
定価：1,320円（税込）
文庫判／144頁
ISBN978-4-7965-2599-2

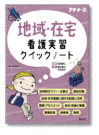

※当社ホームページで試し読みができます

図2 産痛緩和：体位の工夫

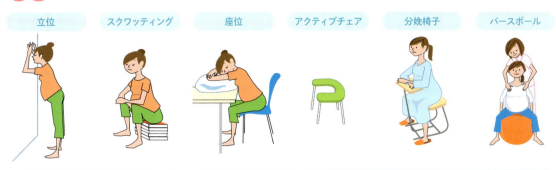

立位／スクワッティング／座位／アクティブチェア／分娩椅子／バースボール

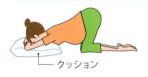

両手・両足を地面についた姿勢（クッション）

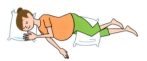

側臥位

- 姿勢の選択肢を提案しながら、体位変換を援助する
- 身体を自由に動かしながら過ごすと、規則的で有効な陣痛が自然に促され、分娩の進行が円滑となる
- アクティブチェアなどの器具を使った体位の工夫もある

図3 マッサージ

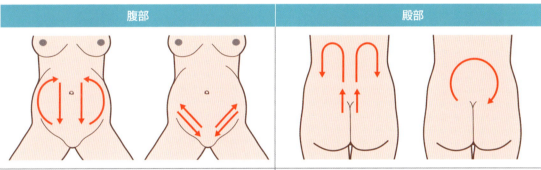

腹部	殿部
呼吸に合わせて、手のひらを滑らせるようにマッサージを行う	殿部は産婦自身では難しいため、看護師や助産師、付き添いの夫・家族が行うとよい

図4 圧迫法

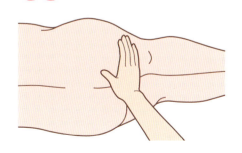

児頭下降による努責感や外陰部圧迫感に対して肛門を閉めないようにするため、看護者や付き添い者（夫、家族など）がナプキンなどの上から（感染防御を図る）会陰部から肛門にかけて圧迫することで、産婦は骨盤底筋群を安心して緩めることができる

図5 指圧（ツボ療法）

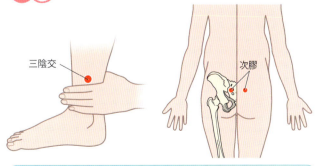

三陰交／次髎

内果の一番高いところから指3〜4本分のところにある三陰交、第2仙骨孔あたりにある次髎が産痛緩和に効果があるツボとして知られている

6 夫・家族の立ち会い分娩時の支援

目的

- 夫や家族の分娩立ち会いについて、よく話し合って決める（血液が苦手な男性では、分娩の立ち会いがトラウマになることがある）。
  ▶ 病院によっては立ち会いができない場合や、立ち会う人は夫のみ（両親学級などを受講し立ち会い分娩について理解できている場合のみ）などと決められている場合がある。
- 産婦は何がしてもらいたいのか、夫や家族は何ができそうなのか、分娩前に話し合っておくとよい。とくに、上の子どもが立ち会う場合は、その子の年齢や性格を考慮することが大切である。
- 産婦が分娩に集中できるように、夫や家族の状態（疲労や不安など）を把握し、随時対処する。
  【例❶】分娩が遷延し、産婦と夫・家族ともに疲労困憊になるケース。夫・家族にごはんを食べに行ったり仮眠をとってもらうなど、産婦と夫・家族がそれぞれ休憩がとれるように環境整備をする。
  【例❷】夫・家族がどう援助したらよいかわからなくて困っているケース。「ご主人、うちわであおいであげてください」「ご主人、次にお腹が張ってきたら、このへんをこのように押してあげてください」など、援助の仕方をサポートする。

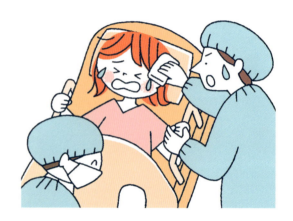

COLUMN

外国人妊婦へのケア

- 文化的多様性を考慮したケア：外国人妊産褥婦が望むケアと医療機関が提供できるケアを事前に確認しておくとよい。
- **母子健康手帳**：国籍に関係なく外国人妊婦にも無料で配布される。多言語のものもあるが、有料の場合や交付する市町村にない場合もある。
- **妊婦健康診査**：国籍や在留資格にかかわらず、現在日本で生活するすべての妊婦に適応される。
- 出生届：両親の国籍にかかわらず日本で出産した場合は出生日を含めて14日以内に居住地の市区町村の役所に提出する必要がある。父母ともに外国籍の場合、出生届が受理されると生まれた日から60日の間は在留資格を有することなく住民登録がされるが、それ以降、日本に滞在する場合は在留資格の取得が必要となる。
- 出生した児の国籍：外国籍の夫婦から生まれた子どもは、たとえ日本で出生しても日本国籍を取得することはできない（**表1**）。
- 医療情報へのアクセスとコミュニケーション
  ▶ 外国語併記の母子健康手帳
  ▶ 通訳、対訳表
  ▶ インターネット、視聴覚教材
  ▶ 出身国者同士のネットワーク

 日本で生まれた子どもが日本国籍を取得するための条件（国籍法第2条）

❶ 出生のときに父または母が日本国民である
❷ 出生前に死亡した父が死亡のときに日本国民であった
❸ 日本で生まれ父母がともに不明または無国籍

〈引用文献〉
1. 森恵美 著者代表：系統看護学講座 専門分野Ⅱ 母性看護学［1］母性看護学概論 第14版．医学書院，東京，2021：320-325．
2. 法務省：国籍Q＆A．https://www.moj.go.jp/MINJI/minji78.html#a04（2024/10/3閲覧）

7 子宮収縮状態・悪露の観察

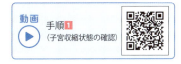

目的
- 産褥の子宮復古が順調に行われているかを確認する。

ポイント
- 正確な子宮収縮状態を確認するため、褥婦には排尿を済ませているか確認し、膀胱充満があるときは排尿を行ってから確認する。
- 褥婦のこれまでの子宮収縮状態を確認してから行うとよい。
- 子宮復古状態は、子宮収縮状態（子宮底の位置、高さ、硬度）や悪露（量、色・性状、におい）の観察、後陣痛の有無を確認する。
- プライバシーの保護に努める。

手順

1 子宮収縮状態の確認

- 確認する部位：子宮底の位置、高さ、硬度

① 腹帯やウエストニッパーなどをしていたら外してもらう。

② 褥婦に**両膝を立ててもらい**、子宮底の位置や硬度を確認する。

根拠
- 子宮底の位置を確認するときは、両膝を立てたほうがわかりやすい（膝を立てると腹壁が弛緩するため）。ただし、子宮底の高さを測定するときは膝を伸ばしてもらう。

③ 子宮底の位置の確認時は、利き手の指をそろえて横に（**指の腹で**）ゆっくり動かしながら、子宮底の高さを確認する。

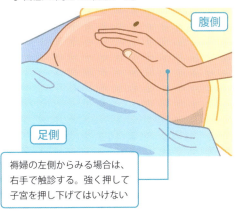

褥婦の左側からみる場合は、右手で触診する。強く押して子宮を押し下げてはいけない

注意
- 指を直角にし爪を立てたりしない。

④ 子宮底の高さを測定する。測定時には、褥婦に両膝を伸ばしてもらう。子宮底の高さは、メジャーを用いずに「**臍上または臍下○横指**」と観察者の指幅を用いる場合が多い。産褥復古が進み"臍下"という表現よりも恥骨結合上縁から確認したほうが適切な場合は「**恥骨結合上縁○横指**」と表現するか、メジャーを用いて恥骨結合上縁から子宮体部上縁（子宮底部）を測定する方法がある。

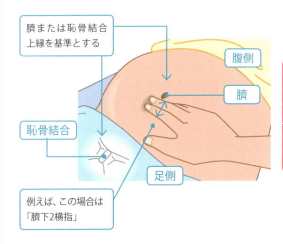

例えば、この場合は「臍下2横指」

⑤ 子宮の復古状態については、褥婦に子宮（底）をいっしょに触ってもらうと、産後の自分の身体の変化を知ってもらうことになる。

⑥ 子宮収縮があまりよいといえない場合は、子宮底の輪状マッサージや冷罨法などを行い、子宮収縮がよくなるか、悪露の流出はどうか確認する。

2 悪露の観察

- 確認すること：悪露の量、色・性状、におい

① 褥婦が使用していた産褥用のパッドを見せてもらうか、子宮収縮状況を確認する際にいっしょに確認する。

② 悪露の量は、**パッド1g＝出血量約1mL**とし、「**褥婦が使用していたパッドの重さ－使用前のパッドの重さ＝悪露の量**」として計算する。

③ 悪露の色や性状の変化も確認する。

④ 悪露のにおいが**異臭**や**腐敗臭**の場合は感染の可能性があるので、褥婦のバイタルサインの変動も注意深くみていく。

⑤ 悪露の流出が多い場合や**血の塊**（**コアグラ**）が混じる場合は子宮収縮がよくない可能性があるので、適宜輪状マッサージを行い、子宮収縮状態と悪露の流出状態を併せて確認する。また、帝王切開術後などで悪露の流出が極端に少ない場合は、悪露が子宮内に停留している可能性があるため、子宮収縮状態と動静の状況などと併せてアセスメントを行う。

8 直接授乳

目的

- 授乳とは、児の授乳を求めるサインを読み取り、児に哺乳して排気をさせるという一連の行為のことをいう。
- 乳房・乳頭トラブルの発生を予防することと、母親が自信をもって母乳哺育に取り組めるよう支援する。

ポイント

- 母親の母乳哺育の希望を確認する。
- 母乳哺育の希望がある場合、母児に合った授乳方法を決定する。
  - ▶授乳時の抱きかた（ポジショニング）と姿勢（図1）。乳房の形態（P.30 図10参照）や児の大きさに合わせた抱きかたを確認する。
  - ▶乳頭の含ませかた（吸着：ラッチオン）。**含ませかたが浅いと乳頭トラブルを起こす**ので注意する。
  - ▶乳首の外しかた。**無理に外すと乳頭を傷つける**ことがあるので注意する。
- 児に排気（げっぷ）をさせる。
  - ▶新生児は胃の噴門部の括約筋が弱いため吐乳しやすいので、排気を十分に行う。
  - ▶5分以上行ってもげっぷが出ない場合は、コットに寝かせて様子をみる。

図1 授乳時の抱きかた

横抱き	交差抱き
乳房Ⅱa、Ⅱb型向き	乳房Ⅱa、Ⅱb型向き

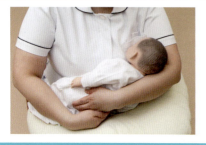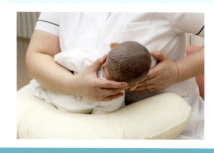

脇抱き（フットボール抱き）	立て（縦）抱き
乳房Ⅲ型向き	乳房Ⅰ、Ⅱa型向き

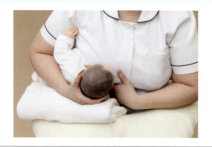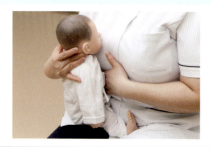

手順

① 母親が児の授乳を求めるサインに気づく。

児の授乳を求める早期のサイン

- 体をもぞもぞと動かす
- 手や足を握りしめる
- 手を口や顔にもってくる
- 探索反射を示す
- 軽く（または激しく）おっぱいを吸うように口を動かす
- 舌を出す
- クーとかハーというような柔らかい声を出す

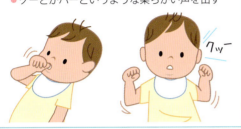

〔ILCA（2014）．Clinical guideline for the establishment of exclusive breastfeeding, 3rd ed, p11. ILCA より〕
井村真澄 著，NPO法人日本ラクテーション・コンサルタント協会 編：母乳育児支援スタンダード 第2版．医学書院，東京，2015：162．表14-3を参考に作成

② 授乳時の抱きかたを確認し、授乳する。

乳頭を含ませるときのポジショニング

- 乳房に対して正しい位置に抱く
  （児を乳房に近づけること）

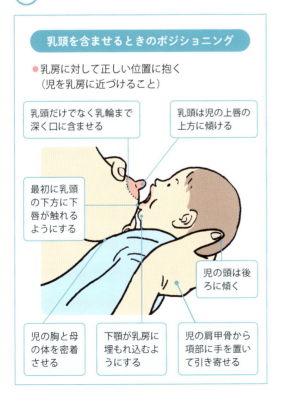

- 乳頭だけでなく乳輪まで深く口に含ませる
- 乳頭は児の上唇の上方に傾ける
- 最初に乳頭の下方に下唇が触れるようにする
- 児の頭は後ろに傾く
- 児の胸と母の体を密着させる
- 下顎が乳房に埋もれ込むようにする
- 児の肩甲骨から項部に手を置いて引き寄せる

乳頭の含ませかた

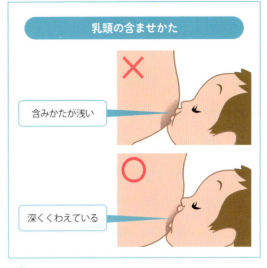

- 含みかたが浅い ✕
- 深くくわえている ○

③ 乳首を外す。

乳首の外しかた

児の下顎を下げたり、指を児の口の端からやさしく入れて口中の陰圧を解除し、やさしく外す（児の口を「い」の字になるようにやさしく指で引いてみるような感じ）

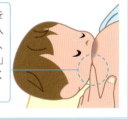

④ 児に排気させる。

排気（げっぷ）の方法

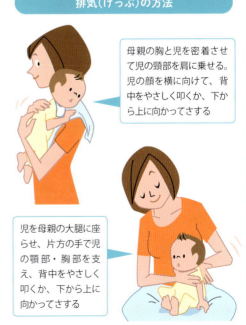

母親の胸と児を密着させて児の頸部を肩に乗せる。児の顔を横に向けて、背中をやさしく叩くか、下から上に向かってさする

児を母親の大腿に座らせ、片方の手で児の頸部・胸部を支え、背中をやさしく叩くか、下から上に向かってさする

COLUMN

副乳とは

- 乳腺組織はミルクライン上の乳腺が退縮して、出生時には左右1個ずつ残るが、退縮しない乳腺は**副乳**として残る。ミルクライン上のどこにでも発生し、頻度は1〜2％といわれる。
- 腋窩にある副乳は産褥初期にしばしば**腫脹**し**圧痛**を伴うため、**局所の冷罨法**を行う。産褥数週間以内に自然軽快する。

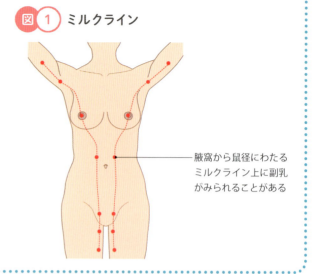

図1 ミルクライン

腋窩から鼠径にわたるミルクライン上に副乳がみられることがある

9 新生児の沐浴＋バイタルサイン測定・体重測定・オムツ替え・寝衣交換

動画 手順1〜4まで（バイタルサイン測定〜体重測定まで）

動画 手順5〜11まで（沐浴〜コットへ移動まで）

ポイント

- 新生児のケアにあたる前には**手をしっかり洗う**。**オムツ交換時は手袋**をする。
- 新生児の沐浴を実施する際には、新生児の状態のアセスメントを行い、沐浴が可能かどうかを判断しなければならない。また、実施する際には新生児の体重測定、全身観察、オムツ替え、寝衣交換、環境整備（コット内のリネン交換）を行うため、看護学生が実習で行うすべての新生児技術が凝縮されているといえる。
- 新生児の沐浴や清拭のかわりにドライテクニックを取り入れる病院が増えてきている。

沐浴の目的

- 身体の清潔、血行の促進（または新陳代謝を促す）、全身の観察を行う。
- 母と児や父と児（実施者と児）とのスキンシップを図り、愛着形成の確立を促す。
- 児の生活リズムの確立を促す。
- 児の哺育意欲を増し、熟眠を誘導し、発育を助長する。

禁忌

- **バイタルサインの異常**：とくに体温（36.5℃未満の場合、37.5℃より高い場合）。
- **湿疹がある**：とくに湿疹が全身に広がったり、滲出液が出ている場合など。
- **嘔吐、下痢**をしている。
- **ぐったりしている**（活気がない）。
- その他：原因がはっきりしないが明らかに**いつもと児の様子が違う**場合は無理に沐浴をさせない。

※禁忌ではないが、実施者の体調がよくないとき、無理に沐浴をする必要はない（沐浴時の事故防止のため）。

準備

- 環境を整備する。
  ▶ 室温24〜26℃、湿度50〜60％、隙間風が入らないか確認する。
  ▶ 湯温38〜40℃、**湯温計だけではなく自分の肘で湯温を確認する。**

根拠 ●児の火傷といった医療事故を避ける。

- 必要物品を準備する。

- 着替え用衣服一式：❶短着、❷長着、❸オムツ
- ❹バスタオル、❺沐浴布またはフェイスタオル、❻ガーゼ
- ❼手袋、❽おしりふきまたは清浄綿
- ❾湯温計、❿ベビーソープ
- 臍帯の処置：⓫アルコール綿、⓬綿棒
- ⓭くし
- 沐浴槽　●ベビーバス（湯量は7〜8分目）
- 湯
- ⓮聴診器、⓯体温計、⓰ストップウォッチ、⓱アルコール綿

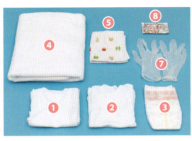
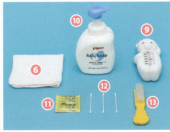
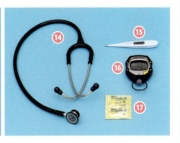

- 授乳状態を把握し、**授乳前後30分は避ける**。空腹時に沐浴をすると児の機嫌が悪く、また沐浴で疲れてしまい次の授乳で哺乳量が不十分になったりする。授乳直後は児が哺乳した母乳や人工乳を吐いてしまう可能性がある。
- できるだけ沐浴時間は**5分以内**（学生は慣れていないので時間がかかるが、**裸になっている時間は10分以内**が望ましい）で行えるよう準備を整える（衣類などの準備はP.105参照）。

 根拠
- 児は体温調整機能が未熟なため、環境温度の影響を受けやすい。裸になっている時間はできるだけ最小限にするよう準備はしっかりと整えてから沐浴を行う。

手順
※各施設によって多少手順が異なることがあるため、参考としてください

1　バイタルサインの測定、全身状態の確認を行う

① バイタルサイン

- 測定時の児の意識レベル（state）（P.38 **表31**参照）をいっしょに確認する。
- 児ができるだけ安定している状態のほうが測定しやすい。
- **呼吸→心拍→体温**の順だと比較的測定しやすい。呼吸数と心拍数は必ず1分間確認する。
- 聴診器は、**聴診器を少し手で温めてから当てる**。
- 児の体温測定は基本的に**皮膚温を腋窩か顎と頸部の間で測定する。直腸温は、児の直腸粘膜を傷つけるおそれがあるので、出生時や深部温（中枢温）の確認時以外は行わない**。
- できるだけ露出を最小限にする（**体温低下を避ける**）。

② 全身状態

- 児の姿勢：正常は「**MW型の姿勢**」をとる。新生児

＜呼吸測定＞

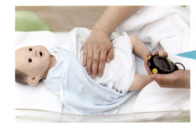

露出を控えるため、短着の上から測定している。わかりにくい場合、胸部に直接触れてもよい（手が冷たくないよう注意する）

＜心拍測定＞

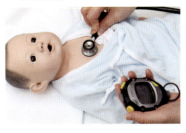

＜体温測定＞
- 顎と頸部の間で測定
- 腋窩で測定

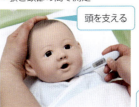
頭を支える

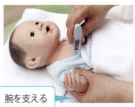
腕を支える

101

仮死などで全身状態が不良の児は、手足をだらりと伸ばしていることが多い。
- 皮膚の状況：出生直後の児の皮膚は湿潤でみずみずしいが、生後2～3日ごろには乾燥気味となる。チアノーゼ、黄疸、母斑などの有無を確認する。
- 黄疸の状況：黄疸の変化は視診（クラマーの黄疸進行度）や黄疸計で経皮ビリルビン値の測定を行い確認する（P.39 **図16・17**参照）。
- 活気の有無。
- その他：特に今までの新生児経過で注意が必要な状態など。

2 衣類を脱がす

- 衣類を脱がせるときは、**児の肩関節を引っ張らずに**、肘などを支えて脱がせる。児の姿勢「MW型」を保持しながら行うと衣服の着脱がしやすい。

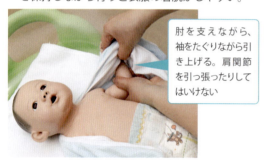

肘を支えながら、袖をたぐりながら引き上げる。肩関節を引っ張ったりしてはいけない

根拠：児の肩関節の脱臼を防ぐため。

3 オムツを外す

① 手袋をつける。オムツを外し、オムツかぶれがないかなど**外陰部の皮膚**を観察する。

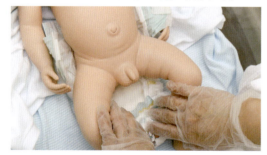

② オムツが汚れている場合は、外陰部や殿部を拭く。女児は尿道口や腟口が不潔にならないよう、**前方から後方**に向かって拭く。男児は**陰嚢の裏**に便が付着しやすく、拭いてもなかなか取れない場合は、沐浴時に再度きれいに拭き取る。

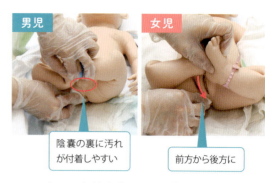

男児／女児

陰嚢の裏に汚れが付着しやすい／前方から後方に

② オムツを外す際は児の**殿部の下に手を入れ**（横から腰を支えながら行うと便で汚染されるのを防ぐことができる）、汚れたオムツを外す。

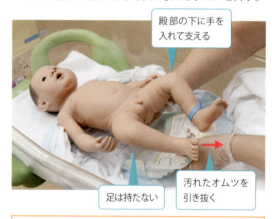

殿部の下に手を入れて支える／足は持たない／汚れたオムツを引き抜く

注意：児の足は**引っ張ったり足首を持ったりしない**（児の股関節脱臼を防ぐため）。

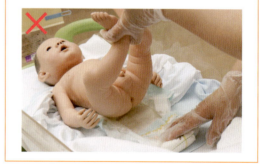

4 体重測定（児は裸の状態）を行う

① 体重計を水平に設置し、**体重計の上にタオルや薄い布などを敷き**、風袋で"0"に設定する。

根拠：児が冷たい体重計にそのまま触れるのを避けるためや、児の排泄などによる体重計の汚染防止のため。

② 裸の児を支え、**殿部からゆっくりと**体重計に乗せる。**頭は最後に両手で支えて**ゆっくりと乗せる。

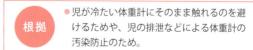

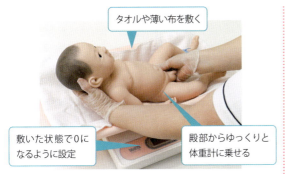

タオルや薄い布を敷く
敷いた状態で0になるように設定
殿部からゆっくりと体重計に乗せる

③ 体重を計測中は児がよく動くので、落下防止のためにも**すぐ児を支えられる位置に計測者（看護者）の手をかざしておく**。

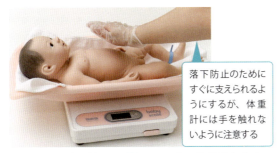

落下防止のためにすぐに支えられるようにするが、体重計には手を触れないように注意する

④ 体重計の値は**2回読み**、双方の値が違うときはもう一度測って中間値を測定値とする。病院によって測定値のとりかたが違うこともあるので施設で確認する。

5 沐浴実施、全身観察を行う

① 沐浴実施がスムーズに行える準備ができているか再度確認する（沐浴室の室温・湿度、着替え一式［沐浴前と同じ枚数の衣服を用意すること（P.105 6 ①参照）］、沐浴用具一式、湯温・湯量）。

② 児を沐浴布（またはフェイスタオル）でくるむ。

③ 児をしっかりと支え、沐浴槽まで移動する。

児の股の間に手を入れて支える
中指で児の頸部を圧迫しないように気をつける

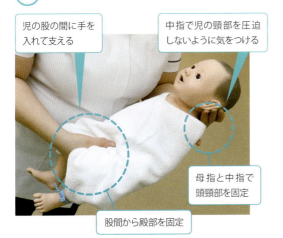

母指と中指で頭頸部を固定
股間から殿部を固定

注意 看護者は、児が動いても落とすことがないようにしっかりと児の頭頸部と殿部を支えること。児を支えるのが怖くて、児の頭や殿部を自分の手のひらの上に乗せるだけでは、児がちょっと動いただけで落としそうになってしまうので、かえって危険である（写真左）。また、逆に首をしめてしまうようなことがないようにも注意する（写真右）。

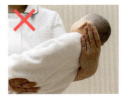 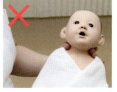

④ 湯温を温度計と自分の肘で確認し、児の足からゆっくりと湯につける。

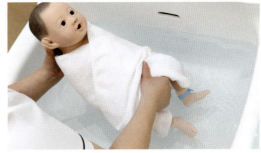

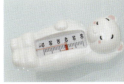 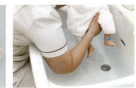

⑤ 沐浴の実施は、**顔**（石けんなし）→（ここから石けんあり）**頭→首→胸→お腹→腕→足→背中→殿部→外陰部・肛門**の順で行い、最後にかけ湯をする。多少順番に違いがある場合もある。

Point

- 顔は、体を沐浴槽に入れてから拭いてもよいが、裸になっている時間を短縮したい場合は、（服を着たまま）顔のみ先に拭いてもよい。
- 目を拭く際は**眼脂がないか**どうかを確認する（片目か両目か、眼脂の色や量）。眼脂がない場合は目頭・目尻どちら側から拭いてもよいが、眼脂がある場合は目尻から目頭に向かって拭く。

眼脂がある場合

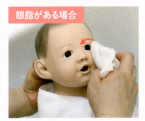

103

⑥ 髪を濡らし石けんで洗った後はよくお湯で流し、軽く髪を拭いておくと、熱（体温）が奪われるのを多少は防ぐことができる。

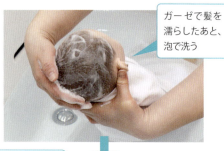

ガーゼで髪を濡らしたあと、泡で洗う

泡をすすいだあと、軽く髪を拭く

⑦ 首・胸・お腹を洗う。

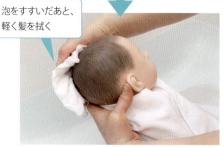

⑧ 腕・足を洗う。

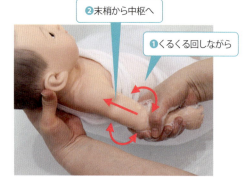

❷末梢から中枢へ
❶くるくる回しながら

> **Point**
> ● 児はよく手を口に持っていくため、石けんで手を洗った後はすぐにお湯ですすいで石けんをとっておく。

⑨ 背中を洗う際には児を腹ばいにするが、湯の中に児を落とさないように**右手（利き手）で児の脇の下をしっかり支え、ゆっくりと腹ばいにする**。また、児の両腕が実施者の右手（利き手）を越えているようにすると、しっかりと腹ばいの児を支えることができる。

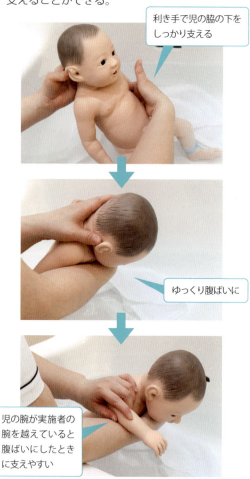

利き手で児の脇の下をしっかり支える

ゆっくり腹ばいに

児の腕が実施者の腕を越えていると腹ばいにしたときに支えやすい

⑩ 首から背中・殿部を洗う。

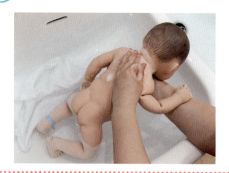

> **Point**
> ● 児の背中を見る機会はあまりないので、異常がないかどうかしっかりと確認する。

⑪ ⑨と逆の手順で児を仰向けに戻し、沐浴布をつける。外陰部・肛門は一番汚れているので、最後にしっかりと洗う。

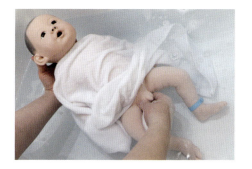

⑫ 足元からかけ湯をした後に児を抱き上げて移動させるときは、**児を振って落とさないように十分配慮する**。抱きかたは③と同様。

⑬ 水分はできるだけ**すばやく押さえ拭き**をする。**頭髪は一番熱が奪われやすい**ので、しっかりと拭き取る。

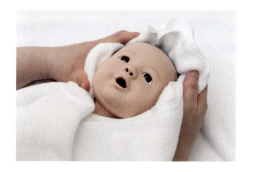

6 オムツを当てたあと、衣類を着せる

① 児は裸になっていると排泄しやすいため、まずはオムツをつける。

● 衣類を着せるときは「**送り手**」と「**迎え手**」で、児の肩関節を引っ張らずに、肘などを支えて着せる。

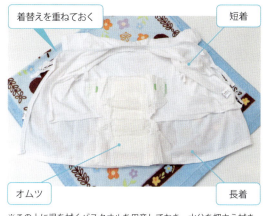

着替えを重ねておく／短着／オムツ／長着

※この上に児を拭くバスタオルを用意しておき、水分を押さえ拭きする。

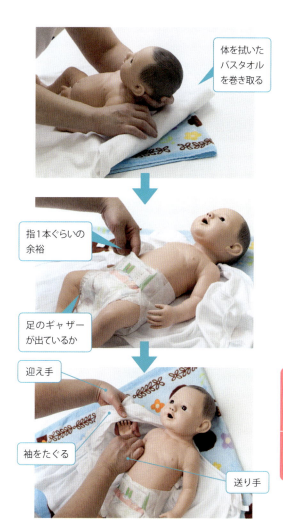

体を拭いたバスタオルを巻き取る／指1本ぐらいの余裕／足のギャザーが出ているか／迎え手／袖をたぐる／送り手

7 臍部の処置を行う

● 臍部をよく観察する(**乾燥の状態、発赤や浸出液、出血、においの有無**)。

● 臍クリップは、臍帯が乾燥していたら外してよい(生後24〜48時間で大体外せる)。

● 綿棒で軽く臍部の水分を拭き取る。病院によっては、アルコール綿などで消毒することがある。

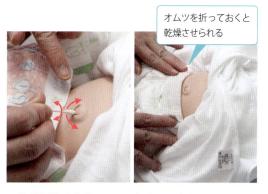

オムツを折っておくと乾燥させられる

● 臍帯脱落は生後7〜10日程度でみられる。

| 8 | 頭髪を整える、耳や鼻を綿棒で拭く |

- 実施者が児の耳を正面で見えるように児の首を横に向け、利き手と反対側の手で児の側頭部と顎をしっかり保持する。
- 綿棒は**鉛筆持ち**にすると力の加減が調節しやすい。
- 耳の掃除は、綿棒の綿の部分で外耳のみをきれいにするだけでよい。

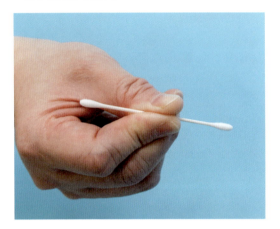

- 鼻の掃除は、綿の部分が隠れる程度まで入れ、綿棒を抜くときはこよりをよるように**軽く回しながら**行うと、鼻垢（鼻くそ）が取りやすい。

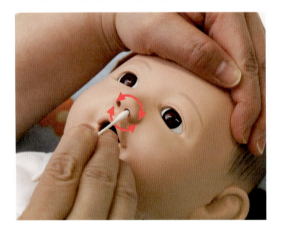

| 9 | 環境整備（コットのリネン交換）を行う |

| 10 | 沐浴前と同じ環境を整える（掛け物の数など）、安全確認 |

- 母児標識の確認：**児の取り間違えを防ぐ**ためにも、**母児標識とコットの名前を必ず確認**する。
- コットの固定の確認：児の移動の際、コットが動いて児を落としたりしないよう、コットのストッパーがかかっているかを確認する。

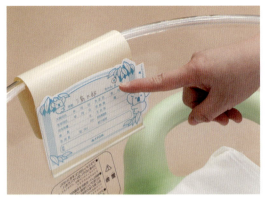

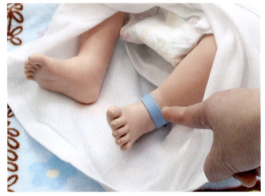

| 11 | 児をコットに移動する |

- 児を抱き上げるときは両手で頭を支えてから片手で殿部を支えて保持し、児を寝かせるときは殿部から下ろして頭は最後に両手で静かに下ろす（頭が一番大事で重いため）。

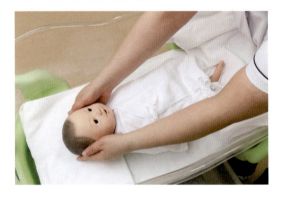

| 12 | 沐浴実施についての記録・報告、沐浴で使用した物品等の片付け |

\用語解説/

【ドライテクニック】胎脂をできるだけ拭き取らず保清のみ行うこと。沐浴は新生児の代謝が高まってくる生後4〜5日ごろから行い、退院前に沐浴指導を行う施設が増えてきている

COLUMN

沐浴とドライテクニック

- **ドライテクニック**とは、出生後は体を拭くのみで、胎脂を残しておく方法である。
- ドライテクニックは、沐浴に比べ、**①体温の喪失が少ない、②児の疲労が少ない、③体力の消耗を防ぐ、④体重減少率が少ない、⑤光線療法率が低くなる、⑥容易であり技術を習得しやすく、看護ケアの時間の短縮につながる**、などといわれており、日本でもドライテクニックを実施する施設が増えている。
- 日本新生児成育医学会（元・日本未熟児新生児学会）が2012年に発表したガイドラインの「正期産新生児の望ましい診療・ケア」では、沐浴について以下のように述べられている（http://jsnhd.or.jp/pdf/sinseijikea.pdf P.425-426より一部抜粋）。
「生後直後の沐浴（産湯）は児の体温を奪い、循環動態が安定しないため避ける。母子分離を避け、我が子の誕生を喜ぶ時間を確保し、胎脂のもつ感染防御因子を残す目的もある。HBV、HCV、HIV、キャリアー母体からの出生児は母体血を除去する必要があるのでこの限りではない。沐浴は呼吸循環動態が安定した生後6時間以上経ってから、できれば生後2～3日以降に行う。連日の沐浴は児を疲労させるので避けることが望ましい」
- ドライテクニックを取り入れている施設では、新生児の新陳代謝が高まる生後4～5日ごろに沐浴を行うことが多く、退院前日に沐浴指導を行う。
- いずれにしても、新生児の状態をアセスメントしたうえで、適切な方法を選択する必要がある。

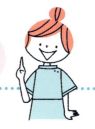

施設によって異なるので注意しましょう

10 褥婦への指導：産褥体操

目的

- 悪露の停滞を防ぎ、子宮収縮を促す。
- 血液の循環を促し、下腹部臓器のうっ血を防ぎ、静脈瘤や血栓の形成を予防する。
- 妊娠や分娩による腹壁および骨盤底筋群の回復を促す。
- 便秘や排尿障害を緩和する。
- 分娩後の筋肉の痛みを取り除き、疲労を回復し、心身のリラクセーションを図る。
- 乳汁分泌を促す。
- 姿勢を整える。
- 経産婦などに起こりやすい子宮下垂や子宮脱、産後尿失禁を防止、回復させる。また、長期継続して実行することで、中高年期の尿失禁予防につながる。

注意点

- 適応は、分娩や産褥経過に異常のない健康な褥婦。**分娩時の出血が多く衰弱している、発熱している、高度裂傷がある、血栓症がある、合併症がある**などの場合に禁忌。
- 実施時には、褥婦の意欲や体調を考慮する。
  - ▶運動の内容や効果を説明し、褥婦の生活や状態に合わせてプログラムを組むようにする。例：1つの運動は5～10回繰り返す。1日約5～20分、2～3回、疲労しない程度を目安に毎日行う。
  - ▶産褥1日より軽い内容の運動から始める。腹式呼吸・胸式呼吸、手関節・足関節の軽い運動→腹筋運動・骨盤傾斜運動・全身運動の順番で行う（P.108 図1）。
  - ▶骨盤底筋体操（尿失禁の予防に有効）は産褥3週を過ぎてから行う（P.108 図2）。分娩直後は子宮靱帯・骨盤底筋は弛緩しているため、子宮の移動性は著しく、子宮は右側に偏在している。これらがほぼ完全に緊張度を回復するには2～3週間を要する。
- 産褥日数によって産褥期の適切な活動量は異なるため、活動が過度になりすぎないように注意する。ただし、産褥期の不必要な活動の制限は逆に身体機能の回復にマイナスに影響するため、適度な活動を行うとよい。

図1 産褥体操（例）

産褥 1～2日	胸式呼吸	両手を胸に乗せて、肋骨の間を広げるイメージで静かに息を吸い、ゆっくりと吐く 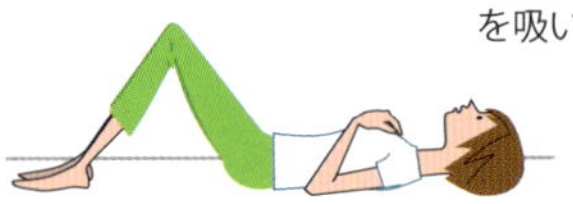	腹式呼吸	両手を腹部に乗せて、静かに息を吸いながら腹部を膨らませ、ゆっくりと息を吐く 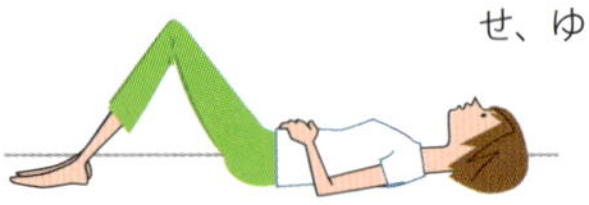	
	つま先と足首の屈伸運動	両下肢を軽く開き、踵は床につけたまま足首を伸ばしたり曲げたりする 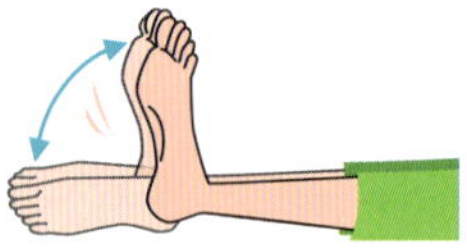	腕の運動・肩を回す運動	●立位または座位で、両肘を胸の前で、左右に大きく開いたり閉じたりする ●肘を大きく描くように回す 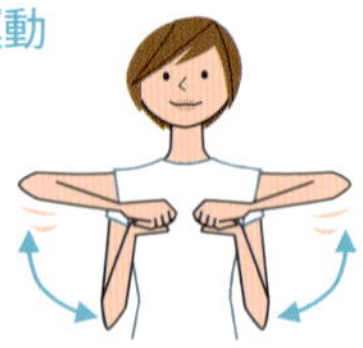	
産褥 3～4日	腹部の運動	両下肢を伸ばした仰臥位で腹部に両手を置いて、腹部の手を見るようにして頭だけをゆっくり起こし、一呼吸おいてゆっくり戻す 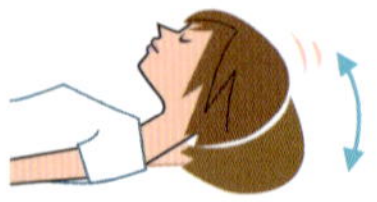	腰の上げ下ろし運動	仰臥位で膝を立て、両腕を軽く広げる。膝を上げて、一呼吸おいて戻す 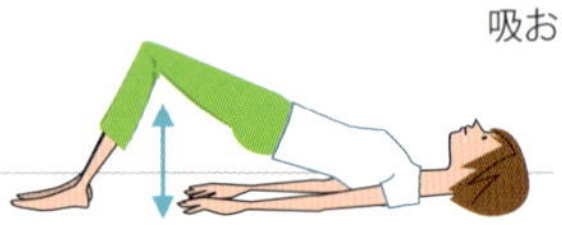	
産褥 5～6日	骨盤を傾ける運動	仰臥位で膝を立て、両腕を軽く広げる。両足をつけた状態で、左右にゆっくりと倒す 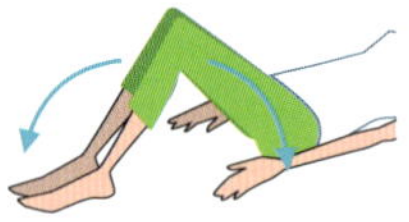	下肢の屈伸運動	仰臥位で膝を立て、両腕を軽く広げる。片方の膝を胸のほうに近づけ、膝を屈伸させる。ゆっくりと足を下ろし、反対の足も行う 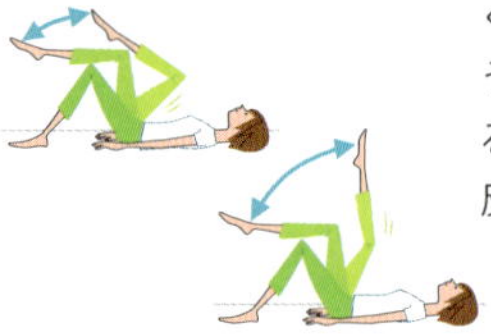	

図2 骨盤底筋体操（例）

肛門と腟を5秒間ぎゅっと締める。その後、力を抜いてリラックスする。5回を1セットとし、1日10回をめやすに行う。

仰臥位で行う場合　　四つんばいで行う場合　　立位で行う場合

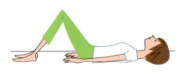
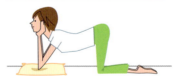
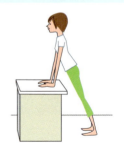

11 褥婦への指導：栄養指導

目的

- 身体の回復を促す。
  - ▶タンパク質：組織の再生・治癒に役立つ。母乳による喪失分を付加する。
  - ▶鉄分：ヘモグロビンの合成に使われる。
- 母乳を通して児の健康状態をよくする。

産褥期の栄養指導時の注意

- 産褥早期：胃の位置が変化することにより食欲が減退することがある。
- 妊娠前の体重に戻らず、**肥満につながる**ことがあ

る。妊娠期に増加した体重は、産後6か月を目安に標準体重に近づけるようにエネルギー付加量を調節する必要がある。ちなみに、産後5か月ごろまでに妊娠前の体重に復帰しないのは、①**妊娠中体重増加が多かった**、②**10歳代**、③**母乳育児をしていない場合**に多いことが認められ、母乳分泌量が多いほど、妊娠前の体重への復帰が良好であるので、体重管理の点からも母乳育児を勧めることが大切といわれている。

産褥期の栄養指導のポイント

- 授乳婦の食事摂取量・内容を知る。
- 授乳や育児などで食事を摂る時間が不規則になることがあるので、簡単に補食が摂れるようにしてもよい。ただし、食べすぎには注意すること(摂取エネルギー量を考える)。
- 褥婦の健康状態(授乳、貧血、便秘など)を考慮する(**表2**)。

表1 母乳分泌をよくするための食生活

母乳分泌によい食品	母乳分泌によくない食品
● **根菜類・菜っ葉類・海藻**をよく摂る(緑黄色野菜、淡色野菜、豆類、海藻など) ▶ゴボウ・レンコン・ニンジン・ダイコン:煮て食べると乳汁分泌が促される ▶菜っ葉類・海藻:乳汁をさらさらにして分泌をよくする ● **旬の野菜**を多めに摂る(旬の野菜はビタミン、ミネラルが豊富に含まれ、風味・栄養価も一番高い) ▶野菜は生で食べると体を冷やすので、煮たり蒸したりして食べるほうが量もたくさん摂れ、体を温めてよい血液をつくり乳汁分泌を促す ● **水分**を十分に摂る ▶麦茶・番茶などのお茶類や、みそ汁・スープなどを摂り、乳汁分泌を促す	● **油分・糖分**は控えめにする(中性脂肪を増やすため、ドロドロとした乳汁をつくり、乳腺を詰まらせる原因になる) ▶魚摂取(とくに青魚)のほうがよいが、摂りすぎに注意する ▶和菓子のほうが洋菓子よりもよい ● **牛乳・乳製品**を摂りすぎない(牛乳の飲みすぎは飽和脂肪酸の摂りすぎになり乳管を詰まらせる原因になる) ▶牛乳なら1日400~500mL ● **カフェイン**の摂りすぎに注意する(コーヒー、日本茶、紅茶、チョコレート、コーラなどに含まれ、母親のカフェインの摂取15~30分以内に母乳中のカフェイン濃度は最高値に達し、摂取量の約0.06~1.5%のカフェインが母乳中へ移行する) ▶カフェイン量としては300mg/日に相当する量以上は注意する※。 ▶1日1~2杯程度のコーヒー摂取では乳児への影響は心配するほどのものではない。ただしコーヒーを多く飲む場合はカフェインレスにするなど母乳に影響のないものを選ぶことが望ましい分泌を促す ※コーヒーは1杯で約120mg(100mL当たり60mg)、紅茶は1杯で約60mg(100mL当たり30mg)、緑茶は1杯で約40mg(100mL当たり20mg)、一般のエナジードリンクは1本80mg程度である。

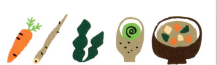
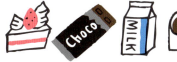

表2 授乳婦への栄養指導のポイント

❶母乳の88%は水分であるため、水分を十分に摂取する。あたたかい汁物料理が最適で、清涼飲料水は糖分が多いので注意する

❷主食が中心の食事とし、エネルギーをご飯でしっかり摂る。穀物は植物性タンパク質や食物繊維、ミネラルの供給源としても重要である

❸副菜で不足しがちなビタミンとミネラルをたっぷりと摂取し、母乳の分泌量と栄養成分を確保する。補助的なものとして野菜ジュースを組み合わせてもよい

❹からだづくりの基礎となる主菜は適量を心がける。摂りすぎに注意し、肉類であれば脂肪の少ない赤身を選ぶなど工夫する

❺牛乳・乳製品などの多様な食品と組み合わせてカルシウムを十分に摂取する。牛乳・乳製品は摂りすぎないよう注意する

❻授乳期の貧血を予防するために、鉄を補給する。母乳中の鉄濃度には影響しないが、貧血による疲労感が母乳育児に影響する

❼香辛料は神経質になりすぎず、適度に利用して味の変化を楽しんでよい

12 NICUにおける看護

NICU・GCUとは

- **NICU**(neonatal intensive care unit：**新生児集中治療室**)とは、24時間連続して重症新生児の呼吸・循環・代謝などの管理ができるチーム、設備およびシステムのある施設のことをいう。
- **GCU**(growing care unit：**回復期治療室**)では、蘇生を必要とする無呼吸発作がなくなり連続した治療を必要としないなど、急性期を脱した児が退院できる状態になるまで医療的管理を続ける。

NICUに入院している児

- NICUは新生児が生命の危機に対する治療を続ける場所であるが、NICUでのストレス(光・音の絶え間ない刺激、採血などの痛みを伴う処置など)は**児の認知機能や社会的行動の異常に関係**することが明らかとなっている。

NICUにおける看護の視点

〈ディベロップメンタルケア(developmental care：DC)〉

- 基本的概念：「**発達を促すケア**」と「**障害を防ぐストレスの少ないケア**」の両面に配慮する。
- 臨床における実践
① 温かい心を育む優しさの医療と看護(loving tender care)を提供して児の心(高次脳機能)を守る。
② 適切な発達を促進する環境(音・光など)と刺激(語りかけなど)を提供する。
③ 家族を視野に置いた医療と看護(family oriented care)によって母親と子どもの絆を損なわない配慮を行う。

〈家族を中心としたケア(family centered care：FCC)〉

- 家族を中心としたケア(FCC)とは、**家族と医療者のパートナーシップ**を認めるケア理念もしくはケア・アプローチである。
- NICUに入院した児の母親は自責の念を感じたり、児の治療のために母子相互作用が阻害されてしまうことがある。そのため、**家族がケアに参加できるような機会をつくり**、家族関係の構築や養育への支援をすることが重要である。

表1 DCに求める効果(目的)とケア内容

目的	ケア内容
生理的(呼吸・循環器系)な安定 ● エネルギー消費の軽減	ポジショニング ホールディング・ハンドリング
ストレスからの保護 ● 安定した脳の成熟 ● 睡眠-覚醒リズムの確立	環境調整(音や光)※1 ケアパターンの調整 癒やしのケア(痛みの軽減)※2
発達の促進 ● 自己鎮静行動の促進 ● 相互作用行動の促進	カンガルーケア タッチケア※3 哺乳・母乳育児支援 発達支援(運動・感覚)

※1：NICUに入院する児にとって音、光、人などすべてのものが環境となるため、音環境(騒音を抑える)、光環境(調光や保育器カバーの使用などにより光刺激を調節する)、人(優しく愛護的なハンドリングを心掛け、児の睡眠・覚醒状態に合わせてケアのタイミングを図る)に配慮していく。

※2：痛みは第5のバイタルサインと呼ばれ、新生児も成人同様に痛みを感じる。痛みを伴う処置を実施する際には痛み緩和ケアを行ったり、痛みの経験回数を少なくするよう医師とともに考える。

※3：タッチケアは、ホールディング、マッサージ、四肢の屈伸運動からなる運動感覚刺激法で、乳幼児の成長と発達を促し、母子(親子)の相互作用と愛着形成を促す育児支援の方法である。

木原秀樹, 日本ディベロップメンタルケア(DC)研究会 編：標準ディベロップメンタルケア. メディカ出版, 大阪, 2014：103. 表1. より転載

表2 FCCの4つの概念

尊敬と尊厳 (respect and dignity)
医療者は、患者・家族の考えや選択を注意深く聞き、尊重する。患者・家族の知識、価値観、信念や文化的背景をケア計画や実施に組み込む

家族のケア参加 (participation)
患者・家族が望むレベルで、ケアや意思決定に参加することを支援する

情報共有 (information sharing)
医療者は患者・家族に一貫した偏りのない情報を役に立つ方法で提供し、共有する。患者・家族は、ケアや意思決定に効果的に参加するために、タイムリーに正確な情報が提供されている

家族との協働 (collaboration)
患者・家族は、施設レベルの理念にもかかわっている。医療者は、ケア提供、医療ケア施設のデザイン、専門職者の教育に関するポリシー(方針)やプログラム開発、実践、評価に際し、患者・家族と協働する

野村雅子, 内田美恵子 編：新生児のからだをやさしく理解 Let's start! NICU看護. へるす出版, 東京, 2016：146. より一部改変して転載

母性看護学実習での看護診断

母性看護学実習での看護診断は、ほかの領域の実習と異なり、健康な人をみるために**ウェルネス**や**ヘルスプロモーション**の視点で考えなければならないことや、母親・児の問題を同時に挙げるために、難しく感じられます。

また、よく用いられる看護診断として「NANDA-I」がありますが、母性領域で使えるものは少ないのが実情です。そのため、日本では、日本助産診断・実践研究会が「マタニティ診断」を開発しており、こちらから「NANDA-I」に採用されている診断名もあります。

なお、母性看護学実習で看護過程を展開する際のチェックポイントとして、以下があります。

- **妊婦と胎児の状況**を**同時に**把握しアセスメントする（お互いの相互関係を考える）。
  - ▶妊婦（身体的・心理的・社会的変化とその関連）
  - ▶胎児（健康状態、発育状態）
- **経時的な経過**（**妊娠期・胎児期→分娩期→産褥期・新生児期**）をみてアセスメントする。
- **ウェルネスの視点**で考える（正常な妊娠・分娩・産褥・新生児期の経過の場合）。

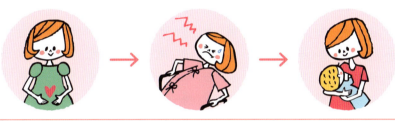

看護診断で困ったときは、『NANDA-I看護診断 定義と分類』や『マタニティ診断ガイドブック』を使って、看護診断の挙げかたなどを考えてみると参考になるでしょう。

ウェルネス型看護診断

- **定義**：個人・家族・地域社会の**ウェルネス（健康）のレベルに対する人間の反応**を記述するものである。
- 「NANDA-I看護診断」では、「2012-2014」よりヘルスプロモーション型に含まれるとしてカテゴリーとして使用しないことになっているが、「マタニティ診断」では用語として用いている。

ヘルスプロモーション型看護診断

- **定義**：個人・介護者・家族・集団・コミュニティの、**ウェルビーイングを増大させ健康の可能性を実現したいという、意欲や願望**についての臨床判断である。反応は特定の健康行動強化へのレディネスとなって現れ、どのような健康状態でも使用できる。（『NANDA-I看護診断 定義と分類』より）。
- ウェルネス型を含む。
- 「〜促進準備状態」とつく。

〈参考・引用文献〉
1. T.ヘザー・ハードマン，上鶴重美，カミラ・タカオ・ロペス 原書編集，上鶴重美 訳：NANDA-I看護診断 定義と分類 2021-2023 原書第12版．医学書院，東京，2021.
2. T.ヘザー・ハードマン 編，日本看護診断学会 監訳，中木高夫 訳：NANDA-I看護診断 定義と分類 2009-2011．医学書院，東京，2009.
3. 日本助産診断実践学会 編：マタニティ診断ガイドブック 第6版．医学書院，東京，2020.

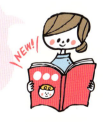

実際に看護診断を行う際には、最新の『NANDA-I看護診断 定義と分類』『マタニティ診断ガイドブック』の定義、診断指標、リスク型では危険因子を確認しましょう

母性　参考・引用文献一覧

〈参考文献〉

1. 佐世正勝，石村由利子 編：ウェルネスからみた母性看護過程＋病態関連図 第4版．医学書院，東京，2021．
2. 中込さと子，小林康江，荒木奈緒 編：ナーシング・グラフィカ 母性看護学① 概論・リプロダクティブヘルスと看護 第3版．メディカ出版，大阪，2024．
3. 糠塚亜起子 著，池西静江 他 編：正常分娩．プチナースBOOKS アセスメントに使える疾患と看護の知識．照林社，東京，2016：274，276．
4. 池西静江，石束佳子，阿形奈津子 編：看護学生スタディガイド2025．照林社，東京，2024．
5. 森恵美 著者代表：系統看護学講座 専門分野Ⅱ 母性看護学② 母性看護学各論 第14版．医学書院，東京，2021．
6. 医療情報科学研究所 編：病気がみえる 産科vol.10 第4版．メディックメディア，東京，2018．
7. 村本淳子，高橋真理：周産期ナーシング 第2版．ヌーヴェルヒロカワ，東京，2011．
8. 有森直子 編：母性看護学Ⅱ 周産期各論 質の高い周産期ケアを追求するアセスメントスキルの習得 第2版．医歯薬出版，東京，2020．
9. 武谷雄二，上妻志郎，藤井知行，大須賀穣 監：プリンシプル産科婦人科学 1婦人科編第3版．メジカルビュー社，東京，2014．
10. 櫛引美代子：カラー写真で学ぶ 周産期の看護技術 第3版．医歯薬出版，東京，2021．
11. 綾部琢哉，板倉敦夫 編：標準産科婦人科学 第5版．医学書院，東京，2021．
12. 仁志田博司 編：新生児学入門 第5版．医学書院，東京，2018．
13. 第107回看護師国家試験問題の視覚素材（午前問題117）．
14. 日本産科婦人科学会，日本産婦人科医会：産婦人科診療ガイドライン産科編2020．2020．
15. 日本産婦人科医会：19．ステップアップ7(non-reassuring fetalstatus)．https://www.jaog.or.jp/lecture/19-%E3%82%B9%E3%83%86%E3%83%83%E3%83%97%E3%82%A2%E3%83%83%E3%83%97%EF%BC%97%EF%BC%88non-reassuring-fetal-status%EF%BC%89/（2024/12/17閲覧）
16. 小林康江，中込さと子，荒木奈緒 編：ナーシング・グラフィカ 母性看護学② 母性看護の実践 第3版．メディカ出版，大阪，2024．
17. 荒木勤：最新産科学 正常編 改訂第23版．文光堂，東京，2023．
18. 宇藤裕子：カラービジュアルで見てわかる！ はじめてのNICU看護．メディカ出版，大阪，2013：8．
19. 櫛引美代子：カラー写真で学ぶ新生児の観察と看護技術 第2版．医歯薬出版，東京，2017：5-7．
20. 原寿郎 監：標準小児科学 第9版．医学書院，東京，2022．
21. 我部山キヨ子，藤井知行 編：助産学講座7 助産診断・技術学Ⅱ[2]分娩期・産褥期 第6版．医学書院，東京，2021．
22. 飯沼一宇，有阪治，竹村司，渡辺博 編：小児科学・新生児学テキストPart4 全面改訂第5版．診断と治療社，東京，2007：20-21，703．
23. 日本小児神経学会ホームページ：小児神経学的検査チャート作成の手引き．(https://www.childneuro.jp/about/6438/)（2024/12/18閲覧）
24. 関沢明彦：出生前診断．専攻医教育プログラム2（第2会場：仙台国際センター会議棟2F橘，平成30年5月10日10：25〜11：15）http://jsog.umin.ac.jp/70/jsog70/2-1_Dr.Sekizawa.pdf（2024/12/18閲覧）
25. 関沢明彦：NIPT：noninvasive prenatal testing 無侵襲的出生前遺伝学的検査．https://www.mhlw.go.jp/content/11908000/000559098.pdf（2024/12/18閲覧）
26. 八藤後忠夫，水谷徹：障害者の生存権と優生思想－障害児教育への示唆と展望．教育学部紀要 文教大学教育学部，第39集．2005．https://bunkyo.repo.nii.ac.jp/records/294（2024/12/18閲覧）
27. 日本妊娠高血圧学会 編：妊娠高血圧症候群の診療指針2021-Best Practice Guide-．メチカルビュー社，東京，2021．
28. 我部山キヨ子，武谷雄二 編：助産学講座6 助産診断・技術学Ⅱ[1]妊娠期 第6版．医学書院，東京，2021．
29. 日本糖尿病学会 編著：糖尿病診療ガイドライン2024．南江堂，東京，2024．
30. 荒木勤，鈴木俊治 著：最新産科学 異常編 改訂第23版．文光堂，東京，2023．
31. 森恵美 著者代表：系統看護学講座 専門分野Ⅱ 母性看護学① 母性看護学概論 第14版．医学書院，東京，2021．
32. 石井邦子，廣間武彦 編：助産学講座8 助産診断・技術学Ⅱ[3]新生児期・乳幼児期 第6版．医学書院，東京，2021．
33. 村本淳子，高橋真理 編：女性のライフサイクルとナーシング 女性の生涯発達と看護 第2版．ヌーヴェルヒロカワ，東京，2011：265．
34. 厚労省．不妊治療と仕事の両立サポートハンドブック．https://www.mhlw.go.jp/bunya/koyoukintou/pamphlet/dl/30l.pdf（2024/12/18閲覧）
35. 反復・習慣流産（いわゆる「不育症」）の相談対応マニュアル．平成24年3月．https://www.cfa.go.jp/assets/contents/node/basic_page/field_ref_resources/57921560-ab1e-4032-bb58-eb62f0bce33d/31b07808/20230401_policies_boshihoken_fuiku_04.pdf（2024/12/18閲覧）
36. 小林康江，中込さと子，荒木奈緒 編：ナーシング・グラフィカ 母性看護学③ 母性看護技術 第6版．メディカ出版，大阪，2024．
37. 平澤美惠子，村上睦子 監：新訂版 写真でわかる母性看護技術アドバンス．インターメディカ，東京，2020．
38. NPO法人日本ラクテーション・コンサルタント協会 編：母乳育児支援スタンダード 第2版．医学書院，東京，2015：161-174．
39. 今津ひとみ，加納尚美 他：母性看護学 2．産褥・新生児．医歯薬出版，東京，1995：9．
40. 周産期医学編集委員会：周産期の栄養と食事．周産期医学増刊号2005；35：222-227．
41. 周産期医学編集委員会：Q&Aで学ぶお母さんと赤ちゃんの栄養．周産期医学増刊号2012；42：300，393-409．
42. 櫛引美代子：カラー写真で学ぶ妊産褥婦のケア 第2版．医歯薬出版，東京，2014．
43. 水野克己，水野紀子，瀬尾智子：よくわかる母乳育児 改訂第2版．へるす出版，東京，2012．
44. 武谷雄二，上妻志郎，藤井知行，大須賀穣 監：プリンシプル産婦人科学 2産科編 第3版．メジカルビュー社，東京，2014．
45. 日本ディベロップメンタルケア(DC)研究会 編：標準ディベロップメンタルケア．メディカ出版，大阪，2014：11．

〈引用文献〉

【Part1 見てわかる！ 妊娠・分娩・産褥の基礎知識】

1. 東京アカデミー 編：オープンセサミシリーズ看護学4 小児看護学 母性看護学．ティーエーネットワーク，東京，2015：129.
2. 佐世正勝，石村由利子 編：ウェルネスからみた母性看護過程＋病態関連図 第3版．医学書院，東京，2016：5，34-35.

【Part2 産褥期を受け持つための妊娠〜産褥までのアセスメント】

1. 日本産科婦人科学会：妊娠中の体重増加指導の目安について．2021年6月1日．より引用 https://www.jsog.or.jp/news/pdf/20210616_shuuchi.pdf（2024/8/1閲覧）
2. 厚生労働省：「日本人の食事摂取基準（2025年版）」策定検討会報告書．https://www.mhlw.go.jp/stf/newpage_44138.html（2024/12/18閲覧）
3. 常盤洋子：正常な分娩．ウイメンズヘルスナーシング 周産期ナーシング 第2版，村本淳子，高橋真理 編，ヌーヴェルヒロカワ，東京，2011：129.
4. 日本超音波医学会：超音波胎児計測の標準化と日本人の基準値．超音波医学 2003；30（3）：430.
5. 日本産婦人科学会，日本産婦人科医会 編集・監修：産婦人科診療ガイドライン 産科編2023．CQ106-1，日本産婦人科学会事務局，東京，2023：84-86.
6. 日本産科婦人科学会，日本産婦人科医会，日本周産期・新生児医学会，日本麻酔科学会，日本輸血・細胞治療学会，日本IVR学会：産科危機的出血への対応指針2022（2022年1月改訂）https://www.jsog.or.jp/activity/pdf/shusanki_taioushishin2022.pdf（2024/10/17閲覧）
7. 森恵美：産婦・胎児，家族のアセスメント．系統看護学講座 専門分野II 母性看護学[2] 母性看護学各論 第14版．森恵美 著者代表，医学書院，東京，2021：220.
8. 有森直子 編：母性看護学II 周産期各論 第2版 質の高い周産期ケアを追求するアセスメントスキルの習得．医歯薬出版，東京，2020：180-181.
9. 内山芳子：REEDA—会陰部治癒状況の評価．助産婦雑誌1982．36：6：78-81.
10. 櫛引美代子：カラー写真で学ぶ 妊産褥婦のケア 医歯薬出版 第2版，東京，2014：54.
11. 石村由利子 著：産褥期のアセスメント．ウエルネスからみた母性看護過程＋病態関連図 第4版，佐世正勝，石村由利子 編，医学書院，東京，2021：686.
12. 岡島文惠：産褥期の乳房管理のための診断．助産学講座7 助産診断・技術学II[2]分娩期・産褥期 第5版，我部山キヨ子，武谷雄二 編，医学書院，東京，2013：372．図15-3.
13. 我部山キヨ子，藤井知行 編：助産学講座7 助産診断・技術学II[2]分娩期・産褥期 第6版．医学書院，東京，2021：260.
14. 佐世正勝，石村由利子 編：ウェルネスからみた母性看護過程＋病態関連図 第4版．医学書院，東京，2021：673.
15. 江守陽子 著，前原澄子 編：新看護観察のキーポイントシリーズ 母性II．中央法規出版，東京，2011：37.
16. 井村真澄 著，小林康江，中込さと子，荒木奈緒 編：ナーシンググラフィカ 母性看護学② 母性看護の実践 第3版．メディカ出版，大阪，2024：256.
17. 『周産期医学』編集委員会 編：周産期の栄養と食事．周産期医学増刊号2005；35：615.
18. 古田祐子，鳥越郁代：IV正常な産褥 産褥経過．村本淳子，高橋真理 編：ウイメンズヘルスナーシング 周産期ナーシング 第2版．ヌーヴェルヒロカワ，東京，2011：190.
19. 日本小児科学会新生児委員会：新しい在胎期間別出生時体格標準値の導入について．日本小児科学会雑誌114（8）：1271-1293，2010.
20. 竹内徹：新生児期における母子相互作用．特集 母親・芽生えと発達，教育と医学2002：50（6）：17.

【Part3 知っておきたい！ 妊娠・分娩・産褥期の異常】

1. 日本産科婦人科学会：2022年体外受精・胚移植等の臨床実施成績．https://www.jsog.or.jp/activity/art/2022_JSOGART.pdf（2024/8/14閲覧）
2. 野澤美江子 著，中込さと子，小林康江，荒木奈緒 編：ナーシング・グラフィカ 母性看護学① 概論・リプロダクティブヘルスと看護 第3版．メディカ出版，大阪，2024：210.
3. 国立研究開発法人日本医療研究開発機構委託事業「不育症研究について」http://fuiku.jp/study/（2024/12/19閲覧）
4. 森恵美 著者代表：系統看護学講座専門分野II 母性看護学[2] 母性看護学各論 第14版．医学書院，東京，2021：390.
5. 武谷雄二，上妻志郎 他 監：プリンシプル産科婦人科学 2産科編 第3版．メジカルビュー社，東京，2014：425.
6. 日本小児科学会：B型肝炎ウイルス母子感染予防のための新しい指針．https://www.jpeds.or.jp/uploads/files/HBV20131218.pd（f 2024/8/14閲覧）
7. 日本妊娠高血圧学会ホームページ：妊娠高血圧症候群の新定義・臨床分類について http://www.jsshp.jp/journal/pdf/20180625_teigi_kaiteian.pd（f 2018/9/7閲覧）
8. 日本妊娠高血圧学会 編：妊娠高血圧症候群の診療指針2021-Best Practice Guide-．メジカルビュー社，東京，2021：52-54.
9. 五十嵐ゆかり 著，有森直子 編：母性看護学II 周産期各論 第2版．医歯薬出版，東京，2020：115.
10. 日本糖尿病学会 編・著：糖尿病治療ガイド2022-2023．文光堂，2022：105.
11. 日本糖尿病・妊娠学会 編：妊婦の糖代謝異常診療・管理マニュアル 第3版．メジカルビュー社，東京，2022：72.
12. 日本糖尿病・妊娠学会 編：妊婦の糖代謝異常 診療・管理マニュアル 第3版．メジカルビュー社，東京，2022：69.
13. 荒木勤：最新産科学 異常編 改訂第22版．文光堂，東京，2015：188.
14. 森恵美 著者代表：系統看護学講座 専門分野II 母性看護学各論 第14版．医学書院，東京，2021：99.
15. 日本産科婦人科学会，日本産婦人科医会 編集・監修：産婦人科診療ガイドライン-産科編2023．日本産婦人科学会事務局，東京，2023：53-54.
16. Whittaker PG, Macphail S, Lind T：Serial hematologic changes and pregnancy outcome．*Obstet Gyneco* 1996．88：33-39.
17. 日本産科婦人科学会：早産・切迫早産．https://www.jsog.or.jp/citizen/5708/（2024/12/19閲覧）
18. 村本淳子，高橋真理 編：ウイメンズヘルスナーシング 周産期ナーシング 第2版．ヌーヴェルヒロカワ，東京，2011：324.
19. 荒木勤：最新産科学 異常編 改訂第22版．文光堂，東京，2015：343.
20. 医療情報科学研究所 編：病気がみえる vol.10 産科 第4版．メディックメディア，東京，2018：182.
21. 厚生労働省：令和5年（2023）人口動態統計（確定数）の概況 第4表 母の年齢（5歳階級）・出生順位別にみた出生数.

22. 日本産科婦人科学会，日本産婦人科医会：産婦人科診療ガイドライン　産科編2020：164.

23. 日本産婦人科学会ホームページ：2024年改訂版 産科DIC診断基準．日本産婦人科学会 日本産婦人科・新生児血液学会 合同委員会．https://www.jsog.or.jp/news/pdf/2024DICkijun.pdf(2024/12/19閲覧)

24. 日本産科婦人科学会，日本産婦人科医会，日本周産期・新生児医学会，日本麻酔科学会，日本輸血・細胞治療学会，日本IVR学会：産科危機的出血への対応指針2022．2022年1月．日本産科婦人科学会ホームページ(https://www.jsog.or.jp/activity/pdf/shusanki_taioushishin2022.pdf)(2024/8/14閲覧)

25. 森恵美 著者代表：系統看護学講座　専門分野Ⅱ　母性看護学[2]母性看護学各論　第14版．医学書院，東京，2021：423-444.

26. 日本産科婦人科学会誌2006：64(1)．N-6. http://www.jsog.or.jp/PDF/64/6401-006.pdf (2017/3/3閲覧)

27. 日本産科婦人科学会誌2012：64(1)．N6-8.http://www.jsog.or.jp/PDF/64/6401-006.pdf (2017/3/3閲覧)

28. 荒木勤：最新産科学　異常編　改訂第22版．文光堂，東京，2015：327 表36-8.

29. 日本産科婦人科学会，日本産婦人科医会 編集・監修：産婦人科診療ガイドライン　産科編2023．日本産科婦人科学会事務局，東京，2023：254.

30. 日本産科婦人科学会，日本産婦人科医会 編集・監修：産婦人科診療ガイドライン－産科編2023．日本産科婦人科学会事務局，東京，2023：213-218.

31. 医療情報科学研究所 編：病気が見える vol.10 産科 第4版．メディックメディア，東京，2018：359-361.

32. 荒木勤：最新産科学　異常編　改訂第22版．文光堂，東京，2015：363.

33. 医療情報科学研究所 編：病気がみえる　vol.10　産科　第4版．メディックメディア，東京，2018：325.

34. 医療情報科学研究所 編：病気がみえる　vol.10　産科　第4版．メディックメディア，東京，2018：326.

35. 森恵美 著者代表：系統看護学講座 専門分野Ⅱ 母性看護学各論 第14版．医学書院，東京，2021：514.

36. 工藤美子：異常のある褥婦の看護．系統看護学講座　専門分野Ⅱ　母性看護学[2]　母性看護学各論　第14版．医学書院，東京，2021：525-526.

37. 日本産科婦人科学会，日本産婦人科医会 編集・監修：産婦人科診療ガイドライン－産科編2023．日本産科婦人科学会事務局，2023：275-276.

38. 森恵美 著者代表：系統看護学講座 専門分野Ⅱ 母性看護学各論 第14版．医学書院，東京，2021：523-526.

39. NPO法人日本ラクテーション・コンサルタント協会：母乳育児支援スタンダード 第2版．医学書院，東京，2015：274-278.

40. 佐世正勝，石村由利子 編集：ウェルネスからみた母性看護過程＋病態関連図 第4版．医学書院，東京，2021：742-743.

41. 我部山キヨ子，武谷雄二 編：助産学講座7 助産診断・技術学Ⅱ[2]分娩期・産褥期 第5版．医学書院，東京，2013：387.

42. 富岡由美，加藤知子：産後の乳房トラブル．中田雅彦，増本健一 編著：最新図解でよくわかるお母さんと赤ちゃんの生理とフィジカルアセスメント ペリネイタルケア2024年冬季増刊：568：165.

43. 仁志田博司：新生児学入門 第4版．医学書院，2012：255，256.

44. 医療情報科学研究所 編：病気がみえる vol.10 産科 第4版．メディックメディア，東京，2018：410.

45. 有森直子 編：アセスメントスキルを修得し質の高い周産期ケアを追求する 母性看護学Ⅱ 周産期各論．医歯薬出版，東京，2015：456.

46. 我部山キヨ子，武谷雄二 編：助産学講座8 助産診断・技術学Ⅱ[3]新生児期・乳幼児期 第5版．医学書院，東京，2013：139.

47. 蛭田明子：新生児のアセスメントに必要な知識と技術．母性看護学Ⅱ 周産期各論 第2版 質の高い周産期ケアを追求するアセスメントスキルの習得．有森直子 編，医歯薬出版，東京，2020：374.

48. 村田文也：交換輸血 光線療法．周産期医学 1981．11：12：359.

49. 丸尾猛，岡井崇：標準産婦人科学 第4版．医学書院，東京，2011：495.

【Part4 おさえておきたい母性看護技術】

1. 荒木奈緒，中込さと子，小林康江 編：ナーシング・グラフィカ 母性看護学③ 母性看護技術 第4版．メディカ出版，大阪，2019：21.

2. 我部山キヨ子，武谷雄二 編：助産学講座6 助産診断・技術学Ⅱ[1]妊娠期 第5版．医学書院，東京，2013：182.

3. 森恵美 著者代表：系統看護学講座 母性看護学各論 母性看護学② 第13版．医学書院，東京，2016：90，112.

4. 仁志田博司 編：新生児学入門 第5版．医学書院，東京，2018：78，82.

5. 藤塚 ほか：NICU・GCU看護師のファミリーセンタードケアの実践と認識，コミュニケーションスキルとの関連－急性期を脱した子どもの家族との関係性に焦点を当てて－．日本小児看護学会誌2018：28：51-58．https://www.jstage.jst.go.jp/article/jschn/28/0/28_28_51/_pdf/-char/ja(2021/1/5閲覧)

6. 日本ディベロップメンタルケア(DC)研究会 編：標準ディベロップメンタルケア．メディカ出版，大阪，2014：11，86，231.

7. 小林康江，中込さと子，荒木奈緒：ナーシング・グラフィカ 母性看護学② 母性看護の実践．メディカ出版，大阪，2019：316-317.

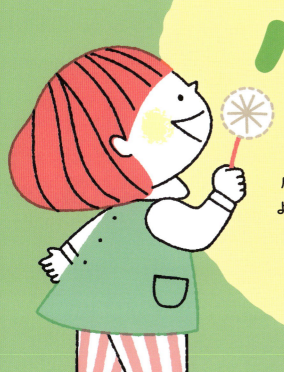

小児

小児看護学で知っておきたい、
成長・発達段階別の特徴やアセスメント、
よく受け持つ症状・疾患、小児看護技術を
ビジュアルでまとめました。

［編著］市江 和子

Part 1 見てわかる！ 小児の成長・発達段階別 特徴 …… 116

Part 2 小児の成長・発達段階別 アセスメント …… 130

Part 3 知っておきたい！よく受け持つ症状・疾患の知識 …… 136

Part 4 おさえておきたい 小児看護技術 …… 182

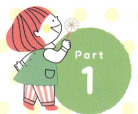

見てわかる！
Part 1 小児の成長・発達段階別特徴

小児看護学実習で子どもを受け持つ前に、
その成長・発達段階の時期と特徴をイラストで理解しましょう！

市江和子

発達段階の区分と特徴

発達段階	出生前期	新生児期	乳児期
時期	●受精してから出生まで	●出生後4週（28日）未満	●新生児期を含めて生後1年未満
特徴	●受精から出生するまでの時期で、胎生期と呼ばれる ●臓器や組織を成熟しながら、**外界に適応できる能力を獲得し完成していく**	●母体内から外界へと大きく変化した環境に適応していく時期 ●外界で生きるための能力を育む期間となることから、家族をはじめ、周囲からの**十分な保護を必要とする**	●生後1年という短期間のなかで成長・発達の著しい時期 ●**人間としての基盤を形成**する重要な時期となる

発達課題

- エリクソンは、発達段階を8つに分け「**漸成図式**」（**図1**）を作成した。各発達段階における危機を〈対〉で表している。その段階において獲得と克服しなければならない固有の課題がある。
- ある発達段階の危機を克服すれば、その段階での〈同一化〉が達成される。そして、次の発達段階に進む。もし、ある発達段階で危機が乗り越えられず〈同一化〉が達成できなかった場合、**次の段階以降の成長・発達に歪みが生じてくる**と指摘がされている。

図1 エリクソンの漸成図式（発達課題）

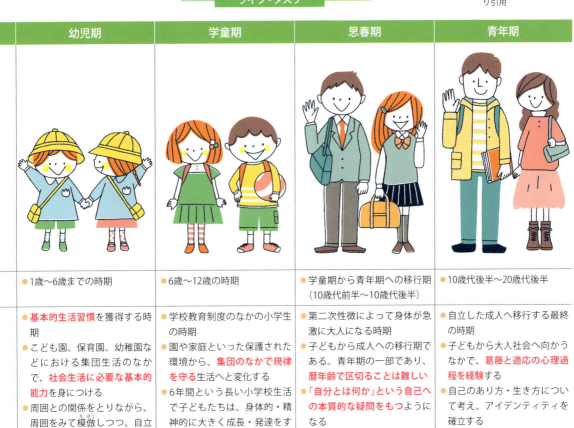

	〈ポジティブな面〉	〈人間の強さ〉	〈ネガティブな面〉
老年期　第Ⅷ段階	統合性	英知	絶望
壮年期　第Ⅶ段階	生殖性	世話（ケア）	停滞
成人初期　第Ⅵ段階	親密性	愛の能力	孤立
青年期　第Ⅴ段階	アイデンティティの確立	忠誠心	役割の拡散
学童期　第Ⅳ段階	勤勉感	適格意識	劣等感
幼児期　第Ⅲ段階	主導性（積極性）	目的意識	罪悪感
幼児初期　第Ⅱ段階	自律感	意思力	恥・疑惑
乳児期　第Ⅰ段階	基本的信頼	希望	基本的不信

- 各発達段階の危機が〈対〉で示されている
- 克服によって〈同一化〉が図られ、できない場合に次の段階での成長・発達に歪みが生じるとされる

岡堂哲雄 他：患者ケアの臨床心理　人間発達学的アプローチ．医学書院, 東京, 1978：37より引用

	幼児期	学童期	思春期	青年期
時期	●1歳〜6歳までの時期	●6歳〜12歳の時期	●学童期から青年期への移行期（10歳代前半〜10歳代後半）	●10歳代後半〜20歳代後半
特徴	●**基本的生活習慣**を獲得する時期 ●こども園、保育園、幼稚園などにおける集団生活のなかで、**社会生活に必要な基本的能力**を身につける ●周囲との関係をとりながら、周囲をみて模倣しつつ、自立へ向かう重要な時期	●学校教育制度のなかの小学生の時期 ●園や家庭といった保護された環境から、**集団のなかで規律を守る生活へと変化する** ●6年間という長い小学校生活で子どもたちは、身体的・精神的に大きく成長・発達をする	●第二次性徴によって身体が急激に大人になる時期 ●子どもから成人への移行期である。青年期の一部であり、**暦年齢で区切ることは難しい** ●**「自分とは何か」という自己への本質的な疑問をもつ**ようになる ●精神的な成長・発達が身体的な成長に追いつかず、不安定になる傾向がみられる	●自立した成人へ移行する最終の時期 ●子どもから大人社会へ向かうなかで、**葛藤と適応の心理過程**を経験する ●自己のあり方・生き方について考え、アイデンティティを確立する ●主体的な進路選択を行い、将来への展望をみいだしていく

発達段階の区分と特徴を知ることは、子どもの成長・発達理解につながります

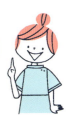

小児期の成長・発達の基礎

成長・発達の原則	●成長・発達には順序があり、**ほぼ一定の順序**で進む ●成長・発達は**連続的**で、速度は一定ではない（**図2**） ●特定の器官・機能の成長・発達には重要な時期（**臨界期**※）がある ●成長・発達には基本的な方向がある 　▶**頭部から尾部**（頭から足）に向かって進む 　▶**近位から遠位**（体の中心から末梢）へ向かって進む 　▶**粗大な動きから微細な動き**へ進む ●成長・発達には、個人差がある
発育評価	●乳幼児の発育状態の評価には**カウプ指数**（**表1**）があり、学童・思春期の発育状態の評価には**ローレル指数**（**表2**）がある ●体型や栄養状態の判定に使用するが、子どもの成長段階によって**基準値に変動がみられる** ●肥満度（**表3**）は幅広い年齢の評価が可能であり、厚生労働省では幼児の健康診査などで使用する身体発育の評価に採用している ●身体発育評価の注意点として、精密検査などを行わない段階で**安易に発育異常と判断しない**
成長曲線	●子どもの計測値を、**パーセンタイル値**（**表4**）または**パーセンタイル曲線と比較**して発育を評価する ●乳幼児期の年月齢の体重、身長、頭囲の3〜97パーセンタイル曲線は母子健康手帳に掲載されている

※「臨界期」と同じ意味として発達心理学用語の「敏感期」と呼ばれることがある。

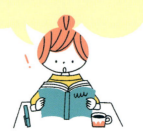

「頭部から尾部」「近位から遠位」
「粗大な動きから微細な動き」
という成長・発達の原則や
発育評価、成長曲線の内容をおさえ、
小児期のアセスメントを行おう！

図 2 スキャモンの各器官別発育曲線

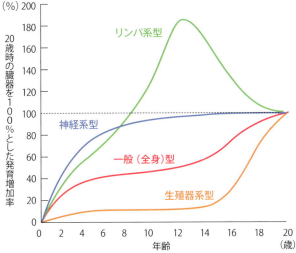

器官	発育部位	成長・発達の特徴
リンパ系型	免疫力を向上させる扁桃、リンパ節などのリンパ組織の発育	12歳ごろに比較的急速な成長・発達を経て、20歳ごろに完成する
神経系型	脳、脊髄、感覚器などの神経組織の発育	14歳ごろにある程度完成する
一般（全身）型	骨格、筋肉全体、各臓器、血液量・体幹などの発育	ある程度一定の成長・発達をする
生殖器系型	子宮、卵巣、睾丸などの生殖器の発育	15歳ごろから急激に成長・発達する

表 1 カウプ指数

● 乳幼児期の発育をみる指数

$$\langle 体重[g] \div (身長[cm])^2 \rangle \times 10$$

10未満	消耗症（高度な栄養失調）
10〜13	栄養失調
13〜15	やせ
15〜19	標準
19〜22	優良、肥満傾向
22以上	肥満

表 2 ローレル指数

● 学童・思春期の発育をみる指数

$$\langle 体重[g] \div (身長[cm])^3 \rangle \times 10^4$$

100未満	やせすぎ
100〜120	やせ
120〜140	標準
140〜160	肥満傾向
160以上	肥満

表 3 肥満度

● 幅広い年齢に用いられる

$$肥満度(\%) = \{(実測体重[kg] - 標準体重[kg]) \div 標準体重[kg]\} \times 100$$

幼児期	肥満度15％以上が肥満
学童期以降	肥満度20％以上が肥満

表 4 パーセンタイル値

50パーセンタイル	中央値（平均値と一致しないこともある）
10〜90パーセンタイル	中央値も含め、約80％の子どもが含まれる（正常な範囲）
10パーセンタイル未満および90パーセンタイルを超える場合	今後の経過を観察する必要がある
3パーセンタイル未満および97パーセンタイルを超える場合	発育に何らかの偏りがあると評価し、精密検査を実施する

指数などは年齢にあわせて選択しましょう！

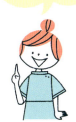

新生児・乳児期の成長・発達の特徴

形態的成長・発達

(P.124〜125 表1〜3参照)

- ●体重
  - ▶出生時の体重の中央値は**男児3.06kg、女児2.95kg**※
  - ▶新生児期に生理的体重減少の後に回復し、めざましい成長を遂げる
  - ▶生後3〜4か月では出生時の**約2倍**、1年では**約3倍**になる
- ●身長
  - ▶出生時の身長の中央値は**男児49.4cm、女児48.8cm**※
  - ▶乳児の身長は前半に著しく伸び、生後1年0〜6月未満では、男児76.5cm、女児75.3cmと出生時の**約1.5倍になる**※
- ●頭囲、大泉門
  - ▶頭囲は出生時の中央値は男児33.7cm、女児33.3cmに対し、1年0〜6月未満で男児46.8cm、女児45.7cmと著しく大きくなる※
  - ▶頭囲は脳の重量とともに、**乳児期に著しく増加**する
  - ▶子どものさまざまな健康問題の重要な観察点となる
- ●**大泉門**は、**1歳6か月**までにほぼ閉鎖する
  - ▶大泉門の膨隆は髄膜炎や脳炎、脳腫瘍などによる**脳圧亢進の症状**を表し、陥没は**脱水症の徴候**となる

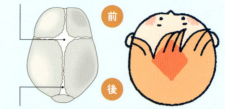

大泉門（生後1年2か月〜1年6か月ごろに閉鎖）
小泉門（生後2か月までに完全に閉鎖）

- ●胸囲
  - ▶出生時の胸囲の中央値は男児が32.0cm、女児が31.7cmで、**頭囲よりやや小さい**※
  - ▶胸腔内臓器の発育と胸部の皮下脂肪の増加に伴い増大し、2歳を過ぎると頭囲より胸囲が大きくなる

※令和5年乳幼児身体発育調査結果に基づく50パーセンタイル値（中央値）

心理社会的発達

- ●子どもは、あやされると大きな声をあげて笑い、近くに人がいないと泣き出したりする
- ●**特定の人への基本的な信頼感**を形成する
- ●母子相互作用として、母親などの重要他者に対する特別な反応へと発達を遂げる。この時期の身近な存在との情緒的な結びつきを**愛着（attachment：アタッチメント）**という
- ●生後6〜7か月になると両親などを認識でき、それ以外の人への**人見知り**が始まる

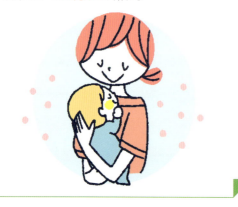
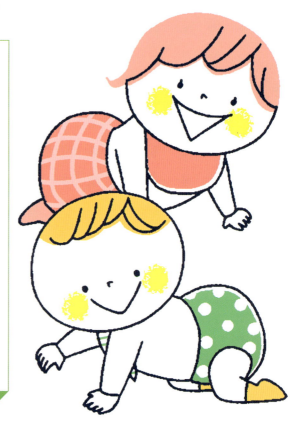

機能的成長・発達

- **循環器系**
  - 胎児循環から新生児循環へ移行する
  - 出生前期の動脈管、卵円孔、静脈管は機能的には出生後まもなく閉鎖する
  - 新生児循環として、胎外循環への適応の過程で、肺循環が確立していく

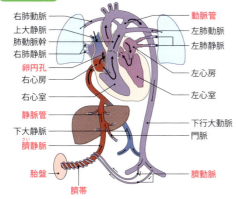

胎児循環

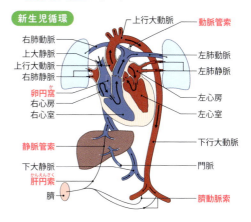

新生児循環

- **呼吸器系**
  - 出生時の第一呼吸によって肺に空気が流入し、肺呼吸が始まる
  - 呼気に陽圧が加わり、肺胞を確実に開くことができる
  - 呼吸が開始することで肺の血管抵抗が急速に弱くなり、肺血流が増加することで肺でのガス交換が確立する

- **消化器系**
  - 胃腸：消化器の臓器の機能全体が、成人と比較して未熟である。乳児の胃は洋梨型（フラスコ型）で噴門部が未発達であるため、嘔吐しやすい（右図）

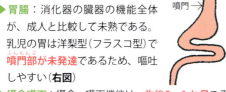
胃の形状

  - 摂食嚥下：摂食・嚥下機能は、生後5〜6か月ごろから獲得されるため、消化機能に合わせ、離乳食を開始する（一般的な離乳は、生後6か月ごろから始まる）
  - 便：新生児は、出生直後から24時間以内に胎便が排泄される。胎児期の羊水などからなり、黒緑色で粘り気がある。哺乳を始めると、生後2〜4日目ごろ、少しずつ黄色味のある移行便に変化する。生後2か月ごろには便回数が1日1〜5回に減少する

- **体液**
  - 新生児の細胞外液は、細胞内液よりも多い
  - 体重に占める水分の割合は、新生児は80%、乳児は70%である

- **免疫**（P.126 図1参照）
  - 新生児と乳児では血中の児生成の抗体の濃度が低く、感染症罹患の危険性が高い

- **神経系・反射**（P.127 表4・表5参照）
  - 神経系：新生児期から、新しい経験を重ねることによって脳内のシナプスの数が増加する。神経細胞の接合部がつながって神経回路が形成されていくことで、大脳が大きくなる
  - 反射：新生児期から乳幼児期には、姿勢保持などに必要な反射運動が認められ、これが運動発達の第1段階となる。反射が消失することで、随意運動が円滑に行われるようになる

- **運動**

粗大運動	月齢・年齢	微細運動
首がすわる	4〜5か月	
寝返りができる	5〜6か月	積み木を手掌で握る
	7〜8か月	積み木を指先でつまむ
1人でお座りができる	8〜9か月	
はいはいができる	9〜10か月	

  - 粗大運動：生後1か月ごろの乳児は、短時間であれば頭を正中に保つことができるようになる。おおよそのめやすとして生後4か月ごろの乳児は、腹臥位にすると上肢で支えて頭と肩を上げて、胸部を床から離していられる。生後4〜5か月ごろでは首がすわり、生後5か月ごろに自分で仰臥位から腹臥位に変わる寝返りができるようになる。生後8〜9か月ごろでは1人でお座りができる。はいはいやつかまり立ちができるのは、生後9〜10か月ごろである
  - 微細運動：上肢と下肢の運動発達は、中枢から末梢の方向に進む。腕や足全体の運動から始まり、手掌、指先の運動へと進んでいく。生後2〜3か月ごろまで、手掌に物が触れると強く握り返す手掌把握反射が認められる。生後3か月以降、おもちゃなどを見ると、その方向に手を伸ばすことがみられる

幼児期の成長・発達の特徴

形態的成長・発達
(P.124〜125 表1〜3参照)

- 体重
  - 幼児期は、乳児期に比べ成長の速度が緩やかになる
- 身長
  - 身長に対する頭長(頭頂から下顎の下端まで)の割合としての人体比率は、新生児では約4頭身であるが、2歳児では約5頭身である
  - 左記は、脳の成長・発達が**出生前期から乳幼児期にかけて急速に進む**ことを表している
- 大泉門
  - 生後1年2か月から1年6か月ごろまでにおおよそ閉鎖する

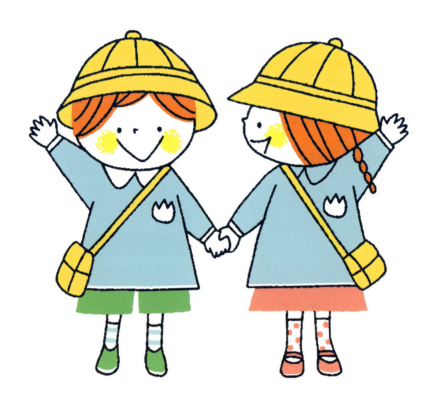

心理社会的発達

- 幼児期の思考には**自己中心性**が認められる
- 子どもがひとつのことに注意を向けていられる時間は短く、興味が多方面に移る(例:3歳児が注意を持続できるのは**10〜15分**くらいとされている)
- 年齢が高くなるにしたがい持続時間が長くなり、5歳ごろになると**30分**程度は注意を持続できる
- 母親などの重要他者への愛着行動は、2〜3歳ごろまでみられる
- 母親などの重要他者が安全基地として確認されることで、次の探索行動に向かうようになる
- 第一次反抗期は、**自分が母親とは異なった存在であることを自覚する**ことによって現れる
- 3歳を過ぎるころには、母親と自分が別の存在であることを知的にも情緒的にも受け入れる
- 母親などの重要他者への安定した愛着を形成した子どもは、親などのしつけのもとに基本的生活習慣を自律的に行うようになる
- 子どもの情緒の分化として、感情は乳児期から2歳ごろまでに基本的な発達を遂げる。5歳ごろには成人にみられる情緒がひととおりそろう

機能的成長・発達

● **循環器系**
▶ 循環動態の変化は著しい
▶ 脈拍数や血圧は、年齢によって基準値が異なる

表 ① バイタルサインの基準値

| | 腋窩温(℃) | 心拍数(回/分) | 呼吸数(回/分) | 血圧(mmHg) | |
				収縮期血圧	拡張期血圧
新生児期	36.5〜37.3	120〜140	40〜50	60〜80	30〜50
乳児期	36.3〜37.3	110〜130	30〜40	80〜90	50〜60
幼児期	36.3〜37.0	90〜120	20〜30	90〜100	50〜60
学童期	36.3〜36.9	80〜100	18〜25	100〜110	60〜70
成人	36.0〜37.0	60〜90	16〜20	110〜130	60〜80
高齢者		50〜70		110〜140	60〜90

● **呼吸器系**
▶ 胸郭が発達し**成人の形態に近づく**
▶ 2歳を過ぎると呼吸筋が発達し、**腹式から胸腹式呼吸へ変化**する

● **消化器系**
▶ **胃**：形状について、乳児期の洋梨型(フラスコ型)から特有の彎曲が起こり、**胃の許容内容積が増加**する
▶ **摂食嚥下**：離乳完了のころから歯を使った咀嚼機能が発達(P.125 **図1**参照)し、1歳6か月ごろには乳汁から固形食へ移行する。一般的な離乳は生後12か月〜1歳6か月ごろで完了し、普通食へ切り替わる
▶ **便**：離乳の完了の時期には成人の便の性状に近くなる

● **免疫**
▶ 母体からの供給がなくなることで乳児期に低下するIgG、IgM、IgAは、年齢とともに獲得し、6〜8歳に、ほぼ成人値となる

● **脳・神経系**(P.127 **表5**参照)
▶ 脳は6歳ごろ成人の重量の約90%になり、**10歳**ごろにはほぼ成人と同じになる

● **運動**
▶ **粗大運動**：筋肉、運動神経、平衡感覚などの成長・発達によって、子どもの1人歩きが1歳ごろから始まる。1歳3か月ごろまでに、ほとんどの子どもが歩行を始める。1歳9か月ごろには手すりを使って階段を登ることができる。2歳〜2歳6か月ごろには、転ぶことなく上手に走ることもできる。3歳ごろになると片足で数秒立つことや三輪車に乗ることができる。4歳では片足飛びや足を交互に出して階段を降りること、ボールを投げることができる。5歳ではより複雑な運動や道具を使う運動へと進む
▶ **微細運動**：幼児期は腕や手掌、下肢全体の動きから、手足のさらに細かい運動へと発達が進む。微細運動の発達は、**子どもの経験や興味によって個人差がある**

表 ② 運動機能の発達

粗大運動	月齢・年齢	微細運動
1人歩き	1歳〜1歳6か月	積み木で母指と示指でつかむことができる
階段を登る・走る、ボールを蹴る	2歳ごろ	積み木を重ねることができる
三輪車に乗る	3歳ごろ	丸をまねて描ける
けんけんができる	4歳	四角をまねて描ける
スキップ、でんぐりかえり	5歳	三角をまねて描ける

学童期の成長・発達の特徴

形態的・機能的成長・発達

- 身体発育（体重・身長）
  - 身体の大きさ・機能が大きく成長・発達するが、個人差も大きい
  - 身体発育の評価として、体重と身長のバランスはローレル指数や肥満度を用いて評価する

精神運動機能の発達

- 幼児期の運動能力がさらに発達する
- 低学年では、鬼ごっこや縄跳びなど全身運動を中心に活発な動きがみられるようになる
- 高学年になると野球やバスケットボールといった技巧的な運動が好まれるようになり、一定のルールのもとに仲間と協力して競うような遊びが盛んになる

心理社会的発達

- 情緒
  - 学童期に特徴的な感情は、「怒り」「恐怖」「嫉妬」「愛情」「喜び」であり、これらの表現が、友だち、親、兄弟、教師などに対しさまざまな場面でみられる
  - 恐怖は、想像から発生する心配や不安から起こるようになる
- 社会性
  - 低学年ではまだ少人数での遊びが中心となる
  - 学年が進むにつれ、仲間意識をもち、集団遊びを好む
  - 集団のなかで、「仲間や教師に認められたい思い」「協力しようという気持ち」「競争心」などが生まれるようになる
- 認知
  - 具体的な思考から抽象的な思考へ進むようになる

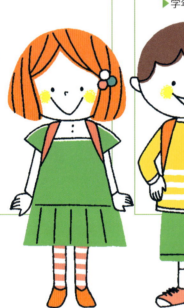

形態的成長・発達

表1 体重、身長、胸囲、頭囲の月齢・年齢による変化のめやす

	体重	身長	胸囲	頭囲
出生時	3kg	50cm	32cm	33cm
生後3か月	6kg（2倍）	—	—	—
1歳	9kg（3倍）	75cm（1.5倍）	胸囲≒頭囲 男子46cm 女子45cm	
4〜5歳	15kg（5倍）	100cm（2倍）	胸囲＞頭囲	

（倍数は出生時を基準としている）

表2 乳児の1日の体重増加量のめやす

生後1〜3か月	25〜30g
3〜6か月	20〜25g
6〜9か月	15〜20g
9〜12か月	7〜10g

思春期の成長・発達の特徴

形態的・機能的成長・発達

- 性ホルモンの分泌の増加によって、身体を大人へと成長させる**第二次性徴**が始まる
- 各種の性ホルモンは身体中に運ばれ、**男の子なら男性的に、女の子なら女性的**に身体を成長させる

心理社会的発達

- 心身の急激な変化についていけず、**自分自身がコントロールできない**状況がみられる
- 身体の急激な変化、成長に対処しながら、心理的・社会的にも成長・発達していく過程
- 親から精神的に独立・自立し、**第二次反抗期**を迎える
- 子ども自身が自分の存在の「意味」「価値」「役割」を考え、**あるべきアイデンティティを確立**していく
- 男女ともに、**身体だけではなく心の成長・発達の時期**でもあり、ホルモンバランスの未熟さと重なり心が不安定になる状況がみられる

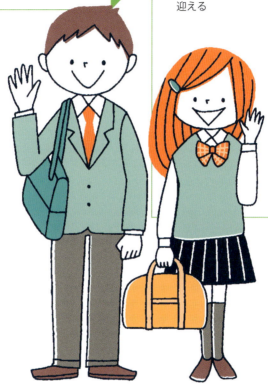

表3 泉門・骨・歯

泉門	● 小泉門は**生後まもなく**、大泉門は**生後1年2か月～1年6か月**ごろに閉鎖する
骨	● 手根骨の化骨数は、めやすとして**年齢と同じか、年齢+1**である
歯	● **生後6～8か月**ごろに乳歯が生え始め、**2～3歳**ごろに20本が生え揃う ● 6歳ごろから乳歯が抜けて、永久歯が生え始め、**13歳**ごろに28本生え揃う

図1 乳歯と永久歯の萌出時期

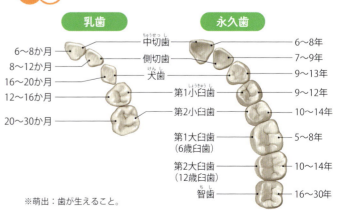

※萌出：歯が生えること。

小児 Part 1 見てわかる！ 小児の成長・発達段階別 特徴

機能的成長・発達

❶ 水分代謝

表1 体内水分量（体重に占める割合を％で示したもの）

	総水分量	細胞内液	細胞外液
新生児期	80	35	45
乳児期	70	40	30
幼児期	65	40	25
学童期～成人	60	40	20

表2 必要水分量と尿量・不感蒸泄（mL/kg/日）

	必要水分量	尿量	不感蒸泄
新生児期	60～160	60	30
乳児期	100～150	60	50
幼児期	60～90	60	40
学童期	40～60	40～50	30

❷ 血液

- 生後3～4か月ごろ、赤血球（RBC）、ヘモグロビン（Hb）量が減少し、生理的貧血状態となる。その後は、年齢とともに増加する。
- 白血球（WBC）数は出生時約2万/μL、生後1週間で急激に減少し、以後年齢とともに減少する。

表3 血液検査の年齢別基準値のめやす

	出生時	3か月～1歳	10歳～
赤血球（/μL）	600万	450万	500万
ヘモグロビン（g/dL）	20	10～12	13
血小板（/μL）	35万	漸減、ほぼ成人と同じ	25万
白血球（/μL）	2万（生後2～3日で漸減）	1万	8,000

❸ 免疫

- 分子量が小さいIgGは胎盤を通過して母体から児に伝わり、乳幼児期の感染予防作用をする。
- 初乳に含まれている分泌型IgAは、腸管系の感染防御作用をする。

図1 血清免疫グロブリン濃度の年齢別変化

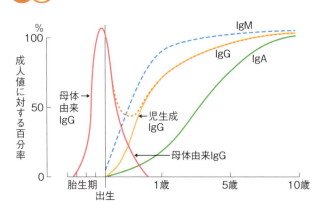

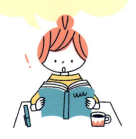

小児の免疫は、出生時は母体から伝わり、年齢とともに自分の免疫を獲得します

❹ 神経系

表 4 姿勢反射の内容および出現と消失時期

- **姿勢反射**とは、体中に存在する感覚器に加えられた刺激に対応し、反射的に筋が適切に緊張および収縮することで、体の位置や姿勢、平衡を維持するものである。
- 姿勢反射は、1人で歩行が可能になる**生後1年**の間に獲得される。
- 生後4か月ころは**中脳**レベル、生後9〜10か月以降は**大脳皮質**レベルの反射である。

	反射	内容	イラスト	出現と消失時期
中脳レベル	立ち直り反射	子どもを立位から横に倒すと、体位を正しい位置に取り戻そうと、重力に対して頭部や体幹を正しい位置に保ち、直立姿勢を保とうとする		生後4〜6か月に出現し5歳ころまで持続する
	ランドー反射	子どもの腹部を手掌で支えて水平に浮かせると、頭を後屈すると脊柱と下肢を伸ばし、さらに頭部を前屈すると腰を曲げてはいはいをしようとする	0〜6週　7週〜4か月　6か月で完成（2歳半ころまで）　異常	生後6か月から出現し、2歳半ころまで持続する
大脳皮質レベル	パラシュート反射	子どもの両脇を支えて水平位にし、突然頭部を低くすると、上肢を前方に出し両腕で体を支えようとする		生後6〜9か月で出現し、生涯にわたって持続する
	ホッピング反射	子どもの体を支えて立たせながら急に前後か左右に押して重心をずらすと、ずらされた側の下肢を踏み出して、倒れないように平衡を保とうとする	正常　異常	生後15〜18か月で出現し、生涯にわたって持続する

※反射の出現と消失時期は文献により差がみられることがある

〈参考文献〉
1. 舟島なをみ, 望月美知代：看護のための人間発達学 第5版. 医学書院、東京，2017：92-94.
2. 日本小児神経学会：小児神経学的検査チャート作成の手引き.
https://www.childneuro.jp/modules/about/index.php?content_id＝29（2024年8月26日閲覧）

表 5 脳重量の変化のめやす

出生時	350〜400g
生後8か月	出生時の約2倍
3歳	出生時の約3倍
5〜6歳	成人の約80〜90％（1,350g）

機能的発達のめやす

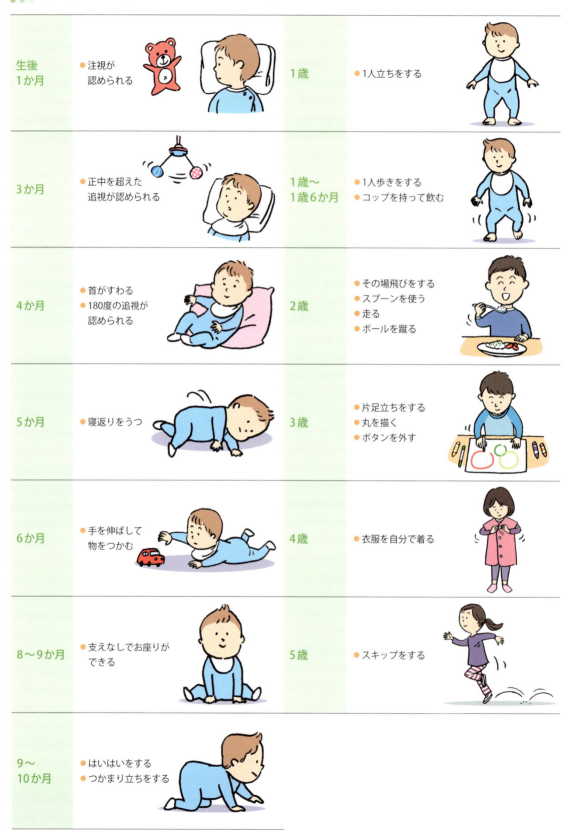

心理・社会的発達のめやす

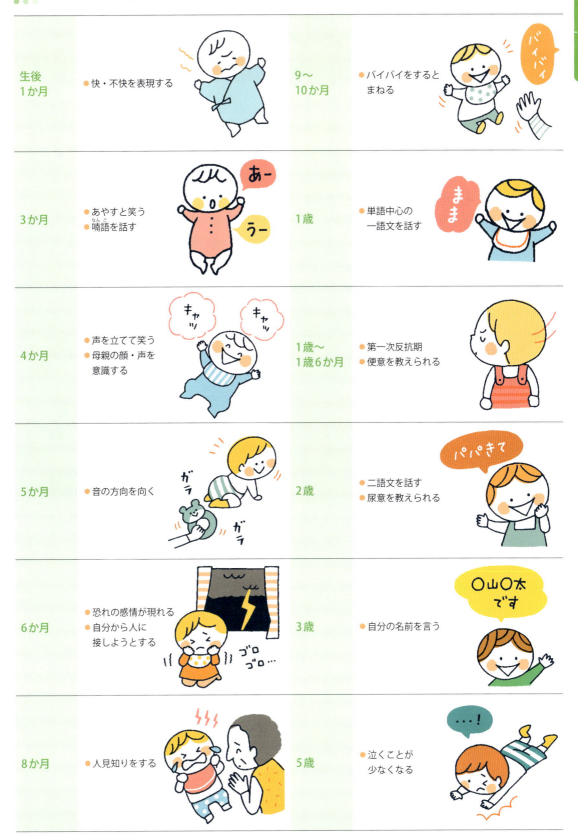

生後1か月	●快・不快を表現する	9～10か月	●バイバイをするとまねる
3か月	●あやすと笑う ●喃語を話す	1歳	●単語中心の一語文を話す
4か月	●声を立てて笑う ●母親の顔・声を意識する	1歳～1歳6か月	●第一次反抗期 ●便意を教えられる
5か月	●音の方向を向く	2歳	●二語文を話す ●尿意を教えられる
6か月	●恐れの感情が現れる ●自分から人に接しようとする	3歳	●自分の名前を言う
8か月	●人見知りをする	5歳	●泣くことが少なくなる

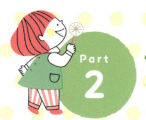

Part 2 小児の成長・発達段階別アセスメント

子どもを実習で受け持つ際に役立つアセスメント項目を紹介します！

市江和子

1 乳児期のアセスメント項目

形態的成長・発達	● 出生時の状況（在胎週数、出生体重・身長、アプガースコア、分娩状況など） ● 身長 ● 体重 ● 頭囲/大泉門：陥没と膨隆 ● 胸囲 ● 新生児期の発育状況 ● 身体発育と推移（カウプ指数、パーセンタイル）
機能的成長・発達	● 粗大運動（首のすわり、寝返り） ● 姿勢保持（一人座り） ● 移動（はいはいなど） ● 原始反射（脊髄レベル、脊髄から橋レベル） ● 姿勢反射（中脳レベル） ● 微細運動（物を握る、物をつかむなど）
疾患、現病歴・既往歴、健康状態	● 病気の既往 ● 感染症の罹患状況 ● 予防接種の状況（**表1**） ● アレルギーの有無 ● 乳児健康診査の受診状況
心理社会的発達（コミュニケーション）	● 情緒（人見知り、恐怖など） ● 機嫌 ● 愛称（周囲からの呼ばれかた） ● 言語理解 ● 発語（喃語）
基本的生活習慣	● 食事（母乳栄養、人工栄養、離乳食・間食の内容など、摂取状況、食事行動の自立） ● 排泄（P.132 **表2**の項目、おむつの状況、水分出納バランスなど） ● 清潔（入浴、沐浴、肛門周囲・皮膚の状態：P.132 **表3**の項目） ● 睡眠（睡眠時間、睡眠パターンなど） ● 1日の生活パターン
遊び	● どんな遊びが好きか ● お気に入りのおもちゃ
親・家族	● 家族構成 ● 親子関係/家族関係、きょうだい関係 ● 入院の付き添い者（親・家族）の基本的生活状況 ● 親・家族の病気の理解度 ● 養育態度 ● 経済状況 ● 居住環境、親・家族の受診行動・保健行動

表1 予防接種の種類（2024年10月1日現在）

対象疾患	ワクチン		標準的接種年齢と回数	ワクチンの種類
B型肝炎	B型肝炎[*1]		①②2〜8か月 ①2か月 ②3か月 ③7〜8か月	不活化ワクチン
ロタウイルス胃腸炎	ロタウイルス[*2]	1価	①2か月 ②3か月	生ワクチン（経口）
	ロタウイルス[*2]	5価	①2か月 ②3か月 ③4か月	生ワクチン（経口）
肺炎球菌感染症	肺炎球菌（15価結合型）[*3]		①2か月 ②3か月 ③4か月 ④12〜15か月	不活化ワクチン
	肺炎球菌（20価結合型）[*4]			
五種混合： ジフテリア（D）、百日せき（P）、破傷風（T）、ポリオ（IPV）、ヒブ感染症（Hib）の5種類	DPT-IPV-Hib（5種混合）[*5,6]		①2か月 ②3か月 ③4か月 ④12〜18か月まで	不活化ワクチン
四種混合： ジフテリア（D）、百日せき（P）、破傷風（T）、ポリオ（IPV）の4種類	DPT-IPV（4種混合）		①3か月 ②4か月 ③5〜11か月 ④12〜23か月	不活化ワクチン
三種混合： ジフテリア（D）、百日せき（P）、破傷風（T）の3種類	DPT（3種混合）		①3か月 ②4か月 ③5〜11か月 ④12〜23か月	不活化ワクチン
ポリオ	IPV（不活化ポリオ）			不活化ワクチン
二種混合： ジフテリア（D）、破傷風（T）の2種類	DT（2種混合）		①11歳以上12歳まで	不活化ワクチン
結核	BCG		①5〜8か月	生ワクチン
麻疹・風疹	麻疹・風疹混合（MR）		①1歳以上2歳未満 ②5歳以上7歳未満	生ワクチン
	麻疹（はしか）			生ワクチン
	風疹			生ワクチン
水痘	水痘		①12〜15か月 ②18〜23か月	生ワクチン
おたふくかぜ （流行性耳下腺炎）	おたふくかぜ （流行性耳下腺炎）		①1歳	生ワクチン
日本脳炎	日本脳炎		①②3歳 ③4歳 ④9歳	不活化ワクチン
ヒトパピローマウイルス（HPV）感染症	HPV （ヒトパピローマウイルス）	2価（サーバリックス）	①②③11〜16歳 （小学校6年生〜高校1年生相当）	不活化ワクチン
		4価（ガーダシル）		
		9価（シルガード9）[*7]		

*1 2016年10月1日から定期接種導入。2016年4月1日以降に生まれた者が対象。母子感染予防はHBグロブリンと併用して定期接種ではなく健康保険で受ける。

*2 「出生○週後」は、生まれた日を0日として計算する。初回接種は出生14週6日後までに行う。1価で2回接種、5価で3回接種のいずれかを選択。2020年10月1日から、2020年8月1日以降に生まれた児を対象に定期接種導入。

*3 生後2か月以上7か月未満で開始し、27日以上の間隔で3回接種。追加免疫は通常、生後12〜15か月に1回接種の合計4回接種。

*4 2024年10月1日から定期接種に導入。肺炎球菌による疾患に罹患するリスクが高いと考えられる6歳未満の者においては皮下または筋肉内接種。

*5 D：ジフテリア、P：百日せき、T：破傷風、IPV：不活化ポリオ、Hib：インフルエンザ菌b型を表す。IPVは2012年9月1日から、DPT-IPVは2012年11月1日から、Hibは2013年4月1日から、DPT-IPV-Hibは2024年4月1日から定期接種に導入。

*6 初回接種については標準として生後2か月以上7か月未満で接種を開始し、20日以上（標準的には20〜56日まで）の間隔をおいて3回、皮下または筋肉内接種する。初回接種から6か月以上（標準的には6〜18か月）の間隔をおいて1回皮下または筋肉内接種する。なお、Hib感染症の定期接種としてDPT-IPV-Hibを使用する場合は初回接種の開始時の月齢にかかわらず接種回数を減じる取り扱いは不要。

*7 15歳未満に初回接種を行い2回の接種で完了する場合は、標準的には①-②を6〜12か月あける。ただし、この間隔をあけることができない場合は、①-②を5か月以上の間隔をあければ接種が可能。

＜参考＞日本の定期／任意予防接種スケジュール（0〜20歳）2024年10月1日現在
https://www.niid.go.jp/niid/images/vaccine/schedule/2024/JP20241001_02.pdf（2024/11/6閲覧）

表2 排泄のアセスメント項目

	アセスメント項目
尿	●量　●性状　●回数　●時間
便	●量　●性状　●回数　●におい　●時間　●混入物（色）

表3 清潔に関するアセスメント項目

	アセスメント項目
肛門周囲の状態	●発赤　●びらん　●かゆみ　●出血
皮膚の状態	●汚染　●発汗　●緊張度（弾力感）　●湿潤　●乾燥　●湿疹など

2 幼児期のアセスメント項目

形態的成長・発達	●出生時の状況（在胎週数、出生体重・身長、アプガースコア、分娩状況など） ●身長 ●体重 ●頭囲/大泉門：陥没と膨隆、閉鎖 ●胸囲 ●現在までの成長・発達状況 ●身体発育と推移（カウプ指数、パーセンタイル）
機能的成長・発達	●粗大運動（歩行〈自立度〉、走るなど） ●姿勢 ●微細運動（手先の運動）
疾患、現病歴・既往歴、健康状態	●病気の既往 ●子どもの病気の理解度 ●感染症の罹患状況 ●アレルギーの有無（食物、薬物、植物など） ●予防接種の状況 ●乳幼児健康診査の受診状況
心理社会的発達（コミュニケーション）	●発達の程度：愛着形成、分離不安、感情の分化 ●子どもへのプレパレーションの状況 ●発語（二語文、三語文など） ●言語理解の程度
基本的生活習慣	●保育施設の集団生活、基本的生活習慣の自立度 　▶食事（離乳食の進行、幼児食・間食などの摂取状況、食生活のパターン、食欲、摂取機能、食事行動、介助の状況、偏食など） 　▶排泄（**表2**の項目、尿の変動、オムツの状況、トイレットトレーニング、夜尿など） 　▶更衣（着脱行動） 　▶清潔（入浴、歯磨き、手洗い、うがいなど） 　▶睡眠（入眠、睡眠状況、夜泣きなど） ●1日の活動パターン
遊び	●どのような遊びが好きか ●転倒転落などの危険性
親・家族	●家族構成：親子関係/家族関係、きょうだい関係、入院の付き添い者の基本的生活状況、親・家族のしつけ ●親・家族の病気の理解度 ●養育態度 ●経済状況 ●居住環境 ●親・家族の受診行動・保健行動

3 学童期のアセスメント項目

項目	内容
形態的成長・発達	● 身長 ● 体重 ● 現在までの成長・発達状況 ● 身体発育と推移(ローレル指数、肥満度など)
機能的成長・発達	● 運動機能 ● 身体機能
疾患、現病歴・既往歴、健康状態	● 病気の既往、病気についての理解度と受けとめかた ● 感染症の罹患状況 ● 予防接種の状況 ● アレルギーの有無(食物、薬物、植物など)
心理社会的発達(コミュニケーション)	● 子どもへのインフォームド・アセントの状況(**図1**) ● ストレスの状況
基本的生活習慣	● セルフケア行動と自立度 　▶食事(摂取の状況、食事の種類、量、嗜好、食習慣、アレルギーの有無、食欲、食生活のパターン)、間食 　▶排泄 　▶更衣 　▶清潔(歯磨き、手洗い、うがいなど) 　▶睡眠 ● 1日の過ごしかた
学習・教育	● 安静制限と子どもへの説明 ● 学校生活 ● 通学状況 ● 学習塾・習いごと ● 友人関係
親・家族	● 家族構成：親子関係/家族関係、きょうだい関係、入院の付き添いの有無、入院の付き添い者の基本的生活状況、親・家族のしつけ、面会の状況 ● 親・家族の病気の理解度 ● 養育態度 ● 経済状況 ● 居住環境 ● 親・家族の受診行動

 子どもへのインフォームド・アセントのポイント

- ほとんどの場合、インフォームド・コンセントは代諾者(親権者など)に行うことになるが、子どもにもわかる言葉でも説明する。子ども用の説明書などを作成して、子どもの理解度に合わせたインフォームド・アセントを行う
- 子どもたちが自分の病気や症状について、発達段階に適した理解が得られるように支援する
- 検査や処置の内容とその結果について、個別性をふまえ、子どもの状況理解や反応に影響を与える要素をアセスメントする
- 提案されたケアについて子どもが納得しているか否かを、自発的に表現できるよう工夫する

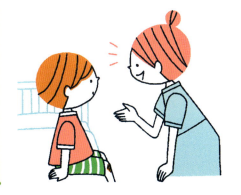

4 思春期のアセスメント項目

形態的成長・発達	● 身長 ● 体重 ● 現在までの成長・発達状況 ● 身体発育（肥満度） ● 第二次性徴
機能的成長・発達	● 運動機能（運動能力）
疾患、現病歴・既往歴、健康状態	● 病気の既往 ● 病気についての理解度と受けとめかた ● 感染症の罹患状況 ● アレルギーの有無（食物、薬物、植物など） ● 健康習慣 ● 予防接種の状況
心理社会的発達 （コミュニケーション）	● ストレスの状況 ● 子どもへのインフォームド・コンセントの状況 ● 同室者との関係（入院時） ● 周囲への興味 ● アイデンティティの確立
基本的生活習慣	● セルフケア行動と自立度 　▶食事（摂取の状況、食事の種類、量、嗜好、食習慣、アレルギーの有無、食欲、食生活のパターン、夜食、神経性無食欲症／神経性やせ性など）、間食 　▶排泄 　▶清潔 　▶睡眠 ● 1日の過ごしかた
学習・教育	● 学校生活の様子 ● 通学状況 ● 学習への関心度 ● クラブ活動 ● 生活指導 ● 友人関係 ● 社会資源の活用
親・家族	● 家族構成：親子関係/家族関係 ● 本人と家族との会話 ● 親・家族の病気や健康への知識および病気の理解度 ● 経済状況 ● 居住環境 ● 保健行動 ● 面会状況

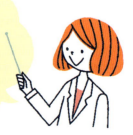

成長・発達段階別にアセスメントが必要な項目は異なるので、上の表でしっかりおさえておこう！

小児保健医療福祉施策

低出生体重児（未熟児）のための施策	● 低出生体重児の届出（母子保健法　第18条）：体重2,500g未満の乳児が出生したとき、保護者は速やかに都道府県、市町村に届け出なければならない ● 未熟児訪問指導（母子保健法　第19条）：体重2,500g未満で出生した乳児への訪問指導 ● 未熟児養育医療（母子保健法　第20条）：体重2,000g以下の低体重児で入院して養育を受ける必要があると医師が認めた乳児への医療費助成
新生児訪問指導	● 保健師・助産師などが家庭訪問し、母子の健康や育児に関する保健指導を行う（母子保健法　第11条） ● 生後4か月までの乳児のいる家庭すべてを市町村が訪問する乳児家庭全戸訪問事業（児童福祉法　第6条）とあわせて実施できる
乳幼児健康診査	● 1歳6か月〜満2歳、満3歳〜満4歳の計2回、市町村は健康診査を行わなければならない（母子保健法　第12・13条）
小児慢性特定疾病対策	● 厚生労働大臣基準告示（児童福祉法　第19条の2の規定に基づき厚生労働大臣が定める疾病および状態の程度）に定める小児慢性特定疾病に罹患している18歳未満（引き続き治療が必要であると認められる場合は、20歳未満）の児童へ、医療保険の自己負担分を給付
難病	● 難病の定義は、発症の機構が明らかでない、治療方法が確立していない、希少な疾病である、長期の療養が必要であるという要件を満たす疾病 ● さらに、難病のうち、患者数が我が国で一定数に達していない、客観的な診断基準またはそれに準ずる基準が確立しているという要件を満たした【指定難病】が定められている ● 2015年から医療費の助成を受けられる【指定難病】対象が拡大し、医療保険の自己負担分を給付 　［難病の患者に対する医療等に関する法律（難病法）］
自立支援医療（育成医療）	● 身体に障害のある児童（18歳未満）で、将来障害を残すと認められる児童のうち確実な治療効果が期待される児童に対し、必要な医療について医療保険の自己負担分を給付 　（児童福祉法　第4条）
結核児童養育医療	● 結核の児童（18歳未満）に対し、学習品、日用品を支給するとともに、医療保険の自己負担分を給付
児童虐待防止対策	● 2000年に児童虐待防止法が制定され、虐待が疑われる場合の通告や市町村に虐待相談窓口を設置することが義務づけられている市町村に、要保護児童対策地域協議会（虐待防止ネットワーク）を設置することも努力義務化された ● 2020年4月より、親権者や児童福祉施設の長等による体罰の禁止、児童相談所において一時保護等の介入と支援を担当する職員を分ける、児童相談所に医師と保健師を配置する、といったことも法律に定められた
VPD（ワクチンで予防できる病気）対策	● 予防接種法により定期接種（A類疾病、B類疾病、公費負担）、任意接種（個人負担）がある ● 予防接種後副反応疑い報告制度、予防接種健康被害救済制度がある
学校保健	● 学校保健には、保健教育と保健管理があり、保健管理では環境衛生、健康診断、健康相談、感染予防が含まれる ● 健康診断は、毎年1回定期的に行わなければならない 　（学校保健安全法　第13条）
特別支援教育	● 特別支援学校：障害のある幼児児童の社会参加や自立に向けた主体的取組を支援。従来の盲・聾・養護学校から複数の障害を対象とできる制度へ転換（2007年4月） ● 特別支援学級：小・中・高等学校に設置されていた特殊学級が改称 ● 通級：通常の学級に在籍しながら週に1〜8時間、障害に基づく困難の改善・克服のために必要な支援を受けることができる 　（学校教育法施行規則　第140・141条）
学校保健安全法	● 学校における児童生徒等及び職員の健康の保持増進を図るための法律 ● 感染症の予防、感染症と出席停止期間の基準について規定している 　（学校保健安全法　第19条）

小児

Part 2

小児の成長・発達段階別アセスメント

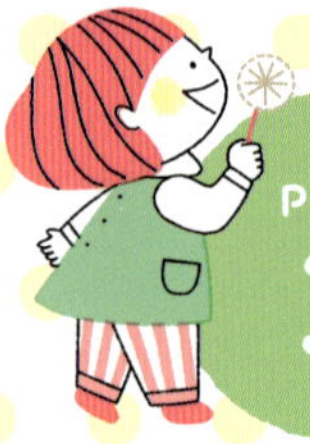

知っておきたい！ よく受け持つ症状・疾患の知識

Part 3

実習で、とくによく受け持つと思われる子どもの症状・疾患の定義、病態、臨床症状・随伴症状、検査・診断、治療とケアのポイントを解説します！

1 発熱　今西誠子

発熱とは？

- 発熱とは、脳の視床下部にある体温調節中枢がさまざまな原因によって刺激され、**体温調節中枢機能に障害が生じ体温が正常よりも高く設定**された状態である（図1）。
- 体温調節中枢による体温設定には問題ないが、何らかの原因で体熱の放散が妨げられ体内に熱がこもる状態を「**うつ熱**」という。広い意味で発熱に含まれる。

熱型の種類と疾患

- 疾患によって特有の**熱型**を示すことがあり、図2に示す。

図1　発熱から解熱までのしくみと子どもの様子

発熱上昇期
さまざまな理由で産生された発熱物質※によって、**体温調節中枢が刺激され体温が正常より高く設定**され、体温が上昇し始める

子どもの様子
悪寒やふるえ、手足の冷感が出現し、元気がなくなる。心拍数や呼吸数が増す

↓

高温停滞期
熱産生の促進と熱放散の抑制により体温が上昇し、設定体温で維持される

子どもの様子
発熱でぐったりする。子どもは熱さを感じており、触れると手足は熱く、体熱感がある

↓

解熱期
体温調節中枢の設定温度が下がり、**発汗などで熱が放出され、解熱**する

子どもの様子
活気が戻り、機嫌がよくなる。熱が下がり、バイタルサインは正常値に近づく

※【発熱物質】発熱物質には外因性発熱物質と内因性発熱物質がある。外因性発熱物質は、細菌やウイルスなどの病原体の産生物である。内因性発熱物質はインターロイキンやインターフェロンなどで、発熱の誘発とともに、免疫細胞を活性化させる。

図2　熱型の種類と疾患

| 稽留熱 | 体温変動が1日1℃以内の高熱が持続する。肺炎、髄膜炎など |

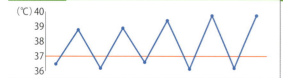

| 弛張熱 | 体温変動が1日1℃以上あるが、平熱までは下がらない。気管支肺炎、結核、悪性腫瘍、ウイルス感染症など |

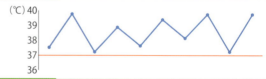

| 間欠熱 | 体温変動が1日1℃以上あり、周期性はなく最低体温が1日に37℃以下になる。膿瘍、マラリアなど |

| 波状熱（二峰熱） | 発熱が数日見られ、いったん平熱になるが、再び上昇、解熱を繰り返す。回帰熱、ホジキン病、胆道閉鎖症など |

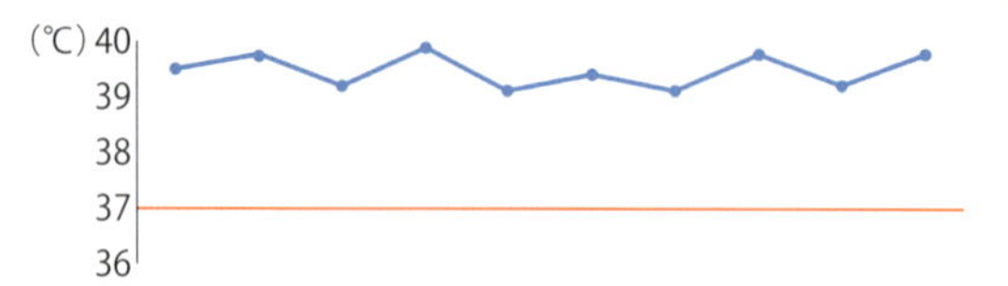

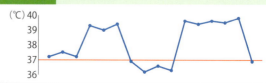

発熱のおもな原因

- 小児期の発熱要因は細菌やウイルスなどの**感染症**によることが多い。感染症以外の発熱要因では膠原病や血液疾患、悪性腫瘍、脳腫瘍、薬剤によるものや心因性のものなどがある（**表1**）。

発熱に伴う症状（随伴症状）

- 発熱では、さまざまな随伴症状が出現する（**表2**）。

治療

- 発熱の原因に応じた治療が行われる。細菌感染では抗菌薬が投与され、腫瘍熱や膠原病などでは原疾患の治療が行われる。

おさえておきたい看護のポイント

- **観察**：バイタルサイン、機嫌や活気、随伴症状などをよく観察する。
- **安静の保持**：体力の消耗を最小限にするために安静に過ごせるようにする（**図3**）。必要に応じ家族にそばにいてもらうなどする。
- **環境調整**：静かな環境で、適切な室温・湿度にする。体温の変化に応じて寝衣や寝具を調節する。発熱上昇時期に末梢冷感やふるえなどがあれば保温する。熱が上がりきったら薄着にする。
- **冷罨法**：高温停滞期では、コールドパックなどで頭部や腋窩など太い血管の走行部位を冷やす（P.138 **図4**）。嫌がるようなら無理強いしない。コールドパックは清潔なタオルで包み、直接、子どもの肌にあたらないようにする（P.138 **図5**）。
- **解熱薬の使用**：処方を確認し、医師の指示に従って使用する。
- **清潔の保持**：解熱時に子どもの様子をみて、清拭やシャワーなどを実施する。寝衣と体の間にタオルを入れておくと、発汗による寝衣交換が簡易で更衣の負担をかけない。

表1 発熱が生じる原因

- 感染症や悪性腫瘍、自己免疫疾患などの組織障害による発熱（発熱物質による）
- 熱中症などに代表されるような熱放散が妨げられて生じる発熱（うつ熱）、ストレスによる心因性発熱
- 脳腫瘍、脳内出血などで体温調節中枢の機能障害による発熱（中枢性発熱）

表2 随伴症状

基礎代謝亢進による変化※	●熱感　●発汗　●血管拡張　●倦怠感　●脱力感
脱水	●口渇　●尿量の減少　●皮膚・粘膜の乾燥　●眼窩のくぼみ
循環器系に生じる変化	●心拍・脈拍数の増加　●心悸亢進（動悸）　●血圧低下
呼吸器系に生じる変化	●浅く速い呼吸　●呼吸困難　●呼吸数の増加
消化機能に生じる変化	●食欲低下　●嘔気・嘔吐　●便秘　●下痢　●腹痛
中枢神経機能障害	●頭重感　●頭痛　●めまい　●嘔気・嘔吐　●けいれん
精神面に生じる影響	●不安や苦痛など

※人は体温が1℃上昇すると、代謝が7〜13％亢進する。

- **栄養・水分の補給**：解熱時に熱量が高く、消化吸収のよい、子どもが好むものを勧める（P.138 **図6**）。発熱時にはできる限り水分や経口補水液などの経口的摂取を促す（P.138 **図7**）。
- **家族への援助**：家族の気持ちを理解し、発熱時に家族が子どもにできることを説明し一緒に行う。さらに子どもの様子について今後の見通しがつくように声をかけることで、子どもの様子を落ち着いてみることができる。

図3 安静の保持

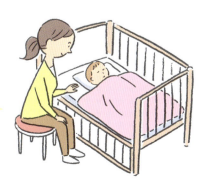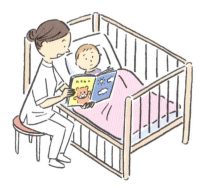

安心できる存在を感じられるように側で見守る、子どもと一緒に絵本を読むなど静かな遊びを取り入れると安静が保ちやすい

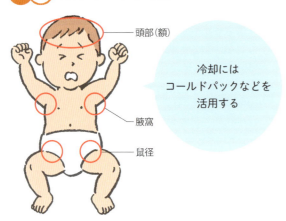

図4 発熱時の冷却場所
- 頭部（額）
- 腋窩
- 鼠径

冷却にはコールドパックなどを活用する

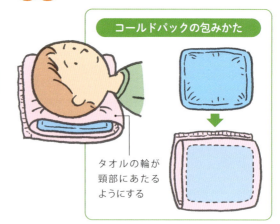

図5 発熱時のコールドパック

コールドパックの包みかた

タオルの輪が頸部にあたるようにする

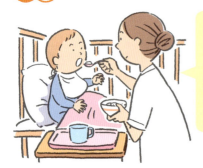

図6 発熱時の食事

アイスクリームやゼリーなど、口当たりがよく子どもが好む食品を促す。強制しないことが大切

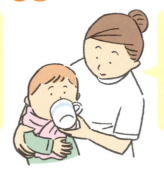

図7 発熱時の水分補給

お茶やジュース、経口補水液など、子どもが飲めるものを少しずつ頻回にコップやスプーンなどで促す

〈参考文献〉
1. 寺田初美：特集 子どもの症状・けが 保護者のホームケア力を支えよう 症状別ホームケア 発熱．小児看護2019；42(4)：399-402．
2. 奈良間美保 著者代表：系統看護学講座 専門分野Ⅱ 小児看護学[1] 小児看護学概論 小児臨床看護総論 第14版．医学書院，東京，2020．
3. 藤田めぐみ：特集 子どもによくみられる症状・主な症状 発熱．小児看護2017；40(3)：266-270．
4. 鴨下重彦，柳澤正義 監：こどもの病気の地図帳．講談社，東京，2002．

2 嘔吐

今西誠子

嘔吐とは？

- 腸管や横隔膜、腹筋の収縮により口や鼻孔から**胃内容物を吐出する**ことである。

嘔吐の分類と原因（表1）

- 嘔吐は**延髄にある嘔吐中枢**が刺激され生じる。子どもの年齢によって嘔吐の原因に特徴がある。
- 新生児期から乳児期の間は中枢神経や胃の噴門括約筋の発達が十分でないこと、胃の形状が筒状（洋梨型）であることなどから**咳嗽**や**体位**などによって嘔吐しやすい（**表2**）。
- 幼児期以降では、**感染症**や**心因性**による嘔吐を生じる。

表1 嘔吐の分類と原因

機械性嘔吐	・腸重積、肥厚性幽門狭窄症など消化管の通過障害によって生じる ・激しい咳などで生じる
中枢性嘔吐	・てんかん、脳圧亢進や心因性などによって生じる
反射性嘔吐	・消化管や泌尿器・生殖器の疾患による刺激で生じる ・中耳炎や乗り物酔いなど平衡感覚器の刺激によって生じる ・薬物や中毒、咽頭・喉頭、嗅覚・味覚の刺激によって生じる

随伴症状

- 嘔気、腹痛、腹部膨満、食欲不振、下痢、発熱、頭痛、意識障害、咳込みなど。

治療

- 嘔吐への対処として、制吐薬（坐薬や点滴など）の投与が行われることがある。感染症の場合は抗菌薬の投与が行われる。

おさえておきたい看護のポイント

- **観察**：嘔吐の時期、吐物の性状（色・量・回数、においなど）、吐きかた、機嫌や活気などをよく観察する。顔色や消化器症状、意識レベルなども観察する。
- **水分の補給**：吐き気がおさまったら、水分は少量ずつ頻回に経口的摂取を促す。最初は口を湿らす程度から始めていく。1さじずつ（5～10mL程度）、子どもの様子を見て嘔吐がなく飲め、胃内におさまるようであれば、少しずつ量を増やして様子を見る（図1）。摂取を促す水分は消化器への負担を減らすために、水やイオン飲料がよい。
- **経口摂取**：食欲がなければ無理に食べさせない。経口摂取が可能な状態のときは、1回量を少なく、消化のよいものやさっぱりしたものが望ましい。
- **感染予防**：手洗いと手指消毒を徹底する。吐物は施設の標準予防策（スタンダードプリコーション）に則り、処理する。
- **体位の工夫**：側臥位または上半身を挙上し、吐物による誤嚥・窒息を予防する（P.140 図2）。衣服を緩める（胸・腹部の筋肉を締めつけないことで、胃への圧迫を防ぐ）。乳児の場合は、抱っこ時は子どもの体をあまり動かさない。
- **環境整備**：吐物はすぐに処理し、においを残さない。含嗽などで気分不快を和らげる。

表2 子ども（乳幼児）と成人の胃の違い

	子ども（乳幼児）	成人
普段の姿勢	臥床時間が多いため、胃が水平になりやすく、物理的逆流が生じやすい	座位や立位の姿勢が多く、物理的逆流が生じにくい
胃の形状と噴門部の状況	胃の形状はくびれがなく**筒状（洋梨型）に近い**こと、**噴門部括約筋の発達が十分でない**ため、収縮が不十分であることから、胃内容物が逆流しやすい（食べたものが胃内にとどまりにくい）	胃の形状は胃底部・胃体部などくびれがはっきりし、噴門部括約筋が発達しているため、収縮が十分に行え、胃内容物が逆流しにくい（食べたものが消化されるまで安定して胃内にとどまる）

図1 嘔吐があるときの胃の様子（水分を少量ずつ頻回の摂取理由）

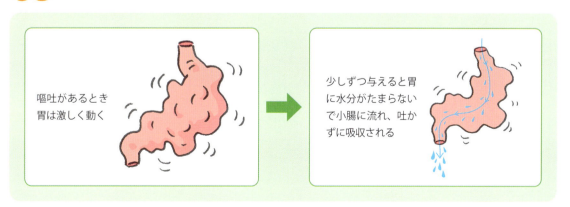

嘔吐があるとき胃は激しく動く → 少しずつ与えると胃に水分がたまらないで小腸に流れ、吐かずに吸収される

図2 嘔吐時の体位の工夫

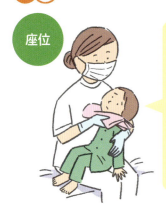

座位：子どもの衣服を緩めて腹圧がかからないよう、たて抱きにして子どもが楽な姿勢にする。消化器は自律神経支配のため、リラックスできるよう、静かに過ごせるようにする

側臥位：ベッド上で寝ている場合、吐物の誤嚥防止のために顔を横に向ける

〈参考文献〉
1. 鴨下重彦, 柳澤正義 監：こどもの病気の地図帳. 講談社, 東京, 2002.
2. 並木知佳：特集 子どもの症状・けが 保護者のホームケア力を支えよう 症状別ホームケア 嘔吐・下痢・血便. 小児看護2019；42(4)：413-418.
3. 石峯佐知子：特集 子どもによくみられる症状・主な症状 嘔吐・下痢・脱水. 小児看護2017；40(3)：282-288.
4. 奈良間美保 著者代表：系統看護学講座 専門分野Ⅱ 小児看護学[1] 小児看護学概論 小児臨床看護総論 第14版. 医学書院, 東京, 2020.

3 下痢

今西誠子

下痢とは?

● 下痢とは、普段よりも便性が緩み、**水分の多い粥状**または**水様の便**が排泄される状態のことである。腸管からの水分や電解質の吸収の低下、あるいは腸粘膜からの腸液が過剰に分泌され、腸蠕動運動が亢進して生じる。

原因と随伴症状（表1）

● 発生機序による分類（図1）
▶ **分泌性下痢**：細菌やウイルス感染などによる腸壁の炎症や病原菌の排泄を促すために腸液や水分分泌が過剰になり下痢が生じる。
▶ **浸透圧性下痢**：消化不良や腸切除などで腸管内に水分が移動し、下痢が生じる。
▶ **運動性下痢**：腸蠕動運動の亢進が過剰になり、便が水分を吸収されない状態で腸内を通過してしまうことで下痢が生じる。

図1 下痢の種類と機序

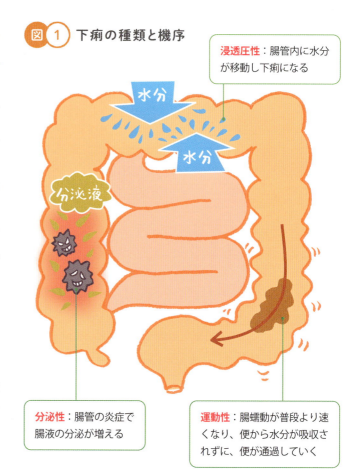

浸透圧性：腸管内に水分が移動し下痢になる

分泌性：腸管の炎症で腸液の分泌が増える

運動性：腸蠕動が普段より速くなり、便から水分が吸収されずに、便が通過していく

140

治療

● 感染性の下痢では病原体の排泄を遅らせないために**下痢止めを使用せず**、整腸剤を使用する。下痢の原因により使用する薬剤が異なり、抗菌薬などが処方される場合もある。下痢の状況によって、脱水に対する輸液療法が実施されることがある。

おさえておきたい看護のポイント

● **観察**：バイタルサイン、機嫌や活気、随伴症状である嘔気・嘔吐、腹痛、腹部膨満や排便回数、量、色、におい、性状、混入物などの観察を行う。とくに、乳幼児は脱水になりやすいので、下痢時には水分出納のチェックや体重測定を行う。
● **水分補給**：少量ずつ、室温程度の飲み物（水やイオン飲料がよい）を促す（P.138 **図7**参考）。
● **食事・栄養の調整**：飲食の可否や形態は医師の指示に基づくが、原則絶食、流動食、粥食、軟食、常食の順に食事内容を上げていく。食事ができるときは、消化のよい炭水化物を中心にすすめる。脂肪分は避ける（P.142 **表2**）。
● **清潔の保持**：頻回な排便によって、肛門周囲の皮膚がびらんを起こす可能性がある。身体の状態がよければ、殿部浴（P.142 **図2**）や下半身シャワーなどを実施する。オムツは殿部を乾燥させてから着用する（P.142 **図3**）。
● **保温**：腹部を冷やさないようにする。温熱は鎮静作用があり、温めることで交感神経に作用し腸蠕動を抑制するほか、消化管の循環血液量の増加によって、吸収を促す作用も期待できる。腹巻きなども効果的である。
● **感染予防**：排泄物の処理は速やかに行うとともに、換気を行う。排泄物をふき取ったおしり拭きなどはビニール袋に入れて密封する（P.142 **図4**）。排泄物の処理後は手洗いを徹底する。

表① 下痢の原因と随伴症状

◆急性下痢症（突然に発症し短期間で改善する場合）

		原因	随伴症状
感染性	ウイルス性	ロタウイルス、ノロウイルス、アデノウイルスなど	嘔吐、けいれんなど
		中耳炎、上気道感染、髄膜炎、尿路感染などからの2次感染	発熱、咳、下腹部痛など
	細菌性	カンピロバクター、サルモネラなど	腹痛、発熱、嘔気・嘔吐など
		病原性大腸菌など	腹痛、嘔吐、しぶり腹など
	寄生虫	クリプトスポリジウム、ジアルジア、アメーバ赤痢など	腹痛など
非感染性	食事性	過食（暴飲暴食）、消化不良（人工甘味料や脂肪分の過剰摂取など）や水分の大量摂取など	嘔吐など
	アレルギー性	牛乳や大豆のタンパク不耐症、アレルギー性胃腸炎	口唇の腫脹、蕁麻疹、咳、呼吸困難など
	その他	薬剤性、中毒（鉛、有機リンなど）	腹痛など

◆慢性下痢症（2〜3週間以上下痢が続く場合）

		原因	随伴症状
過敏性腸症候群		不明	便秘、腸蠕動音の亢進、排ガスなど
炎症性腸疾患	潰瘍性大腸炎やクローン病	不明	腹痛、口内炎など

表 2 下痢時の食事やミルクにおける注意ポイントと理由

母乳やミルクの飲ませかた	理由
母乳・ミルクは少しずつ回数を増やして飲ませる	腸への刺激を減らす
ミルクの濃さは医師の指示で薄めることがある	腸での乳糖分解の負担を減らす

消化のよい食品の食べさせかた	理由
ニンジンやリンゴをすりおろしたり、ジュース（常温）にしたりする	含有ペクチンが便をまとめる効果が期待される
ご飯やパンはお粥にして食べるようにする	粥食は腸への負担が少ない

 殿部浴

肛門周囲や大腿部の2面の接する部位は汚れが残りやすいので、注意して洗う。ガーゼなどを使用すると皮膚が傷つきやすいので、殿部の皮膚状態によってはお湯のみで洗う

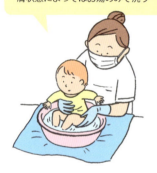

 おしりのケア

下痢時は、排泄のたびに殿部を清拭する。清拭時は実施者の肩に手をかけるよう子どもに説明し、子どもが安定した姿勢で行う。同時に発赤など殿部の皮膚状態を観察する

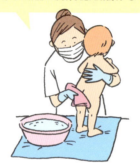

 オムツの処理

使用済みのオムツやおしり拭きなどは速やかにビニール袋に入れて密閉し廃棄する

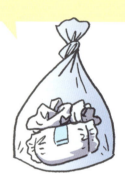

〈参考文献〉
1. 奈良間美保 著者代表：系統看護学講座　専門分野Ⅱ　小児看護学［1］　小児看護学概論　小児臨床看護総論　第14版．医学書院，東京，2020．
2. 鴨下重彦，柳澤正義 監：こどもの病気の地図帳．講談社，2002．

4 脱水

今西誠子

脱水とは？

- 脱水とは、**体内の水分および電解質が不足した状態**で、体内からの水分の喪失増加あるいは摂取不足によって生じる。

原因

- 脱水の原因は、感染症による消化管（下痢・嘔吐）からの水分喪失、発熱に伴う不感蒸泄の増加や、それらに伴う水分摂取の困難性によることが多い（**表1**）。
- 脱水は血中ナトリウム濃度により **等張性**、**低張性**、**高張性** に分けられる（**図1**）。

子どもが成人と比べ容易に脱水になりやすい理由

▶ 身体に占める総水分量の割合が高い、特に細胞外水分の割合が高い（**図2**）。
▶ 体重あたりの必要水分量（エネルギー量）、不感蒸泄量が多い。
▶ 腎機能が未熟で、尿濃縮機能が低い（低出生体重児や新生児、乳児）。
▶ 感染や急性胃腸炎など脱水になりやすい疾患に罹患する機会が多い。
▶ 口渇を感じて、水分を要求したり自発的に摂取したりすることが難しい。

表1 脱水の原因

水分摂取不足	● 感染症による発熱や食欲不振・経口摂取困難による水分摂取量の減少 ● 嘔吐、意識障害、呼吸困難時などによる経口水分摂取量の減少 ● 不適切なミルク濃度やミルク量の不足、不適切な養育、酷暑時の水分摂取不足などによる経口水分摂取量の減少
体液喪失	● 急性・慢性の下痢などによる、腸液内の水分や電解質の排泄による喪失（下痢） ● 頻回な嘔吐による胃液内の水分や電解質の吐出による喪失（嘔吐） ● 多尿や利尿薬、抗利尿ホルモンの不足や尿濃縮障害などによる尿量の増加に伴う水分喪失（尿からの喪失） ● 発熱や高温環境下における発汗の亢進など不感蒸泄量の増加による喪失（皮膚からの喪失）

図1 脱水の種類

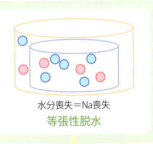
水分喪失＝Na喪失
等張性脱水
水分とNaがほぼ同じ割合で欠乏するため、バランスが保たれ、体液は同じ濃度のままである。細胞内・細胞外での水分移動はない

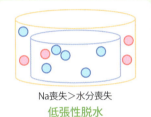
Na喪失＞水分喪失
低張性脱水
水分よりNaの喪失が大きい。水分が細胞外から細胞内に移動する

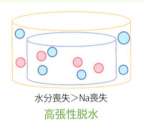
水分喪失＞Na喪失
高張性脱水
Naの喪失よりも水分喪失が大きい。水分が細胞内から細胞外に移動する

図2 体重に占める水分の割合

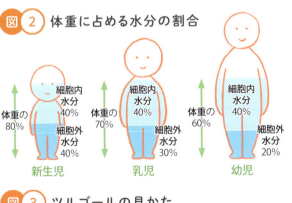

新生児：体重の80％、細胞内水分40％、細胞外水分40％
乳児：体重の70％、細胞内水分40％、細胞外水分30％
幼児：体重の60％、細胞内水分40％、細胞外水分20％

図3 ツルゴールの見かた

ツルゴール（Turgor）とは、皮膚に「張り」「緊張」がある状態のこと。引っぱり上げた皮膚を放したあと、元に戻るまでの時間で脱水の程度を判定する。ツルゴールの低下は脱水症全般で認められるが、低張性脱水（ナトリウム欠乏性脱水）では著しい。正常は2秒以内

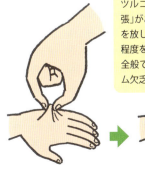

図4 脱水の徴候

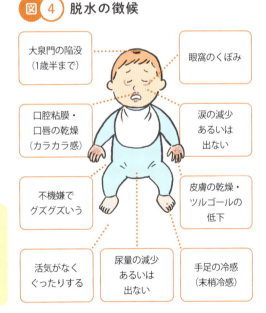

- 大泉門の陥没（1歳半まで）
- 眼窩のくぼみ
- 口腔粘膜・口唇の乾燥（カラカラ感）
- 涙の減少あるいは出ない
- 不機嫌でグズグズいう
- 皮膚の乾燥・ツルゴールの低下
- 活気がなくぐったりする
- 尿量の減少あるいは出ない
- 手足の冷感（末梢冷感）

随伴症状（脱水に伴う症状）

- 活気の低下、体重減少や大泉門・眼窩の陥没、皮膚の緊張（ツルゴール）の低下（P.143 **図3**）、口唇・口腔粘膜の乾燥、四肢の冷感、尿量の減少などが見られる（P.143 **図4**）。

治療

- 軽症の脱水症では経口補液剤※を少しずつスプーンなどで飲ませる**経口補液療法**や短時間の輸液療法が行われる。
- 中等症以上の脱水症や細菌性の下痢などによる脱水症では、入院による**輸液療法**が行われる。輸液療法では、点滴により直接血管内に水分を補給でき、血液循環を速く正常に戻せる。

※経口補液剤は、水分と電解質が補給できる経口補水液のこと。

おさえておきたい看護のポイント

- **観察**：バイタルサイン、機嫌や活気、随伴症状（下痢・嘔吐、呼吸器感染症状などの有無や、発熱・発疹、呼吸器症状の有無、意識障害、けいれんなど）や脱水レベル（**表2**）を観察する。
- **水分・電解質の補給**：子どもの1日の体重1kgあたりの必要水分量（P.126 **表2**参照）を基本に、水分摂取を促す。経口補液剤、お茶など少しずつ頻回に経口摂取を促す。
- **輸液の管理**：静脈内持続輸液中は、輸液速度や注入量、速度は医師の指示に沿って正確に実施する。
- **清潔の保持**：状態がゆるす限り毎日保清を行う。下痢などが原因で脱水が生じている場合は、殿部や陰部の清潔を保つために頻回にオムツ交換を行い、殿部浴の実施も状態を見て行う。口腔内清拭の実施や含嗽を勧め、口腔内の清潔を保つ。口唇の乾燥は亀裂などが入りやすいので、ワセリンやリップクリームを塗布して保湿を図る。
- **環境調整**：室温や衣服を調節し、発汗などによる不要な水分喪失を防ぐ。
- **家族への支援**：母親や家族には「心配ですね」「お茶、飲めそうですか？」など家族の思いが表出できるよう声かけするとともに家族にできる援助内容を一緒に実施したり、説明したりする。

表2 脱水の程度と症状

症状	極軽度または脱水なし	軽度〜中等度	重度
体重減少：乳児 年長児	5%未満 3%未満	5〜10% 3〜9%	10%以上 9%以上
ツルゴール	良好	低下	かなり低下
四肢冷感	温かい	冷たい	冷たい・チアノーゼあり
口唇・舌	湿っている	乾燥している	カラカラに乾燥している
循環状態：脈 呼吸	正常 正常	頻脈・弱い 深く、やや速い	弱い・または脈が触れない 深く、速い
尿量（排尿）	正常〜減少	減少	ほとんどなし（乏尿・無尿）
口渇感	軽度 飲水は正常	中等度 水分を欲しがる	強度 ほとんど水を飲まない 飲むことができない
啼泣時の涙	涙が出る	減少（少し出る）	出ない
大泉門（乳児）	平坦	陥没している	著明に陥没している
眼窩	正常	落ちくぼむ	深く落ちくぼむ

市川光太郎，天本正乃 編：内科医・小児科研修医のための小児救急治療ガイドライン 改訂第4版. 診断と治療社，東京，2019：100. 表1. を参考に作成

〈参考文献〉
1. 石峯佐知子：特集 子どもによくみられる症状・主な症状 嘔吐・下痢・脱水. 小児看護2017；40（3）：282-288.
2. 鴨下重彦，柳澤正義 監：こどもの病気の地図帳. 講談社，東京，2002.
3. 市川光太郎，天本正乃 編：内科医・小児科研修医のための小児救急治療ガイドライン 改訂第4版. 診断と治療社，東京，2019.

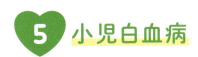

5 小児白血病

宮城島恭子

小児白血病とは?

- 白血病は造血器のがんであり、造血細胞の分化過程で異常増殖が起こり**正常な造血機能が障害**される。
- 小児期発症のがんで最も多く、**全体の1/3**を占める。
- 最も多いのは**急性リンパ性白血病**(ALL*)(「B前駆細胞型」「成熟B細胞型」「T細胞型」など)であり、次いで急性骨髄性白血病(AML*)である。
- 白血病の治療は**多剤併用の化学療法で長期間に及び**、治療による子どもの心身の苦痛や社会生活へ大きく影響する。
- 生存率は向上してきているが、治療の影響による**晩期合併症**が問題となっており、長期的フォローアップが必要となる。

小児白血病に関する病態・生理

- 骨髄内の造血細胞に**染色体**異常や**遺伝子**変異が生じることによって、造血幹細胞がリンパ球、赤血球、白血球、血小板などへ分化し成熟していく過程でおもに未成熟な細胞(**芽球**)が異常増殖する。
- そのため、骨髄に正常造血細胞の増殖分化の場がなくなり**正常な造血機能が障害**され、さらに、**芽球が血液中に出現**する。
- ALLとAMLの病態、発症頻度などを**表1**に示す。

表1 ALLとAMLの特徴

	急性リンパ性白血病(ALL)	急性骨髄性白血病(AML)
発症頻度	・小児白血病の約**70%** ・小児は年間約500人発症	・小児白血病の約20〜25% ・小児は年間150〜200人発症
小児の発症年齢ピーク	2〜5歳	小児の各年齢に平均的で特になし
基本病態	**リンパ系芽球**(リンパ球の幼若な段階)が異常増殖	**骨髄系芽球**(顆粒球、単球、赤血球、血小板の幼若な段階)が異常増殖
診断基準(WHO*基準)	**骨髄液**の塗抹標本において、有核細胞中に**芽球が25%以上**	**骨髄液**の塗抹標本において、有核細胞中に**芽球が20%以上**
生存率	5年無病生存率:予後不良因子をもたない場合90〜95%。予後不良因子をもつ場合70〜80%	5年生存率:60〜80%
治療	❶**寛解導入療法**:4〜6週間。プレドニゾロンまたはデキサメタゾン、ビンクリスチン、L-アスパラギナーゼ、アントラサイクリン系を使用 ❷**強化療法(再寛解導入療法を含む)**:6か月以上。6-メルカプトプリン、シタラビン、シクロホスファミド、大量メソトレキセートを使用 ***中枢神経白血病予防療法**:寛解導入・強化療法中に複数回髄注(メソトレキセート、シタラビン)、強化療法中の大量メソトレキセートの点滴 ❸**維持療法**:1〜2年。外来通院で、6-メルカプトプリン、メソトレキセートを経口摂取	❶**寛解導入療法**:2クール。シタラビン、アントラサイクリン系、エトポシドを使用 ❷**強化療法**:3〜4クール。大量シタラビン、アントラサイクリン系2剤、エトポシドを使用 (中枢神経白血病予防療法は実施しない) (維持療法は急性前骨髄性白血病のみ)

❶**寛解導入療法**:白血病細胞を大幅に減少させ、寛解(骨髄有核細胞中に芽球が5%以下)を目的に実施
❷**強化療法、再寛解導入療法**:寛解後の残存白血病を減らす目的で実施
***中枢神経白血病予防療法**:脳血液関門により血液と脳脊髄液との間の物質交換が制限されているため、薬剤が十分浸透しにくい中枢神経からの白血病再発を防ぐ目的で実施
❸**維持療法**:残存白血病の根絶と再発予防目的で実施

臨床症状

- 白血病の症状は、造血障害による症状と芽球の骨髄外浸潤による症状に分けられる（**表2**）。

表2 白血病の症状

症状出現の病態		具体的症状
骨髄での芽球増殖による正常造血の障害に伴う症状	赤血球の減少による貧血状態	●貧血が進むと、倦怠感・顔色や爪の蒼白・労作時の息切れ・頭痛などの症状がみられるようになる
	血小板の減少	●出血傾向が出現し、鼻出血や歯肉出血、出血斑がみられる ●血小板値の著しい減少により、消化管出血や頭蓋内出血の危険性もある
	正常な白血球の減少による易感染状態	●感染を起こすと発熱、倦怠感、口内炎、扁桃炎、肺炎などがみられることがある
芽球の骨髄外への浸潤に伴う症状	芽球の急激な増殖	●発熱（腫瘍熱）が起こり、倦怠感などを伴う
	骨膜浸潤や骨膜への刺激	●関節などに骨痛をきたすことがある
	リンパ節への浸潤	●リンパ節腫大を生じ圧痛を伴うことがある
	肝臓や脾臓への浸潤	●肝脾腫や肝機能障害が生じ、出血傾向を伴うことがある
	脳・中枢神経への浸潤	●頭痛、嘔吐、脳神経麻痺などがみられることがある
	精巣や皮膚への浸潤	●腫大や圧痛を伴うことがある
	白血病細胞内容物の遊出（腫瘍崩壊症候群）	●高尿酸血症による腎障害 ●高カリウム血症による不整脈、心停止 ●高リン血症による代謝性アシドーシス

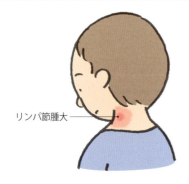
リンパ節腫大

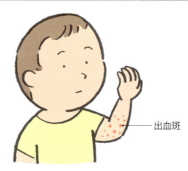
出血斑

検査・診断

- **骨髄検査**
  - 骨髄穿刺にて**骨髄液を採取**し、芽球、細胞表面抗原や細胞質内抗原（免疫学的分類）、染色体や遺伝子を解析し病型を含む診断を行う（ALLとAMLの診断基準、生存率はP.145 **表1**参照）。
- **血液検査**
  - 白血球数および芽球割合、赤血球数、血小板数、CRP*など。

- **その他**
  - 髄液検査（中枢神経への芽球の浸潤）。
  - 画像検査（臓器や骨への浸潤）。
- **予後不良因子**
  - 診断時年齢が**1歳未満および10歳以上**。
  - 診断時白血球数が**5万/μL以上**。
  - 治療反応性が悪い。
  - 中枢神経系への浸潤。
  - 特定の染色体・遺伝子の異常。

治療

- 基本的には**図1**および P.145 **表1**に示すような段階で区分される**抗がん薬治療（化学療法）**が行われ、ALLでは計2〜3年かかる。
- ALL・AMLともに予後予測因子に基づく層別化治療が行われており、高リスクほど強い化学療法を実施し、造血幹細胞移植を実施する場合もある。
- 治療による副作用・合併症を出現時期別に**表3**に、支持療法を**表4**に示す。

図1 小児がん（ALL）の治療経過

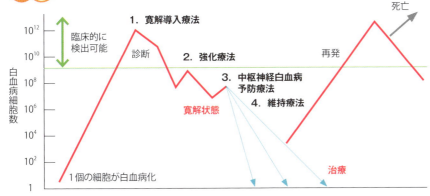

石田也寸志：悪性新生物と看護 おもな疾患. 奈良間美保 著者代表, 系統看護学講座 専門分野Ⅱ 小児看護学[2] 小児臨床看護各論 第14版. 医学書院, 東京, 2020：316. より転載

横軸が時間（月〜年）、縦軸が白血病細胞の数である。診断時に 10^{12} の白血病細胞が寛解導入療法で1,000分の1の数億個レベルくらいになると完全寛解に入る。完全寛解の状態では、通常の検査では白血病細胞はみとめられず、正常な造血機能が回復しているが、からだのなかにはまだ1億をこえる数の白血病細胞が残っている。早期強化療法でさらに減らし、中枢神経白血病予防療法・維持療法を継続して、約2年で白血病細胞をほぼ0にもっていき、治癒を目ざす。

表3 抗がん薬の副作用の種類と発現時期

発現時期		おもな副作用
急性 投与直後から数時間後、数日以内	投与直後	●アナフィラキシーショック ●発熱 ●不整脈
	投与後 1、2時間〜数日	●代謝障害（腫瘍崩壊に伴う電解質の異常） ●消化管の粘膜障害（嘔気・嘔吐、食欲低下、便秘、下痢） ●出血性膀胱炎 ●血糖上昇 ●倦怠感 ●浮腫 など
亜急性 数日〜数か月後	7、8〜14、15日頃 （回復は22日頃）	●骨髄抑制 ▶白血球減少（易感染状態）：投与後7、8日頃〜低下、14、15日頃で最低 ▶血小板減少（出血傾向）：投与後7日頃〜2、3週間で最低 ▶赤血球減少（貧血症状）：白血球・血小板よりやや遅れて発現 ●口内炎 ●倦怠感 ●肝機能障害 ●腎機能障害
	15日以後	●脱毛 ●手足のしびれ ●耳鳴り など
晩期合併症 数か月〜数年後、数十年後		●心筋傷害 ●第二次性徴の遅れ ●妊孕性の低下 ●低身長 ●甲状腺ホルモンの異常 ●腎機能障害 ●認知機能障害 ●聴覚障害 ●二次がん ●PTSD など

宮城島恭子：血液疾患 白血病. 市江和子 編著, 病期・発達段階の視点でみる 小児看護過程. 照林社, 東京, 2021：152. より引用

表4 白血病治療の副作用・合併症に対する支持療法

副作用・合併症	支持療法
嘔気・嘔吐	制吐薬の投与
骨髄抑制（赤血球・血小板の減少）	赤血球・血小板の輸血
骨髄抑制（好中球の減少）	顆粒球コロニー刺激因子の投与
好中球減少に伴う感染	抗菌薬の予防的内服
感染症、発熱性好中球減少	抗菌薬・抗真菌薬の投与

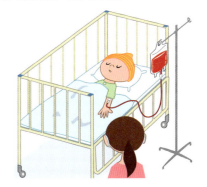

おさえておきたい看護のポイント

● **診断時・治療中の身体的ケアおよび苦痛緩和**
  ▶ 診断時に白血病細胞の増殖により出現している**発熱**や**貧血**、**出血傾向**といった症状、**易感染状態**は、寛解後も含め抗がん薬治療後の骨髄抑制による症状と重なる。したがって、診断時から治療中を通じて、**感染予防**（環境整備、清潔ケア、感染予防薬の投与、クリーンルーム入室）、**出血予防**（傷害防止など）、**貧血症状の悪化予防**（活動調整など）が必要である。
  ▶ 骨髄穿刺や腰椎穿刺は強度の痛みを伴うため、鎮静下で実施することが多いが、鎮静に伴う**禁飲食や呼吸抑制**に留意する。また処置後は合併症（出血、髄液漏出、髄液圧変動に伴う症状など）予防のため安静を保持する。

● **病気・治療・入院生活に関する理解促進と精神的援助（子どもと家族）**
  ▶ 入院および外来通院を通じて抗がん薬治療が長期に継続すること、**痛みを伴う処置**（採血や静脈カテーテル留置、筋肉注射や髄腔内注射による抗がん薬の投与など）、内服薬、骨髄抑制に伴う行動範囲などの**生活上の制限**（クリーンルームでの隔離を含む）、**脱毛**などに対し子どものストレスが強くなる。
  ▶ 事前に必要性や経過を説明し、選択可能な対処方法を一緒に考えるなどの**プレパレーションを実施**する。また、気持ちを受け止め、処置中のディストラクション、制限範囲内での遊びや過ごしかたが選択できるようにし、がんばりを認める。
  ▶ 親や家族、おおむね学童期以上の子どもには病気の説明がされるが、親や特に思春期以上の子どもでは**衝撃**を受け、さまざまな**不安**を抱くことが多くある。子どもと親や家族それぞれの**気持ちを受け止め**、親に対しては入院時の付き添いを含めて子どもとのかかわりかたについて一緒に考え、親の**役割葛藤**に留意する。
  ▶ きょうだい（同胞）がいる場合は、きょうだいへの説明や精神面にも配慮する。また、きょうだいは造血幹細胞移植のドナーとなり得るため、意思決定や処置における心身の苦痛緩和・支援が必要である。

● **復学や復園など社会復帰の支援**
  ▶ 入院中から復学等を見越して、**体力低下を防ぐ**ためのリハビリ、学習習慣の維持と訪問・院内学級の活用、他児との遊び、入院前の学校の教員や友人との交流を支援する。
  ▶ 復学の際は、本人・家族、学校関係者、医療者間で、**学校生活の活動調整や感染予防**、脱毛など**ボディイメージの変化への対処法**、**教員や友人への説明**、**体調不良時の対応**などを話し合っておく。

● **長期的なフォローアップ**
  ▶ 治療の種類によって晩期合併症出現の可能性があるため、**外来での長期フォローアップ**の必要性を伝える。
  ▶ 子どもの発達や進学・就職・結婚などのライフイベントに応じて、医師からの説明や小児科以外および多職種との相談が可能であることを伝える。
  ▶ 退院し復学や復園をした後も、外来通院時の抗がん薬投与や在宅での抗がん薬の内服治療が行われるため、通院や体調不良時の欠席が重なる場合がある。治療と学校生活が両立できるよう、スケジュールの調整や副作用への対応等が必要である。

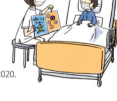

〈略語〉
* 【ALL】acute lymphoblastic leukemia
* 【AML】acute myeloid leukemia
* 【WHO】World Health Organization：世界保健機関
* 【CRP】C-reactive protein：C反応性タンパク
* 【PTSD】post traumatic stress disorder：心的外傷後ストレス障害

〈引用文献〉
1. 奈良間美保 著者代表：系統看護学講座 専門分野Ⅱ 小児看護学[2] 小児臨床看護各論 第14版．医学書院，東京，2020．
2. 市江和子 編：病期・発達段階の視点でみる小児看護過程．照林社，東京，2021．

〈参考文献〉
1. 『小児内科』『小児外科』編集委員会 共編：小児疾患診療のための病態生理3 改訂第6版．小児内科第54巻増刊号，東京医学社，東京，2022．
2. 奈良間美保 著者代表：系統看護学講座 専門分野Ⅱ 小児看護学[2] 小児臨床看護各論　第14版．医学書院，東京，2020．
3. 加藤元博 編：小児科診療ガイドライン—最新の診療指針—第5版．総合医学社，東京，2023．
4. 日本小児がん看護学会 小児がん看護テキスト作成ワーキンググループ 編他：小児がん看護テキストブック．杏林書院，東京，2023．
5. 加藤由香 編：小児の化学療法最前線 子どもの成長・発達に応じたトータルケア．小児看護 2014；37(13)．
6. 日本小児血液・がん学会 編：小児白血病・リンパ腫診療ガイドライン 2016年版．金原出版，東京，2016．
7. 宮崎仁：もっと知りたい白血病治療－患者・家族・ケアにかかわる人のために　第2版．医学書院，東京，2019．
8. 細野亜古 編著：患者説明にそのまま使える/不安なパパ・ママにやさしく解説　こどものがんと治療．メディカ出版，大阪，2017．
9. 市江和子 編著：病期・発達段階の視点でみる小児看護過程．照林社，東京，2021．
10. JCCG長期フォローアップ委員会 長期フォローアップガイドライン作成ワーキンググループ 編他：小児がん治療後の長期フォローアップガイド．クリニコ出版，東京，2021．

6 小児糖尿病

宮城島恭子

小児糖尿病とは?

- 糖尿病は**インスリン分泌の低下**やインスリン抵抗性に伴う**インスリンの作用不足**によって、糖代謝をはじめとするさまざまな代謝異常が生じる疾患群である。
- 子どもの糖尿病は、インスリンの絶対的欠乏を伴う**1型糖尿病が多い**が、インスリン抵抗性に対するインスリンの相対的不足を伴う**2型糖尿病も増加している**。どちらの糖尿病であっても、**症状コントロールや合併症予防**により、子どもの健全な成長・発達と成人期以降につながる生活の質の向上をめざすことが重要である。

小児糖尿病に関する病態・生理

- 小児1型糖尿病と2型糖尿病の成因と発症割合を**表1**に示す。
- インスリンの作用不足に伴う代謝異常からさまざまな症状を起こす(P.150 **図2**)。

▶糖代謝の異常:インスリンの作用不足により、**臓器や筋肉でのブドウ糖の取り込み減少**や、インスリン拮抗ホルモン(コルチゾールやグルカゴンなど)増加が起こり、高血糖の状態となる。

▶脂質代謝異常:脂肪が分解されて遊離脂肪酸が血中に放出され、肝臓で脂肪酸からケトン体が産生されて、**ケトン体が血中や尿中に増加**しケトーシスとなり、さらに進行するとケトアシドーシスになる。また、脂肪分解により体重も減少する。

▶タンパク質の代謝異常:筋肉からタンパク質が分解されて各種アミノ酸が放出され、肝臓で**アミノ酸からの糖新生**が高まり、血中ブドウ糖が増加する(高血糖)。筋肉量減少によって体重も減少する。

▶水分代謝・電解質異常:高血糖により**尿細管での糖の再吸収能力を超える**ため尿糖が出現する。また、尿細管液の浸透圧が上昇して**水とナトリウムの再吸収が抑制**され、多尿になる(浸透圧利尿)。

表1 小児1型糖尿病と2型糖尿病の成因と発症割合

	小児1型糖尿病	小児2型糖尿病
成因	**小児1型糖尿病**の多く(80〜90%)では、特異的な遺伝子が関与する自己免疫反応によって膵ランゲルハンス島(膵島)の**B(β)細胞(図1)が破壊される**ことにより、**インスリン**の進行性**分泌低下**をきたし、最終的にはインスリンの絶対的欠乏に陥る	**インスリン抵抗性**が主体で相対的にインスリン分泌不足が生じるものと、インスリン分泌不足が主体でインスリン抵抗性を伴うものがある **インスリン抵抗性の要因**:肥満が代表的で、日本人の小児2型糖尿病の70〜80%に肥満を伴う。思春期は生理的インスリン抵抗性が加わり、発症率が高くなる
発症割合	診断時10歳未満では、小児糖尿病の約95%を占めるが、10歳代では約50%	10歳未満では少ないが、10歳代では1型糖尿病とほぼ同比率(約50%)

＊インスリン抵抗性とは:肝臓や筋肉、脂肪などの末梢組織において、インスリンを受け取る受容体の働きが不十分でインスリン感受性が低下していることである。

図1 インスリンを分泌する部位の構造

肝臓や全身の筋肉、脂肪組織の糖・タンパク・脂質代謝の調節に重要な働きをしているインスリン(ペプチドホルモン)は、膵島(ランゲルハンス島)に分布するB(β)細胞でつくられ、血液中に分泌されている

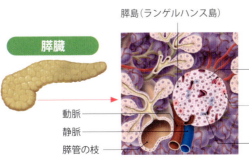

膵島(ランゲルハンス島)
膵臓
動脈
静脈
膵管の枝

外分泌細胞
膵液中にトリプシノゲンなどのタンパク質分解酵素(膵酵素)を分泌する

B(β)細胞
インスリンを分泌

A(α)細胞
グルカゴンを分泌

D(δ)細胞
ソマトスタチンを分泌

内分泌細胞
ホルモンを産生・分泌する

図2 糖尿病の病態

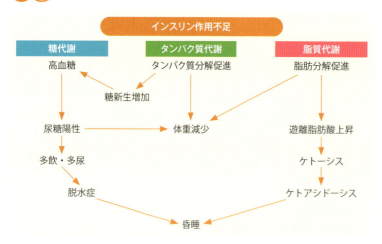

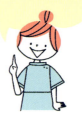

多尿や口渇、体重減少などがおもな症状です

宮本茂樹：代謝性疾患と看護 おもな疾患．奈良間美保 著者代表，系統看護学講座 専門分野Ⅱ 小児看護学［2］小児臨床看護各論 第14版．医学書院，東京，2020：70．より転載

臨床症状

- 主要症状は、高血糖による**多尿**、**口渇**、**多飲**、**体重減少**であり、**倦怠感や脱水**を伴うこともある。
- 小児1型糖尿病では、主要症状に加え、**ケトアシドーシス**に陥り、吐き気、嘔吐、呼気のケトン臭、意識障害などの症状を伴って**急激に発症**することが多い。
- 小児2型糖尿病は、学校検尿で発見されることが多く、発症時は無症状のことも多い。
- 糖尿病の急性合併症と慢性合併症を**表2**に示す。また、低血糖症状について**図3**に示す。

図3 低血糖時の血糖値と症状

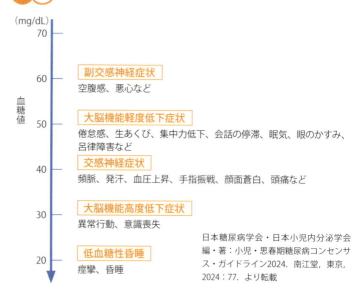

日本糖尿病学会・日本小児内分泌学会編・著：小児・思春期糖尿病コンセンサス・ガイドライン2024．南江堂，東京，2024：77．より転載

表2 糖尿病の合併症

		病態・要因	合併症
急性合併症	血糖値の変動	● インスリンの過剰投与 ● 活動量の多さ ● 食事量の少なさ	● **低血糖（血糖値50mg/dL未満）**
		● 著しい高血糖とケトン体産生	● **糖尿病性ケトアシドーシス**
		● 血糖コントロール不良による感染症への罹患のしやすさ	● 感染症
慢性合併症	長期の高血糖状態による血管病変	● 細小血管症（細小動脈・静脈、毛細血管の病変）	● **神経障害**　● **網膜症**　● **腎症**
		● 大血管症（中大動脈の動脈硬化）	● 脳卒中　● 心筋梗塞・狭心症 ● 糖尿病足病変

検査・診断

- 血液検査：**血糖値**、**HbA1c***、血中ケトン体、残存膵B（β）細胞機能の評価（血中インスリン値、Cペプチド値）、膵島関連自己抗体（GAD*抗体、IA-2*抗体）など。また、**早朝空腹時の血中インスリン値と血糖値**からインスリン抵抗性のめやすがわかる。
- 尿検査：**尿糖**、**尿中ケトン体**、尿中Cペプチド値。
- その他：合併症の発見のため、眼底、腎機能、尿、脂質、血圧などの検査を行う。
- 診断としては、血糖値（**空腹時126mg/dL以上**、**随時200mg/dL以上**）、**HbA1c 6.5%以上**をおもな基準として、糖尿病の典型的症状や糖尿病網膜症を考慮する。合併症がなければ生命予後は悪くない。

治療

- 治療目標は、「多飲・多尿・体重減少などの症状がない」「健常児と同等の生活（学校生活を含む）を送る」「正常な成長・発達、慢性合併症の出現防止や進展抑制」「子どもが病気を受け入れる」ことである。
- 小児1型糖尿病では**薬物療法**（インスリン）を主とする（表3、図4、P.152 表4）。
- 小児2型糖尿病の多くでは**食事・運動療法**をまず実施し、効果的でない場合に**薬物療法**（経口血糖降下薬）を行う（表3）。

図4 頻回注射法と持続皮下インスリン注入療法の模式図

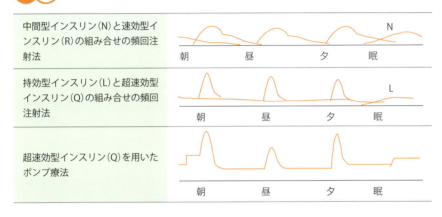

川村智行：インスリンの進歩，デバイスの進歩，インスリンポンプとカーボカウントの導入．特集・小児における糖尿病看護 糖尿病をもつ子どもの成長発達に沿った看護をめざして．小児看護 2012；35(2)：156．より転載

表3 小児1型糖尿病と小児2型糖尿病の治療

	小児1型糖尿病	小児2型糖尿病
薬物療法	❶**インスリン療法**：基礎インスリンと追加インスリンを組み合わせて皮下注射し、インスリンの生理的基礎分泌と追加分泌を補う ・基礎インスリン：**持効型溶解**や中間型インスリン（1日1回）で、一定のインスリン濃度を維持する ・追加インスリン：**超速効型**や速効型インスリン（各食前）で、食事による高血糖を抑える ・近年、**持続皮下インスリン注入療法**が普及し、基礎インスリンと追加インスリンの注入を速度の違いで実施できる ・食事中の炭水化物量によって必要なインスリン量が決定されるカーボカウントが普及している	❸経口血糖降下薬（メトホルミン）：食事・運動療法で血糖コントロールが効果的でない場合に適応 また、発症時に症状がある場合はインスリンも使用する
食事療法	❸食事制限はない。摂取エネルギーの50〜60％を炭水化物、20％未満をタンパク質、残りを脂質で摂取し、成長・発達に必要な栄養素・エネルギーの確保とバランスの良い食事が望ましい	❶無症状の場合、薬物療法よりも優先。エネルギー比やバランスは1型糖尿病と同じ。肥満の程度に応じてエネルギー量を同性・同年齢健常児の90〜95％にする
運動療法	❷運動制限はない。激しい運動をする前は**低血糖予防**のため**補食**をする	❷無症状の場合、薬物療法よりも優先。有酸素運動にて摂取エネルギー量の10％の消費がめやす

〈略語〉　　　　　　　　　　　　　　　　　　　　　　　　　　　　　　　　表内の「❶〜❸」は療法の優先順位
* 【HbA1c】hemoglobin A1c：ヘモグロビンエーワンシー
* 【GAD】glutamic acid decarboxylase：グルタミン酸脱炭酸酵素　　* 【IA-2】insulinoma-associated antigen-2：インスリノーマ関連タンパク2

〈引用文献〉
1. 日本糖尿病学会・日本小児内分泌学会 編・著：小児・思春期糖尿病コンセンサス・ガイドライン2024．南江堂，東京，2024．
2. 奈良間美保 著者代表：系統看護学講座　専門分野Ⅱ　小児看護学[2] 小児臨床看護各論　第14版．医学書院，東京，2020．
3. 中村伸枝 編：小児における糖尿病看護　糖尿病をもつ子どもの成長発達に沿った看護をめざして．小児看護 2012；35(2)．

表④ インスリンの作用時間

	作用発現時間	最大作用発現時間	作用持続時間
超速効型インスリンアナログ	5〜15分	1〜2時間	3〜5時間
速効型インスリン	30〜60分	1〜3時間	5〜8時間
中間型インスリン	1〜2時間	5〜10時間	18〜24時間
持効型溶解インスリンアナログ	1〜2時間	明らかなピークがない	約24時間

宮本茂樹：代謝性疾患と看護 おもな疾患. 奈良間美保 著者代表，系統看護学講座 専門分野Ⅱ 小児看護学[2]小児臨床看護各論 第14版. 医学書院，東京，2020：71より引用

おさえておきたい看護のポイント

● **急性期の全身状態**（高血糖やケトアシドーシス、脱水、低血糖）の観察と**インスリン投与・輸液管理**を行う。

● **子どもと親や家族への精神的援助（発症時および長期的）**

▶ 精神面は糖尿病の管理に影響するため、精神的援助は重要である。

▶ 1型糖尿病発症時は子どもと親や家族の精神的ショックが大きく、生涯のインスリン注射や血糖測定などの**療養行動の負担感**をもち、病気を受け入れられない気持ちが強く、合併症や将来の進学・就職・結婚への不安ももつため、時間をかけて思いに寄り添う。また、発症の**責任は子どもと親や家族にはない**こと、治療継続により通常の発育や進学・就職・結婚・出産などの**社会生活が十分可能**であることを説明する。**糖尿病キャンプ**は、同じ疾患の同年代の仲間たちとの共同生活を通した自己管理の技術を習得する場であり、子ども同士のピアサポートの機会となる。

▶ 2型糖尿病では、自覚症状の乏しさから治療に対する動機づけが難しいため、**本人の努力を認める**ようにする。

● **家庭・学校での生活を想定したセルフケア教育**

▶ 血糖測定とインスリン注射など、子ども本人あるいは年少児では親や家族が実施できるよう、必要性と手順の理解、手技の獲得を支援する。

▶ 食事と運動については、P.151 **表3**のような望ましい行動がとれるよう一緒に考える。

▶ 低血糖の対処法（とくに1型糖尿病で注意）：症状があるときはすぐに吸収し血糖を上げる**グルコース錠**などを摂取する。次の食事まで30分以上空く場合、ゆっくり吸収される**ビスケット類**を追加する。

▶ シックデイ（上気道感染や胃腸炎など糖尿病以外の病気に罹患したとき）の対処法（**表5**）を教育する。

● **保育施設や学校との連携**

▶ 復園や復学、進学時には、学校関係者に病状や治療、低血糖時の対処法や運動前の補食などについて医療者や親や家族が説明し話し合う。

▶ 友人への説明や理解を得る方法についても、子どもと親や家族の意向をふまえ、学校関係者と事前に相談しておく。

表⑤ シックデイの対処法

基本的対策	理由
❶**インスリン注射を中断せず**、血糖値を確認しながら増減	病気になるとストレスホルモン（インスリン拮抗）の分泌が増加し、糖新生とインスリン抵抗性が増加する。インスリン作用不足からケトン体産生が亢進するので、ケトアシドーシスを予防する必要がある
❷**水分、電解質、糖質を補給**	脱水予防、低血糖予防、飢餓時のケトーシス予防
❸**血糖、尿ケトン体の頻繁な測定**（3〜4時間ごと）	高血糖・低血糖の早期発見
❹**医療機関との電話相談や受診**	全身状態の悪化予防、病院受診のタイミングを逃さない

〈参考文献〉
1. 日本糖尿病学会・日本小児内分泌学会 編・著：小児・思春期糖尿病コンセンサス・ガイドライン2024. 南江堂，東京，2024.
2. 池上博司 専門編集 他：小児・思春期糖尿病の対応マニュアル. 中山書店，東京，2012.
3. 『小児内科』『小児外科』編集委員会 共編：小児疾患診療のための病態生理1 改訂第6版. 小児内科第52巻増刊号，東京医学社，東京，2020.
4. 奈良間美保 著者代表：系統看護学講座 専門分野Ⅱ 小児看護学[2] 小児臨床看護各論 第14版. 医学書院，東京，2020.
5. 中村伸枝 編：小児における糖尿病看護 糖尿病をもつ子どもの成長発達に沿った看護をめざして. 小児看護 2012；35（2）.
6. 加藤元博 編：小児科診療ガイドライン－最新の診療指針－第5版. 総合医学社，東京，2023.
7. 髙木永子 監：看護過程に沿った対症看護 病態生理と看護のポイント 第5版. 学研メディカル秀潤社，東京，2018.
8. 市江和子 編著：病期・発達段階の視点でみる小児看護過程. 照林社，東京，2021.

7 小児気管支喘息

小出扶美子

小児気管支喘息とは？

- 気道の慢性炎症を特徴として、発作性に起こる気道狭窄により、咳嗽、呼気性喘鳴、呼吸困難を繰り返す疾患である[1]。
- これらの臨床症状は自然ないし治療により軽快、消失するが、ごく稀に致死的となる[1]。
- 気道の慢性炎症の状態によって気道が狭窄し、閉塞性換気障害を示す疾患である。

気管支喘息に関する解剖と病態・生理

- 気管支喘息の発作時の気道の変化を**図1**に示す。
- **病態・生理**
  ▶ 気管支がアレルゲンなどの何らかの刺激因子によって**Ⅰ型アレルギー反応**を起こし、気管支粘膜の炎症細胞（T細胞、肥満細胞、好酸球、好中球、好塩基球など）から、化学伝達物質が放出され、発作を引き起こす。
  ▶ 発作時は、炎症細胞から放出された化学伝達物質によって、「気道平滑筋収縮」「気道粘膜浮腫」「気道分泌」が亢進し、**気道と気管支内腔が狭くなり換気が障害**される。
  ▶ 非発作時でも、気道は慢性の炎症状態にあり、**リモデリング**とよばれる気道構造の変化（気道平滑筋の肥大、基底膜の肥厚など）がみられ、何らかの刺激により発作を起こしやすい状態（気道過敏）になっている。
  ▶ 気管支喘息の病型はアトピー型と非アトピー型があり、子どもは**アトピー型の喘息が多く**、気道炎症にIgE*抗体が関与している。

- **発作を誘発する因子**
  ▶ ダニ、ホコリ、カビ、動物の毛などの**アレルゲン**と感染、運動、気候の変化、受動喫煙、大気汚染、心理的要因（ストレス）などがある。
  ▶ 上記の因子は、気道の慢性の炎症を起こす刺激にもなる。

図1 **正常な気道と喘息患者の気道（非発作時、発作時）**

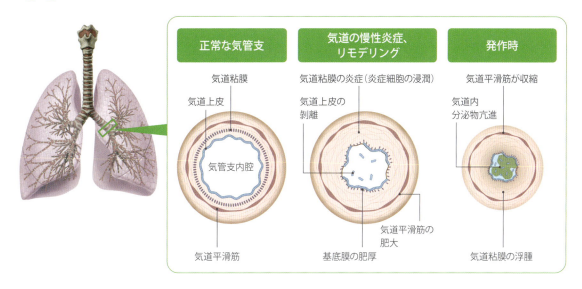

臨床症状

- 「ゼーゼー」「ヒューヒュー」などの**喘鳴**（呼気性呼吸困難）、**咳嗽、呼気の延長**が典型的な症状である。症状が進行すると、吸気性呼吸困難も合併し、呼吸数増加、鼻翼呼吸、陥没呼吸、起座呼吸、チアノーゼなどがみられる。
- 発作の強度は「**呼吸状態**」と「**生活の状態**」などを基準に、小発作、中発作、大発作、呼吸不全の4段階に分類される（P.154 **表1**）[1]。
- 乳幼児は気管支の先天異常・発達異常や感染症でも喘鳴を呈することが多い。とくに、感染症であるクループ、気管支炎、細気管支炎、肺炎などの疾患と鑑別を行う必要がある。

表1 急性増悪（発作）治療のための発作強度判定

			小発作	中発作	大発作	呼吸不全
主要所見	症状	興奮状況	平静		興奮	錯乱
		意識	清明		やや低下	低下
		会話	文で話す	句で区切る	一語区切り〜不能	不能
		起坐呼吸	横になれる	座位を好む	前かがみになる	
	身体所見	喘鳴	軽度		著明	減少または消失
		陥没呼吸	なし〜軽度		著明	
		チアノーゼ	なし		あり	
	SpO_2（室内気）[*1]		≧96%	92〜95%	≦91%	
参考所見	身体所見	呼気延長	呼気時間が吸気の2倍未満		呼気時間が吸気の2倍以上	
		呼吸数[*2]	正常〜軽度増加		増加	不定
	PEF	（吸入前）	>60%	30〜60%	<30%	測定不能
		（吸入後）	>80%	50〜80%	<50%	測定不能
	$PaCO_2$		<41mmHg		41〜60mmHg	>60mmHg

主要所見のうち最も重度のもので発作強度を判定する。
*1：SpO_2の判定にあたっては、肺炎など他にSpO_2低下を来す疾患の合併に注意する。
*2：年齢別標準呼吸数（回/分）　0〜1歳：30〜60、1〜3歳：20〜40、3〜6歳：20〜30
　　　　　　　　　　　　　　　6〜15歳：15〜30、15歳〜：10〜30

滝沢琢己 他 監修，日本小児アレルギー学会 作成：小児気管支喘息治療・管理ガイドライン2023．協和企画，東京，2023：148．より転載

検査・診断

- 気管支喘息の診断は、臨床症状だけでなく、以下の検査とアレルギー性疾患に関する家族歴や既往歴などから総合的に診断される。
- **アレルギーの検査**
  - ▶血液検査
  - ・総IgE値：アレルギー体質の強さを表す数値であり、気管支喘息の場合は上昇する。
  - ・末梢血好酸球数：末梢血好酸球数の増加はアレルギー疾患の特徴である。
  - ・特異的IgE抗体検査（RAST*）：アレルギーを引き起こす原因物質を調べる。
  - ▶皮膚テスト：プリックテストなどで、アレルゲンを明らかにする。
- **呼吸機能検査（スパイロメトリー）**
  - ▶スパイログラム：1秒量と1秒率が正常値より低下する。
  - ▶フローボリューム曲線：努力性肺活量をグラフにしたもの。喘息の場合は、最大呼気量（PEF*）が低下し、末梢気道狭窄がみられる（図2）。
  - ▶**ピークフロー（PEF）モニタリング**：発作時は低下するため気道狭窄や、気管支の状態を判断する指標になる。
- **気道過敏性検査**
  - ▶吸入試験と運動負荷試験がある。気管支喘息のときに、過敏性は高くなることが多い。
- **呼気中一酸化窒素濃度（FeNO*）測定**
  - ▶気道炎症の程度を判断することができ、気管支喘息の診断や治療の経過を判断する助けになる。

図2 フローボリューム曲線

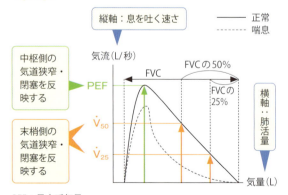

PEF：最大呼気量
$\dot{V}_{50}$：50％肺気量位での呼出流量
$\dot{V}_{25}$：25％肺気量位での呼出流量

治療

● 非発作時の治療

▶ 気道の炎症を抑制し発作を予防するために**吸入ステロイド薬（ICS**：inhaled corticosteroid）、**長時間作用性β₂刺激薬（LABA**：long-acting β₂-agonist）、**抗アレルギー薬（LTRA**：Leukotriene receptor antagonist）などによる**薬物療法**で長期管理を行う。

● 発作時の治療

▶ 発作時は**気道の炎症の抑制**と**気道狭窄の改善**など、発作の強度に合わせた喘息発作がおさまる治療を行う（**表2**）。

表 ② 医療機関での急性増悪（発作）に対する薬物療法プラン

発作強度	小発作	中発作	大発作	呼吸不全
初期治療	β₂刺激薬吸入	酸素吸入 （$SpO_2 \geqq 95\%$が目安） β₂刺激薬吸入反復[*1]	入院 酸素吸入・輸液 β₂刺激薬吸入反復[*1] または イソプロテレノール持続吸入[*3] 全身性ステロイド薬使用	入院 意識障害があれば人工呼吸管理 酸素吸入・輸液 イソプロテレノール持続吸入[*3] 全身性ステロイド薬使用
追加治療	β₂刺激薬吸入反復[*1]	全身性ステロイド薬使用 アミノフィリン点滴静注(考慮)[*2] 入院治療考慮	イソプロテレノール持続吸入（増量）[*3] アミノフィリン持続点滴(考慮)[*2] 人工呼吸管理	イソプロテレノール持続吸入（増量）[*3] アミノフィリン持続点滴[*2] 人工呼吸管理

*1：β₂刺激薬吸入は改善が不十分である場合に20〜30分ごとに3回まで反復可能である。

*2：アミノフィリン持続点滴は痙攣などの副作用の発現に注意が必要であり、血中濃度のモニタリングを行うことを原則として、小児の喘息治療に精通した医師の管理下で行われることが望ましい。実施にあたっては、急性増悪時のアミノフィリン使用量の目安を参照のこと。

> ・アミノフィリン投与を推奨しない患者
> 1）2歳未満の患者
> 2）痙攣の既往、中枢神経系疾患の合併がある患児
> 3）アミノフィリンやテオフィリン徐放製剤による副作用の既往がある患者

*3：イソプロテレノール持続吸入を行う場合は人工呼吸管理への移行を念頭に置く。実施にあたってはイソプロテレノール持続吸入療法実施の要点を参照のこと。

滝沢琢己 他 監修，日本小児アレルギー学会 作成：小児気管支喘息治療・管理ガイドライン2023. 協和企画，東京，2023：150. より転載

おさえておきたい発作時の看護のポイント

● 観察による異常の早期発見

▶ 呼吸状態の観察、SpO_2モニター管理による発作状態のアセスメントと悪化の徴候の早期発見に努める（P.156 **表3**）。

● 指示された薬物の確実な投与

▶ 吸入は、吸入効率を上げるため、抱っこをして行うなど泣かせないような工夫を行う。また、マウスピースをしっかりと口にくわえることが困難な乳幼児は、吸入用マスクを選択する。

▶ アミノフィリンの点滴静注、持続点滴を行う場合は、有効血中濃度域が狭く、副作用発現の可能性がある濃度の域と非常に近いため、**点滴の速度管理を確実に行う**。また、イソプロテレノールの持続吸入を行う場合は、交感神経系のβ作用を有するため、心電図モニター管理を行い、**動悸や不整脈（徐脈）の出現**に注意する。

● 脱水症状の早期発見と脱水予防

▶ 発作時は水分の経口摂取が困難となり、**脱水状態に陥りやすい**ため、脱水症状を観察し、少量ずつの水分摂取を促す。

▶ 持続点滴を行う場合は輸液管理を行う。

● 心身の苦痛の緩和

▶ 呼吸が少しでも楽になる体位を子どもに確認しながら、**起座位やファーラー位**をとるようにして、安静を保持する。

▶ 腹式呼吸や口すぼめ呼吸を促す（可能な年齢の場合）。

▶ 呼吸困難があると効果的な呼吸ができず、不安や呼吸困難感を増強させる。子どもが安心できるよう声かけを行う。また、処置をする前には、発達段階に応じた説明を行っていく。

▶ 家族は子どもが苦しむ姿をみて、自責の念を抱いていることがある。家族に対しても現状をていねいに説明し、訴えを傾聴していく。

表3 気管支喘息の発作アセスメントと悪化の徴候を発見する観察点

観察すべきところ	具体的な観点
呼吸状態	●呼吸数増加の有無 ●喘鳴と咳嗽の有無と程度 ●陥没呼吸、鼻翼呼吸、肩呼吸、シーソー呼吸などの努力呼吸の有無と程度 ●チアノーゼの有無(口唇、爪) ●呼気の延長の有無と程度 ●起座呼吸の有無(横になれるか、座位または抱っこを好むか、前かがみになっていないか) ●SpO₂値 ●ピークフロー値 鼻翼呼吸(吸気時に鼻翼がふくらむ)／肩呼吸(肩が上がる)／陥没呼吸(吸気時に胸の一部がへこむ)　〈部位〉胸骨上窩部／鎖骨上窩部／肋間部／剣状突起下部
生活の状態	●会話の状態(文で話すか、句で区切るか、一語区切りか、会話ができないか) ●食事のしかた(普通に食べることができるか、食べることが困難か、食べることができないか) ●睡眠(眠れるか、ときどき目を覚ますか、眠れないか) ●遊び(遊ぶことができるか、できないか) ●安静時や歩行時の呼吸困難感の有無と程度 ゼイゼイ／ヒューヒュー
その他	●表情(笑顔・穏やかか、不快・苦しそうか) ●機嫌(よいか悪いか) ●興奮状況(暴れる、泣き叫ぶ) ●意識レベル(清明か低下しているか)

おさえておきたい非発作時(長期管理時)看護のポイント

●**自己管理状況について**
- ▶外来の定期受診時に、服薬状況、長期管理薬の必要性に対する認識、生活環境(アレルゲンに対する除去や回避ができているか)、日常生活の過ごしかたなどを情報収集し、アセスメントする。
- ▶自己管理状況を、「喘息の症状」「服薬状況」「発作時の対処」「ピークフロー測定値」などを記入した気管支喘息日誌を活用し、アドヒアランス向上につなげる。
- ▶家族が過保護や過干渉になっていないか、子どもが**発達段階に相応した自己管理**ができるように必要なサポートができているかを確認する。

●吸入ステロイド薬を使用している場合、局所的な副作用である**口腔カンジタ症**を予防するため、吸入後の含嗽や水分摂取を促していく。

●**保育施設や学校との連携**
- ▶家族が、保育施設や学校の関係者と発作の予防につながる環境整備や、園や学校にいるときに発作が起こった場合の対処方法などについて話し合うことができているか確認する。

〈略語〉
＊【IgE】immunoglobulin E　＊【RAST】radioallergosorbent test　＊【PEF】peak expiratory flow　＊【FeNO】fractional exhaled nitric oxide

〈引用文献〉
1. 滝沢琢己 他 監修，日本小児アレルギー学会 作成：小児気管支喘息治療・管理ガイドライン2023．協和企画，東京，2023．

8 肺炎

山本智子

肺炎とは？

- 肺炎とは、細菌やウイルスなどが原因となって起こる、**肺の炎症性疾患**の総称である。肺炎は、おもにどの部位に炎症を起こしているかによって形態学的に分類される。肺実質である肺胞に炎症が起こる**肺胞性肺炎**、肺胞中隔など肺間質に炎症が起こる**間質性肺炎**、肺胞性肺炎と間質性肺炎を合併した**混合性肺炎**がある。
- 肺胞や肺胞壁に起こる炎症のため、肺胞の基本的な働きである**ガス交換が障害**される。
- 咳嗽・喀痰・呼吸困難などの**呼吸器症状**や、発熱・頭痛・全身倦怠感・悪寒・関節痛・食欲不振などの**全身症状**がみられる。
- 胸部聴診で肺への浸潤を示す不連続性ラ音が聴取される。
- 胸部X線写真では、**浸潤影**がみられる（図1）。

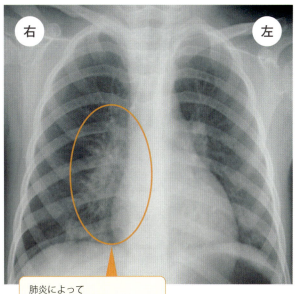

図1 肺炎のX線写真の例

肺炎によって白く見える部分（浸潤影）がある

肺炎に関する解剖と病態・生理

- 肺炎は、原因によって**細菌性肺炎・非定型肺炎・ウイルス性肺炎**などに分類される（表1）。
- 感染性肺炎では、病原微生物が気管支上皮、間質、肺胞に炎症を惹起し、炎症細胞浸潤、浮腫、滲出液貯留、フィブリン析出などの変化が起こる。その結果、発熱や咳嗽などの症状や換気量の低下、血液ガス交換の低下から呼吸障害を引き起こす[1]。
- その他の肺炎として、真菌による真菌性肺炎や、口腔内容物や逆流した胃内容物を誤嚥し発症する誤嚥性肺炎などがある。

表1 おもな肺炎の分類

分類	特徴	発生頻度の多い年齢
細菌性肺炎	●肺炎球菌、インフルエンザ桿菌などが原因 ●菌が咽頭に常在していることが多く、宿主（ヒト）の免疫能が低下したときなどに発症する ●湿性咳嗽	乳幼児期
非定型肺炎	●マイコプラズマ、クラミジアなど細菌とウイルスとの中間的な性質をもつ微生物が原因で起こる ●乾性咳嗽が長く続くことが多い	学童期
ウイルス性肺炎	●サイトメガロウイルス、RSウイルス、インフルエンザウイルスなどが原因（RSウイルスは低年齢であるほど重症化しやすく、乳幼児突然死症候群〈SIDS〉の原因の1つとも考えられている） ●細菌性肺炎に比べ軽症に経過するが、基礎疾患や重症な心身障害のある子どもが罹患すると重篤化することがある ●乾性咳嗽	乳幼児期

図2 小児の呼吸器系と縦隔・気管支の構造

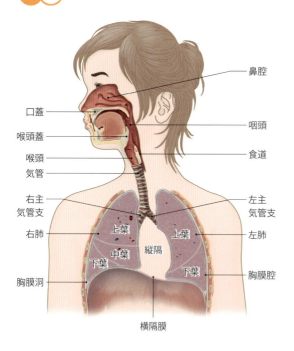

図3 小児の気管・気管支の構造

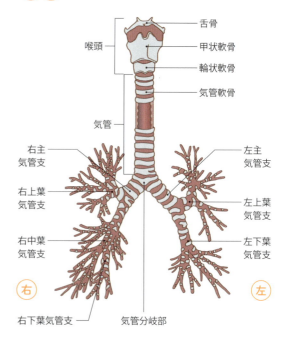

臨床症状

- 細菌などがおもに気道を介して肺に感染し、炎症を起こすため、上気道炎・下気道炎の症状を伴うなどさまざまな症状が現れる。胸部聴診で、**異常呼吸音**を認める場合は、肺炎を疑う。
- 細菌性肺炎では、**湿性咳嗽・膿性な痰・胸痛・呼吸困難**などの呼吸器症状や、**高熱・全身倦怠感・食欲不振**などの全身症状がみられる（**図4**）。
- 非定型肺炎では、**頑固な乾性咳嗽**が症状としてみられる（**図5**）。
- 一般的には、**予後は良好**である。新生児や心疾患などの基礎疾患をもつ子ども、重症心身障害児、また免疫力が低下している**血液疾患の子どもが肺炎に罹患した場合**は重症化しやすく、また、**治療に対する反応が悪い場合**は、予後不良となることがある。
- 合併症には、無気肺、胸膜炎、膿胸、肺膿瘍、髄膜炎、中耳炎、口内炎などがある。

図4 細菌性肺炎

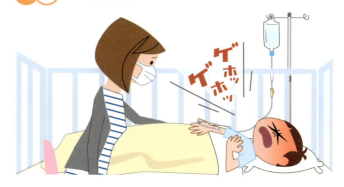

図5 非定型肺炎

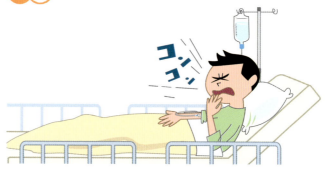

検査・診断

- **胸部X線検査、胸部CT検査**
  - ▶胸部正面の単純X線写真を撮影する。胸部X線検査で診断ができない場合や異常所見が反復する場合など、さらに精査が必要な場合に胸部CT検査を行う[2]。**画像検査のみでは、肺炎の原因を特定することは困難**である。
- **血液検査**
  - ▶**白血球数および分類、赤血球沈降速度**（血沈）、CRP[*]（ウイルス性肺炎などでは、白血球の増加については、明らかにはみられない）。
- **動脈血ガス分析**
  - ▶PaO_2の低下、$PaCO_2$の上昇がみられる。
- **培養検査**
  - ▶喀痰培養、咽頭培養、血液培養などで病原菌が特定される（子どもの場合、喀痰を採取することは困難）。
- **重症度分類**（**表2**）

表② 小児市中肺炎重症度分類

General appearance	全身状態		軽症	中等症	重症
General appearance	全身状態		良好	不良	不良
Intake	経口摂取不良・脱水		なし	あり	あり
Respiration		SpO_2	≧93%	<93%	酸素投与下でも<93%
Respiration		呼吸数	正常	異常	異常
Respiration		努力性呼吸（陥没呼吸、呻吟、鼻翼呼吸）	なし	あり	あり
Respiration		無呼吸	なし	なし	あり
Circulation	循環不全		なし	なし	あり
Orientation	意識障害		なし	なし	あり

年齢別呼吸数(回/分)新生児<60、乳児<50、幼児<40、学童<20
中等症、重症においては1項目でも該当すれば、中等症・重症と判断する

石和田稔彦，新庄正宜 監修，小児呼吸器感染症診療ガイドライン作成委員会 作成：小児呼吸器感染症診療ガイドライン2022．協和企画，東京，2022：14．表5-1．より転載

治療

- 通常、治療の初期段階においては、肺炎の原因は特定ができないことが多い。そのため、基礎疾患のない子どもの肺炎では、原因として**頻度の多い細菌性の感染を考慮して抗菌薬を選択**する。
- 中等症以上の重症例や脱水がある場合、1歳未満などに対しては入院加療となる[2]。
- **抗菌薬投与**
  - ▶細菌性肺炎の治療には、原因菌に感受性のある抗菌薬を投与する。
  - ▶効果が得られないときは、抗菌薬の変更を行う（投与期間は、一般的には**解熱後3〜4日**まで）。
- **輸液療法**
  - ▶経口摂取量が少なくなりがちであり、また発熱などにより**不感蒸泄が増える**。脱水に陥らないよう水分、電解質補給を行う。
- **気管支拡張薬・去痰薬投与**
  - ▶気道内分泌物が多い場合、気管支拡張薬・去痰薬を投与する。内服・吸入・貼付など。
- **酸素療法**
  - ▶低酸素が認められる場合、酸素を投与する。重症例では、人工呼吸器管理が必要な場合がある。
- **補助療法**
  - ▶病態により、**ステロイド薬の使用**を考慮する。
- **対症療法**
  - ▶安楽な体位（セミファーラー位、起座位など）を保持し、加湿、安静・保温を図り、環境を調整する。
  - ▶**体位ドレナージ**や、**ネブライザー**などを実施・使用し、排痰ケアを行う。
  - ▶排痰できない子どもでは、必要に応じて口鼻腔吸引を行う。

おさえておきたい看護のポイント

● 急性期

- ▶呼吸器症状（咳嗽・喀痰・呼吸困難など）、その他の症状、SpO₂値、流行している呼吸器疾患を考慮し、注意深く観察をする。
- ▶抗菌薬投与、輸液療法の管理をする。
- ▶合併症の出現にも注意する。
- ▶乳児では、機嫌、啼泣の強さ、哺乳力を観察し、幼児では機嫌、活気、食欲などを観察する（家族から情報を得る）。
- ▶食事、水分摂取量などを確認し、脱水に注意をする。
- ▶子どもの好む飲料を少量ずつ勧める。十分な水分が摂取できているかアセスメントする。
- ▶酸素消費量を最小限にして体力の消耗を防ぐことが大切である。
- ▶安楽な体位（呼吸しやすい体位）を保持し、加湿、安静・保温を図り、環境を調整する。
- ▶子どもの体調に合わせ、清拭や寝衣交換、口腔ケアを適宜行い、清潔を保つ。発汗が多いため、頸部や腋窩など皮膚の2面が接しているところはていねいに清拭する。
- ▶子どもと家族が不安に陥らないよう、適宜説明を行いながら、子どもや家族の思いを傾聴し、誠実にかかわる。

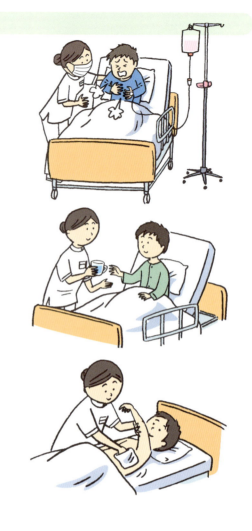

● 回復期

- ▶症状の回復状態を観察し、合併症の有無や再発の有無を観察する。
- ▶子どもの安全に配慮しながら、子どものストレス発散に努める（安静にできる遊びの工夫）。
- ▶日常生活への順応性を見きわめ、体力の回復状況を観察する。体力が回復すれば、日常生活に戻ることができる。
- ▶退院後の生活についての指導を行い、不安なことがないか確認する（基礎疾患や合併症がなければ、特別な指導は必要がない）。

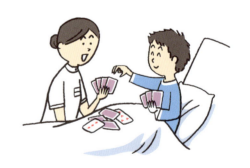

〈略語〉
＊【CRP】C-reactive protein：C反応性タンパク
〈参考文献〉
1. 医療情報科学研究所 編：病気がみえる vol.4呼吸器 第3版. メディックメディア，東京，2018.
〈引用文献〉
1. 加藤元博総編集：最新ガイドライン準拠 小児科診断・治療指針 改訂第3版. 中山書店，東京，2024：520.
2. 医療情報科学研究所 編：病気がみえる vol.15小児科. メディックメディア，東京，2022：580-581.
3. 石和田稔彦，新庄正宜 監：小児呼吸器感染症診療ガイドライン作成委員会 作成：小児呼吸器感染症診療ガイドライン2022. 協和企画，東京，2022：14.

9 ファロー四徴症

宮谷 恵

ファロー四徴症とは?

- ファロー四徴症(tetralogy of Fallot、TOF)は、1888年にフランスの医師ファローによって報告されたチアノーゼを伴う先天性心疾患であり、以下の4つの特徴がある(図1)。
  - ▶心臓から肺へ血液を送る肺動脈の右心室の出口(漏斗部)と肺動脈弁が狭い(**漏斗部狭窄・肺動脈狭窄**=PS*)。
  - ▶左右の心室を分ける心室中隔という仕切りの壁に大きな穴(**心室中隔欠損**=VSD*)がある。
  - ▶漏斗部・肺動脈狭窄により右心室から肺への血液がスムーズに流れず、心室中隔欠損によって左心室と右心室の血液が混ざる。そのため、右心室に高い血圧の負担がかかり、その結果として壁が厚くなり、**右心室肥厚**となる。
  - ▶左心室から全身へ血液を送る大動脈が、左右の心室の壁に馬乗りのような状態になっている(**大動脈騎乗**)。
- 胎芽期に心臓がつくられる段階で、肺動脈と大動脈の2つの大きな血管を分ける仕切りの壁が体の前方(肺動脈側)にずれたことが原因といわれているが、この原因は解明されていない。
- 一部の症例では先天的な遺伝的要因の関連が考えられている。

図1 ファロー四徴症

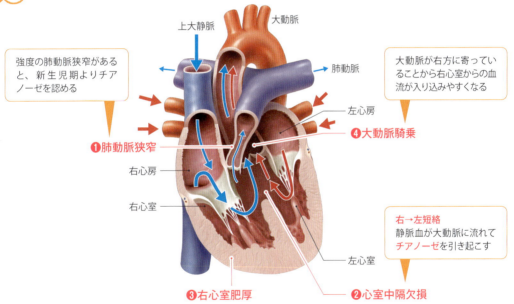

ファロー四徴症に関する解剖と病態・生理

- 心臓の発生過程の異常により生じる**図1の4つの特徴を持つ心奇形**である。
- 出生数1万人あたりのファロー四徴症の出生率は2.8～4.1人(3,600人に1人)、ファロー四徴症に肺動脈閉鎖を伴ったものは1.2人、合計して5.3人くらいといわれている。男女比はほぼ1:1で男女差はない[1]。先天性心疾患の5～10%を占め、チアノーゼ性心疾患の60～70%と最も多い[2]。
- 血液は全身から心臓の右心室に戻り、正常な心臓であれば肺動脈へと流れる酸素量の少ない静脈血が、肺動脈狭窄と心室中隔欠損のため右心室から左心室を通り(右左短絡)大動脈に流れ込むため、**全身に送られる動脈血中の酸素量が低下してチアノーゼが生じる**。

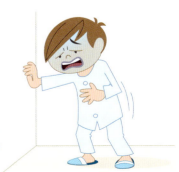

臨床症状

- 出生直後から肺動脈狭窄による心雑音があり、狭窄の程度によってさまざまなチアノーゼがみられる。チアノーゼが持続すると**ばち指**（図2）が出現する。
- **無酸素発作**（低酸素発作、チアノーゼ発作＝hypoxic spell）を起こすことがある。無酸素発作は啼泣、運動、排便などにより右心室から肺への流出路狭窄（漏斗部狭窄・肺動脈狭窄）が悪化し、肺血流量が減少して肺による血液のガス交換（酸素化）が減るため、「チアノーゼの増強」「不機嫌」「呼吸困難」「意識消失」などを起こし、生命にかかわることもある。
- 幼児期の子どもでは発作時に肺血流を増加させるために、自分から蹲踞の姿勢（しゃがむ姿勢）をとることがある。下肢を曲げて全身の血管抵抗を増やすことで、左心室から全身に流れる動脈の血液量が減り、左心室から心室中隔欠損を通って右心室へ流れる血液量（左右短絡）が増える。その結果、右心室の血圧が高くなることで、**肺血流量が増える効果がある**とされている。

図2 ばち指

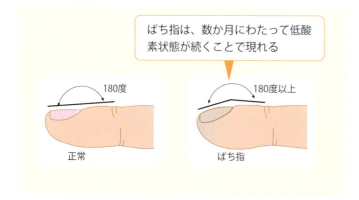

ばち指は、数か月にわたって低酸素状態が続くことで現れる

正常　180度
ばち指　180度以上

検査・診断

- **心臓超音波検査**（心エコー）を行う。ほかに胸部X線、心電図検査が行われる。根治手術の前には心臓カテーテル検査が行われる。
- 心臓超音波検査で、右室流出路の狭窄（漏斗部狭窄・肺動脈狭窄）、心室中隔欠損、大動脈騎乗などを診断する。
- 胸部X線では木靴型の心臓と肺血管影の減少、心電図では右室肥大がみられる。
- 心臓カテーテル検査では、心室や肺動脈の大きさ、発育程度などを調べ、**根治手術が可能かどうかを判断**する。
- 近年は胎児エコーの普及により、胎児期に診断される例も増加している。

治療

- **薬物療法**
  ▶ 出生直後に肺血流量が少なく、それを増やすために動脈管を使うことで肺に行く血流を増やしている症例では、**プロスタグランジンE₁**を投与し動脈管が閉じないようにして、肺血流を確保する必要がある。
  ▶ 右室流出路の狭窄が高度で、無酸素発作を起こしやすい場合は**β遮断薬**の内服が有効であり、同時に鎮静剤を使用することもある。
- **手術**
  ▶ すべての症例において手術は必要であり、**姑息手術**と**根治手術**がある。
  ▶ 代表的な姑息手術は、人工血管を用いて鎖骨下動脈と肺動脈との間にシャント（交通路）を作成するブラロック-トーシック手術（ブラロック-タウシッヒ手術：**B-Tシャント術**（図3）である。新生児や乳児早期で**体重が軽い場合**や、**無酸素発作の改善のため、または心内修復術が難しい場合**に行われる。
  ▶ シャントをつくることで肺血流を増加させて**チアノーゼを改善**し、**肺動脈や心室の発育を促し**、**体重が増加**して根治手術が可能となるように行われる。
  ▶ 根治手術である心内修復術は、通常**生後6か月以後2歳以下**に行われることが多い。人工心肺

装置を用いて心停止させて心室中隔欠損を閉鎖し、また肺動脈狭窄を改善させる。
▶狭い右室流出路を改善する手術法には**自分の肺動脈弁を残す方法**（自己弁温存法）、**右室流出路にパッチと呼ばれる膜を当てて拡大形成する**方法（右室流出路パッチ拡大術）、**人工血管を使って右心室から肺動脈へ通路を作成する**方法（ラステリ手術）などがある。
▶近年手術成績の向上とともに根治手術の対象も低年齢化し、1歳前後やそれ以下の年齢でも根治手術が行われることが増えてきた。一般に、手術例の長期予後は良好で術後30年の生存率は**98%**と報告されている[2]。

図3 B-Tシャント術を行った心臓の断面図

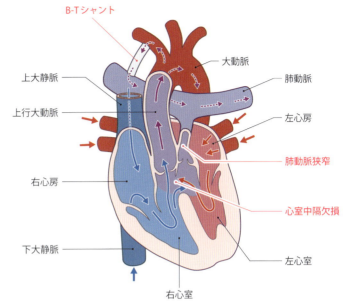

おさえておきたい看護のポイント

● **手術前の看護のポイント**
▶無酸素発作の予防、対応が最重要である。
▶呼吸状態やチアノーゼの観察を行い発作の早期発見に努め、**特に子どもでは啼泣すると酸素消費量が増大しチアノーゼが悪化する**ので、できるだけ啼泣させないようにする。
▶**また排便時のいきみでも発作が誘発される**ので、便秘にならないよう排便コントロールを行う。
▶軽い発作時は乳児なら**膝胸位**、幼児以上は蹲踞の姿勢をとらせる（**図4**）。
▶重症発作時は**酸素やβ遮断薬などを投与**する。

無酸素発作については家族にも対応を理解してもらう必要がある。

● **根治手術後**
▶手術後には心臓の形態変化による心不全のリスクがあり、**心臓の機能が安定し順調に回復するまで**の観察と対応が重要である。
▶啼泣や排便のコントロールは術前同様に大切である。
▶退院後の生活では、一般的に過度の運動制限は必要ない。
▶人工物を使用した心臓手術後は、特に**歯科治療（抜歯）の際は感染性心内膜炎に留意**する。歯科治療時に口腔内の傷から口腔の常在菌が侵入すると、心臓内部の人工物や手術創等に付着して

図4 膝胸位・蹲踞の姿勢

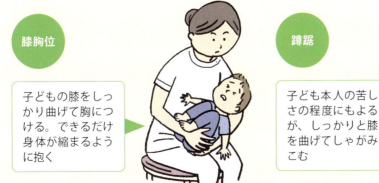
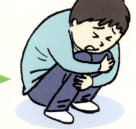

膝胸位：子どもの膝をしっかり曲げて胸につける。できるだけ身体が縮まるように抱く

蹲踞：子ども本人の苦しさの程度にもよるが、しっかりと膝を曲げてしゃがみこむ

感染巣を増大させ感染性心内膜炎を発症し、生命にかかわることもある。子どもでは**歯の生え変わり時**にも注意が必要である。**口腔内の清潔やう歯（虫歯）の予防**に努め、歯科治療時は主治医と相談し抗菌薬を投与する。

▶ファロー四徴症は、周産期から家族のショックや不安が大きく、治療のために長期間にわたり医療を必要とする。患児と家族がそれらを乗り越えていけるように、看護者は治療計画を見越して継続的に家族を支援する必要がある。

▶実習では受け持つ時期によって異なるが、子どもの症状の観察による**無酸素発作や心不全の早期発見、心臓の負担を増加させない生活上の配慮**（運動制限を守る、泣かせない工夫など）、プレパレーションや遊びを通した**入院や検査・手術のストレスの緩和**が大切である。

〈略語〉
＊【PS】pulmonary stenosis
＊【VSD】ventricular septal defect

〈引用文献〉
1. 難病情報センター：ファロー四徴症（指定難病215）.
https://www.nanbyou.or.jp/entry/4741（2024/8/29閲覧）
2. 小児慢性特定疾病情報センター：ファロー（Fallot）四徴症.
https://www.shouman.jp/disease/details/04_33_041/（2024/8/29閲覧）

資料

そのほかの先天性心疾患[1]

心室中隔欠損症

定義
●心室中隔の一部に欠損があり、肺高血圧を伴う。

病因
●先天性心疾患のなかで最も多い。低出生体重児やダウン症候群に合併しやすい。
●母親が妊娠初期に風疹に罹患すると胎児に発症しやすい。

症状
❶小欠損では症状はない。
❷大欠損では、乳児期早期から多呼吸や哺乳障害があり、生後1か月から体重増加不良や多汗が現れ、易感染性のため気道感染を併発しやすい。
❸欠損孔が大きくなると収縮期心雑音は小さくなる。
❹心房中隔欠損症よりも心不全になりやすい。

検査
●胸部X線検査、心電図、心エコー検査、心臓カテーテル検査。

診断
●臨床症状より疑い、心臓カテーテル検査で確定診断する。

合併症
❶大動脈弁閉鎖不全、感染性心内膜炎、心不全。
❷アイゼンメンジャー症候群：学童期に発症することが多く、肺高血圧症を合併し、右−左短絡（シャント）を生じる。

治療
●自然閉鎖によって治癒する例がしばしばみられるが、自然予後には欠損孔の大きさと位置が関係する。手術適応症例には手術を行う。

動脈管開存症

定義
●胎生期に生理的にみられる動脈管が出生後にも遺残し、大動脈から肺動脈へ血液が流れ込む状態である。

病因
●低出生体重児や母親が妊娠中（特に早期）に風疹に罹患した場合に胎児に発症しやすい。

症状
❶心不全、呼吸促迫、連続性雑音などを認める。
❷新生児期には無症状であるが、生後1か月ごろより心雑音を聴取する。

検査
●胸部X線検査、心電図、心エコー検査、心臓カテーテル検査。

診断
●臨床症状より疑い、心臓カテーテル検査で確定診断する。

治療
●乳児期に心不全を起こす場合、早急に手術する（動脈管離断術）。中等度の場合には、カテーテルを用いた閉鎖法（動脈管塞栓術）も可能。

<引用文献>
1. 岡田一義：授業・実習・国試でよくでる・よく出合う疾患まるわかりガイド. プチナース2022；31（4）：別冊付録p.41-42.

10 川崎病

小出扶美子

川崎病とは?

- 1967年、日本の川崎富作博士によって初めて報告された急性熱性疾患で、現在では世界的にも「Kawasaki Disease（KD）」と言われている。
- **4歳以下**の子どもに多く発症し、なかでも1歳前後の子どもの発症が最も多い。
- **全身の血管炎**を特徴とし、経過中に**冠動脈の拡張、冠動脈瘤**などの心臓の合併症を発症することがある。
- 発生要因として非感染説や細菌・ウイルスなどの感染説があるが、いまだ原因は不明である。

川崎病に関する病態・生理

- 何らかの原因で起こる過剰な免疫反応によって、炎症反応を増強させる炎症性サイトカイン（細胞から分泌される低分子のタンパク質でできた生理活性物質のなかで、炎症を促進するはたらきをもつもの）が大量に産生される。
- 大量に産生された炎症性サイトカインより全身に炎症反応が起こり、全身の中・小動脈の血管炎や川崎病の主要症状が出現する。
- とくに冠動脈に強い炎症性の血管炎が起こる。発症後6〜8日ごろに動脈の内膜と外膜の炎症から始まる。第10病日ごろには動脈壁全層の炎症となり、その結果、第12病日ごろに冠動脈が拡大、瘤（血管の一部が膨らんだもの）が形成されていくことがある。

臨床症状とその経過

- 川崎病の症状は、**表1**・P.166 **図1**のとおりである。

合併症

- **冠動脈の拡大・冠動脈瘤**：冠動脈の内径の大きさによって、**拡大**または**小動脈瘤**、**中等瘤**、**巨大瘤**に分類される。冠動脈の病変は、一過性の場合と後遺症として残る場合がある（P.166 **図2**）。
- **心筋梗塞**：冠動脈瘤のなかに血栓ができ閉塞し発症する。心筋梗塞は川崎病患者数の0.01％である[2]。
- **その他の循環器系合併症**：腋窩動脈、腸骨動脈などの末梢の動脈瘤、心筋炎や心膜炎、弁膜症、不整脈など心血管系の異常がある。

予後

- 急性期から冠動脈病変を認めなかった症例の経過観察期間は5年とされている[3]。
- 冠動脈瘤が残存するなど後遺症がある場合は、定期的な診察と検査を行うなど成人期も長期管理が必要になる。

検査・診断

- 川崎病の診断は「川崎病診断の手引き　改訂第6版」（P.166 **表2**）を用いて行われる[1]。
- 主要症状が3つまたは4つしか認められなくても、他の疾患が否定され、冠動脈の病変や、血液検査データや心エコーの結果などの参考条項から

表 1 川崎病の主要症状[1]

1.	発熱
2.	両側眼球結膜の充血
3.	口唇、口腔所見：口唇の紅潮、いちご舌、口腔咽頭粘膜のびまん性発赤
4.	発疹（BCG接種痕の発赤を含む）
5.	四肢末端の変化：（急性期）手足の硬性浮腫、手掌足底または指趾先端の紅斑　（回復期）指先からの膜様落屑
6.	急性期における非化膿性頸部リンパ節腫脹

日本川崎病学会，特定非営利活動法人日本川崎病研究センター，厚生労働科学研究 難治性血管炎に関する調査研究班：川崎病診断の手引き　改訂第6版. 2019年5月. より転載

小児 Part 3 知っておきたい！ よく受け持つ症状・疾患の知識

図1 川崎病の主要症状とその経過

1. 発熱
発症と同時に発熱する。通常5日以上続く免疫グロブリン療法開始後、解熱する

2. 眼球結膜の充血
発熱後数日で出現する。左右差はあまりない

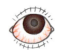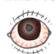

3. 口唇、口腔所見
（口唇の腫脹・亀裂、いちご舌）
発熱後数日で、眼球結膜の充血と同時出現。解熱後1～2週間続くこともある

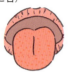

6. 非化膿性頸部リンパ節腫脹
通常片側性で、圧痛がある。3歳以上では約90％に見られるが、年少児では約65％で、初発症状になることも多い

5. 四肢末端の変化
（急性期）硬性浮腫と四肢末端の発赤
発症時から発症後5日以内に出現し、2～3日で改善されることが多い
（回復期）指先の膜様落屑
発症後10～15日目ごろに、手指と足趾の指先から皮膚が剥離する

4. 発疹
（BCG接種痕の発赤）
発症時から認める。水疱、潰瘍化する場合もある
（体幹から四肢の不定形発疹）
発症後3～5日目ごろに体幹から四肢にかけて広がる。治療が効いてくると消退する。色素沈着はない

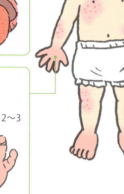

図2 冠動脈拡張と冠動脈瘤

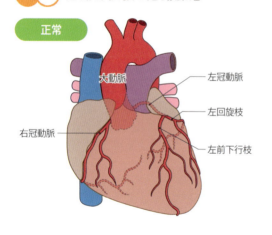

正常

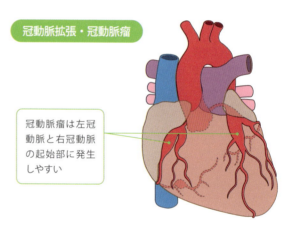

冠動脈拡張・冠動脈瘤
冠動脈瘤は左冠動脈と右冠動脈の起始部に発生しやすい

表2 川崎病の診断基準（主要症状は表1を参照）

a.	6つの主要症状のうち、経過中に5症状以上を呈する場合は、川崎病と診断する。
b	4主要症状しか認められなくても、他の疾患が否定され、経過中に断層心エコー法で冠動脈病変（内径のZスコア＋2.5以上、または実測値で5歳未満3.0mm以上、5歳以上4.0mm以上）を呈する場合は、川崎病と診断する。
c.	3主要症状しか認められなくても、他の疾患が否定され、冠動脈病変を呈する場合は、不全型川崎病と診断する。
d.	主要症状が3または4症状で冠動脈病変を呈さないが、他の疾患が否定され、参考条項から川崎病がもっとも考えられる場合は、不全型川崎病と診断する。
e.	2主要症状以下の場合には、特に十分な鑑別診断を行ったうえで、不全型川崎病の可能性を検討する。

日本川崎病学会，特定非営利活動法人日本川崎病研究センター，厚生労働科学研究 難治性血管炎に関する調査研究班：川崎病診断の手引き　改訂第6版．2019年5月．より転載

不全型川崎病と診断される場合もある。

検査

- **血液検査**
  - 炎症反応として、CRP*の上昇、白血球の上昇、赤血球沈降速度の促進を確認する。
  - 病初期のトランスアミナーゼ（AST*、ALT*）、ビリルビンの上昇、低アルブミン血症・低ナトリウム血症、BNP*の上昇、回復期は血小板増多、プロトロンビン時間の延長など血液凝固のデータに留意する。
- **心エコー検査**
  - 冠動脈の病変、心臓の弁の機能、心膜液貯留の有無を調べる。
- **心電図検査**
  - 心筋の虚血の有無、不整脈等を調べる。
- **胸部X線検査**
  - 心拡大、冠動脈の石灰化、肺炎の有無などを調べる。

治療

- **抗炎症療法**
  - 急性期治療の目標は炎症を早期に終息させ、冠動脈瘤の発生を抑制することである[4]。
  - IVIG*（静注用免疫グロブリン）投与：冠動脈の炎症が始まる第7病日以前にIVIGの大量（2g/kg）投与を開始する。
  - 非ステロイド性抗炎症薬投与：アセチルサリチル酸（以下、アスピリン製剤とする）またはフルルビプロフェン（フロベン）の経口投与を行う。
  - IVIGを投与しても解熱効果が十分でない場合（IVIG不応例）：IVIG不応例は冠動脈病変が出現するリスクが高いため、IVIG追加投与やステロイド療法（プレドニゾロン静注または経口療法、パルス療法）、生物学的製剤（インフリキシマブ）、免疫抑制薬（シクロスポリン）、血漿交換などの追加治療を行う。
- **抗血栓療法**
  - 冠動脈病変部の血栓形成、心筋梗塞を予防する目的で、急性期より抗血栓療法が併用して行われる。
  - 血小板凝集抑制作用があるアスピリン製剤を低用量用いる。血小板の活性化は発症後2〜3か月以上持続するため、冠動脈の病変がない場合でも発症から2〜3か月間、冠動脈の拡大や瘤がある場合は退縮するまで経口投与を継続する。巨大な冠動脈瘤、瘤内の血栓形成がある場合は、ワルファリンカリウム（ワーファリン）を併用する。

おさえておきたい看護のポイント

- **急性期**
  - 観察による異常の早期発見
    - 川崎病の特有の症状の有無と程度の観察。
    - 心電図のモニタリングを行い、頻脈や不整脈の有無の観察。
    - バイタルサイン測定、顔色、機嫌、活気、食欲、尿量、脱水症状など全身状態の観察。
  - 薬剤療法に伴う看護
    - IVIGを安全・確実に投与する。
    - 12〜24時間かけて点滴静注する。
    - 心電図モニターを装着し、投与開始1時間以内は、投与によるショックやアナフィラキシー様反応である血圧低下、呼吸困難、頻脈などの出現に注意する。
  - アスピリン製剤の確実な投与・副作用の観察
    - 指示どおりに内服できているかを確認する。
    - アスピリンのおもな副作用（出血傾向、喘鳴、黄疸、悪心・嘔吐、腹痛）の有無などを観察する。
  - 症状に伴う苦痛の軽減
    - 症状が強いとき、IVIG投与中はベッド上安静とする。
    - 発熱時は必要に応じてクーリングや寝具・室温など環境を調節する。
    - 口唇の発赤や亀裂などに対して、ワセリン軟膏を塗布し保湿する。
  - その他
    - 発熱による発汗が多いため、入浴が許可されるまでは全身清拭を行う。
    - 点滴漏れがないか（とくにIVIG投与中）刺入部、ルートの観察など輸液管理を確実に行う。

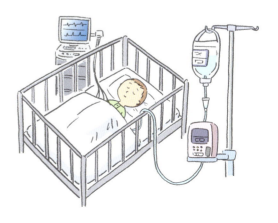

- 回復期
  - 冠動脈瘤に伴う心臓合併症の早期発見に向けて心電図の変化や不整脈の出現に注意し、心エコー検査結果を確認する。
  - 抗血栓療法（アスピリン製剤）の継続とアスピリン製剤の副作用の観察を行う。
  - 手足の爪を切り、清潔に保ち、膜様落屑部位を保護する。
  - ストレス症状の出現に注意し、必要な安静を保てる遊びの提供や、可能であればプレイルームでの遊びを取り入れる。
- 退院に向けた看護
  - 退院後も定期的な外来受診と検査の必要性を十分に説明する（症状がないからと受診しない場合、冠動脈瘤の進行に気づけず心筋梗塞につながる可能性がある）。
  - 冠動脈の病変の有無にかかわらず、医師の指示があるまでアスピリン製剤などの内服を継続するように指導する（症状がないからと内服しなくなると、冠動脈瘤が進行し心筋梗塞につながる可能性がある）。
  - IVIGを投与した場合は、免疫グロブリン製剤にはさまざまな抗体が含まれているため、予防接種をしても免疫を獲得できないおそれがある。生ワクチンの予防接種は発病から6か月経過後から接種できることを指導する。
  - 生物学的製剤（インフリキシマブ）を投与した場合、炎症を抑える効果が長期間持続し、感染症にかかりやすくなることが考えられる。生ワクチンの接種によってワクチン株による感染のおそれがあるので、接種は主治医と相談することを指導する。
  - 冠動脈に病変がない場合は、予後は良好であり運動制限の必要はない。
  - 冠動脈瘤など合併症が出現した場合は、経過観察を含めた長期管理の必要性を説明する。
- 家族に対する看護
  - 疾患や症状について正しい知識を提供し、家族の思いを傾聴する。
  - 子どもの病状に対して質問しやすい環境をつくる。
  - 付き添い入院の場合は家族の体調にも留意する。

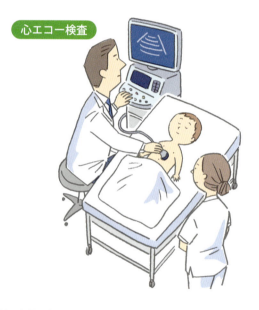

心エコー検査

〈略語〉
* 【CRP】C-reactive protein：C反応性タンパク
* 【AST】asparate aminotransferase
* 【ALT】alanine aminotransferase
* 【BNP】brain natriuretic peptide：脳性ナトリウム利尿ペプチド
* 【IVIG】intravenous immunoglobulin

〈引用文献〉
1. 日本川崎病学会，特定非営利活動法人日本川崎病研究センター，厚生労働科学研究 難治性血管炎に関する調査研究班：川崎病診断の手引き 改訂第6版．
http://www.jskd.jp/info/pdf/tebiki201906.pdf（2024/8/23閲覧）
2. 特定非営利活動法人日本川崎病研究センター川崎病全国調査担当グループ　第26回川崎病全国調査成績．
https://www.jichi.ac.jp/dph/wp-dph/wp-content/uploads/2022/04/a19b047d4b9e6fbb84b6b187236779c8.pdf（2024/8/23閲覧）
3. 日本循環器学会/日本心臓血管外科学会合同ガイドライン　2020年改訂版　川崎病心臓血管後遺症の診断と治療に関するガイドライン．
https://www.j-circ.or.jp/old/guideline/pdf/JCS2020_Fukazawa_Kobayashi.pdf（2024/8/23閲覧）
4. 日本小児循環器学会：川崎病急性期治療のガイドライン（2020年改訂版）．
https://jpccs.jp/10.9794/jspccs.36.S1.1/data/index.html（2024/8/23閲覧）

〈参考文献〉
1. 浅野みどり他 編：発達段階からみた小児看護過程＋病態関連図　第3版．医学書院，東京，2017．
2. 市山高志：川崎病の臨床研究　川崎病の免疫．小児看護2008；31（3）：290-294．
3. 日本川崎病学会 編：川崎病　診断の手引きガイドブック　2020．診断と治療社，東京，2020．
4. 日本小児循環器学会：川崎病急性期治療のガイドライン（2020年改訂版）．
https://jpccs.jp/10.9794/jspccs.36.S1.1/data/index.html（2024/8/23閲覧）
5. 一般社団法人日本血液製剤機構，原寿郎 監修：免疫グロブリン療法を受ける患者さんと保護者の方へ　川崎病．
https://www.jbpo.or.jp/general/pdf/information/kawasaki_disease_05.pdf（2024/8/23閲覧）

11 小児ネフローゼ症候群

宮谷 恵

ネフローゼ症候群とは？

- ネフローゼ症候群は、**腎臓の糸球体の異常**によって尿にタンパクが漏れ出してしまう（**タンパク尿が出る**）ために、血液中のタンパクが減り低タンパク血症となり、その結果、**浮腫**（むくみ）が起こる疾患である。
- ネフローゼ症候群は全年齢のなかで子どもの有病率が比較的高く、多くは**1歳半から4歳**までの間に発症する。8歳未満では**男児**のほうが女児より多い[1]。明らかな原因疾患がないものを子どもでは特発性ネフローゼ症候群と呼ぶ。糖尿病などの全身性疾患が原因でネフローゼ症候群をきたすものを二次性ネフローゼ症候群と呼ぶ。
- わが国では、1年間に小児10万人に5人、年間で約1,300人が新たな発症例として報告される[2]。さらに2013年の疫学調査では、1年間に小児10万人に6.5人が発症し、欧米と比較しても約3倍であることも明らかになっている[3]。小児ネフローゼ症候群の約90％は原因不明の**特発性ネフローゼ症候群**である[3]（P.170 **表1**）。
- 小児のネフローゼ症候群の80〜90％は、微小変化型ネフローゼ症候群である。微小変化型では浮腫と重度のタンパク尿を突然発症するが、腎機能は正常であり、予後は良好である[1]。
- 特発性ネフローゼ症候群の初発時の治療の第1選択はステロイドホルモン薬の内服で、この治療によって約80〜90％が寛解（症状がある程度消失した安定状態）するとされているが、その50％が再発する[3]という、寛解しやすいが再発率も高い疾患である。

小児ネフローゼ症候群に関する病態・生理

- ネフローゼ症候群は**腎臓の糸球体からタンパク（アルブミン）が漏れ出る**ことで起こるが、明らかな原因は未だ解明されていない（**図1**）。

図1 ネフローゼ症候群の病態

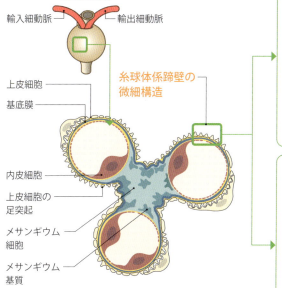
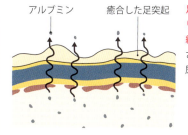

森川浩子，任和子 監修，太田和秀 医学監修：病期・発達段階の視点でみる 疾患別看護過程 小児ネフローゼ症候群．プチナース2017；26(8)：別冊p.5．より引用

表1 小児ネフローゼ症候群の分類

一次性（特発性）ネフローゼ症候群：約90%	**ネフローゼ症候群のみをきたす** ● 微小変化型（大部分がこのタイプ） ● 巣状分節性糸球体硬化症 ● 膜性増殖性糸球体腎炎 ● 膜性腎症 ● メサンギウム増殖性糸球体腎炎
二次性（続発性）ネフローゼ症候群：約10%	**ほかの病気によって引き起こされるもの** ● 炎症性疾患：全身性エリテマトーデス、紫斑病性腎症、Goodpasture症候群 ● 遺伝性疾患：Alport症候群、先天性ネフローゼ症候群、乳児ネフローゼ症候群 ● 薬剤性腎炎：カプトプリル（降圧薬）、金、水銀、有機酸 ● 感染症：細菌（溶連菌感染後急性糸球体腎炎・細菌性心内膜炎・シャント腎炎・溶血性尿毒症症候群）、ウイルス（HBV*腎炎・HIV*関連腎症）、原虫（トキソプラズマ腎炎） ● 悪性腫瘍：白血病、悪性リンパ腫、がん ● その他：腎静脈血栓症、先天性心疾患、妊娠、移植腎、膀胱尿管逆流症

森川浩子，任和子 監修，太田和秀 医学監修：病期・発達段階の視点でみる 疾患別看護過程 小児ネフローゼ症候群. プチナース2017；26（8）：別冊 p.4. より引用

臨床症状（随伴症状）（図2）

- おもな症状は**タンパク尿、低タンパク血症（低アルブミン血症）、全身性浮腫**である。ほかに、血栓症、高血圧を示すこともある[3]。
- 初期は食欲不振、全身のだるさ（倦怠感）、浮腫、腹痛、尿の泡立ちで気づくことが多いが、自覚症状があまりないことがある。
- 血液検査データで低タンパク血症、低アルブミン血症、脂質異常症（高コレステロール血症）などがみられる。

検査・診断

- ネフローゼ症候群の定義は、高度タンパク尿（夜間蓄尿で40mg/時/m^{2}以上）または早朝尿で尿タンパククレアチニン比2.0g/gCr以上、かつ低アルブミン血症（血清アルブミン2.5g/dL以下）とされている[3]。
- 尿検査
  ▶ **尿中のタンパク量**を測定するために、1日（24時間）ためた尿を検査する。または1回だけ採取した尿で検査を行って、クレアチニン（老廃物）の濃度に対するタンパクの濃度の比（尿タンパク・クレアチニン比）を求めることによって、尿タンパクの量を推定する。

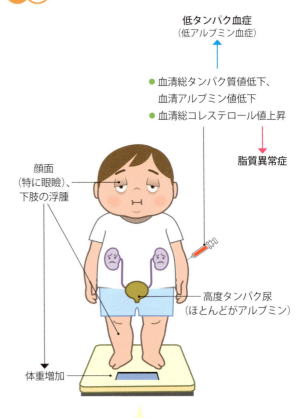

図2 ネフローゼ症候群の症状

● **血液検査**

▶ アルブミンは尿中に排泄されて**血清総タンパク量と血清アルブミン量が低下**する。血液中の脂質濃度は高くなり**血清総コレステロール量が増加**する（タンパクの血中濃度が低下すると肝臓はタンパクを増加させようと産生するが、そのとき同時に脂質であるコレステロールが産生されてしまう。タンパクは尿中に流れ出てしまうので血中濃度は低下するが、コレステロールは流れ出ないので高コレステロール血症になる）。

● **腎生検**

▶ **二次性ネフローゼ症候群**や、特発性ネフローゼ症候群でも治療薬であるステロイドホルモン薬の効果がないなど**難治性のネフローゼ症候群**の場合に、腎臓の組織を採取する腎生検が行われることがある。

治療

● **ステロイドホルモン薬**を用いて尿中に漏れ出るタンパクを減らし、腎臓の機能回復を図る方法がほとんどである。

● 子どもでは成長障害などステロイドホルモン薬の**副作用**が大きな問題となる（**表2**）。そのため「小児特発性ネフローゼ症候群ガイドライン2020」では、ステロイドホルモン薬の効果が不十分な患者には、**免疫抑制薬**（シクロスポリンやシクロホスファミドなど）を使用する、またそれでも再発を繰り返す場合はリツキシマブ（抗がん薬）やタクロリスムス（免疫抑制薬）などを使用する、浮腫がある場合は塩分制限を行うが、食事に味がないため食欲がなくなり栄養不足になるので過度な制限をせず運動制限も過度に行わない、症状がないときはむしろ運動をして肥満を予防するとされている。

● 水分・塩分の制限は浮腫や高血圧の時期のみに最小限行う。以前は食事のタンパク制限が行われていたが、疾患進行に対する効果が明らかでないため、現在は勧奨されていない。

おさえておきたい看護のポイント

● **入院中の看護のポイント**

▶ 疾患の症状として、特に浮腫（程度・部位の変化）、尿量・体重（水分出納バランスのチェック）の観察が大切である。その他の症状として、倦怠感、不機嫌などにも注意する。

▶ ステロイドホルモン薬のおもな副作用である**感染症誘発**、**消化性潰瘍**、**精神症状**などは生命予後にも影響する重大な副作用であり、それらが出現していないか観察と看護が欠かせない。特に感染症状の観察と予防の徹底は必ず行う。

▶ ステロイドホルモン薬のその他の副作用として、多毛、にきび、ムーンフェイス、中心性肥満、食欲亢進などがある。**ボディイメージの変化**は特に学童期・思春期の子どもにとってはつらいため、副作用をおそれて勝手に内服中断することがある。それによって突然の病状悪化やショックを起こすことがあるので十分に注意する。

▶ ステロイドホルモン薬の副作用がつらい子どもには「今はつらいけど、副作用が出るのは薬が効いている証拠だよ。今がんばって飲むことで病気が治れば、薬がやめられてつらい症状がなくなるから」と**子どものつらさを受け止め、言葉での説明がわかる子どもにはしっかり説明して励まし続ける**ことが大切である。

▶ 水分・塩分制限や、安静による活動制限がある子どもは、そのことが**ストレス**になる。言葉で

表②ステロイドホルモン薬の副作用（とくに長期服用時）

重大な副作用 （major side effect）	● 感染症誘発、消化性潰瘍、成長障害、高血圧、糖尿病、骨粗鬆症、無菌性骨壊死、中枢神経障害、白内障・緑内障、精神症状など ＊これらは生命予後に影響するため、重症例では薬の減量または中止となる
生命予後に影響しないその他の副作用 （minor side effect）	● 多毛、にきび、ムーンフェイス、皮下出血、中心性肥満（体幹の肥満）、食欲亢進、月経異常など

＊これらの副作用を恐れて、勝手に内服を中断することがある
＊内服中断で、突然の病状悪化やショックを起こすことがあるので要注意

の説明がわかる子どもには、理解度に合わせて制限の必要性を説明したうえで、飲水制限は時間や1回量を決めて飲む、飲み物を凍らせてなめるなどの工夫や、食事制限はできるかぎり本人の希望を取り入れ、持ち込みの食事の検討をする。安静が必要な子どもには、ベッド上で楽しめる遊びを提供する。

▶ネフローゼ症候群は寛解率が高いが再発のおそれがあり、子ども自身が**感染予防行動**をとれることも重要となる。長期にわたり内服や検査、通院が続く場合もある疾患である。発病の初期から家族はもちろん、子ども本人の疾患・治療への正しい知識が必要であり、理解度と知りたい欲求に合わせて段階的に説明していくことが看護として重要である。インターネット上で多くの情報が得られる時代であるが、子どもと家族が不確かな情報で不安にならないような配慮が必要である。

● 退院時の看護のポイント

▶ステロイドホルモン薬や免疫抑制薬などが引き続き処方されている場合、見かけの症状がなくなっても**内服を必ず続け、決められた受診日に来院**するように説明する。

▶ネフローゼ症候群は**再発率が高い**ため、尿タンパクの出現に気づいたらすぐ受診するように必ず伝えておく。

▶ステロイドホルモン薬や免疫抑制薬などの副作用にも感染症があり、感染するとネフローゼ症候群の再発につながる。子ども自身が日常生活のなかで**感染症の予防**をすること、および**早期治療**がとても大切である。

▶再発を繰り返す難治性の場合、治療が小児期から成人期にまでわたることもある。近年、小児期発症ネフローゼ症候群患者の約20～50%は小児期に治癒せず成人期に達することが明らかになったとされている[3]。年齢により成人科への移行がスムーズに行くように**トランジション（移行期医療）**の支援をすることが、看護として必要である。

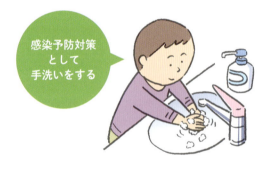

感染予防対策として手洗いをする

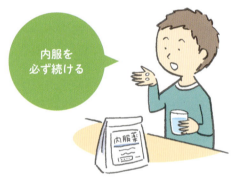

内服を必ず続ける

〈略語〉
＊【HBV】hepatitis type B virus：B型肝炎ウイルス
＊【HIV】human immunodeficiency virus：ヒト免疫不全ウイルス

〈引用文献〉
1. Frank O' Brien：ネフローゼ症候群の概要．MSDマニュアルプロフェッショナル版．
https://www.msdmanuals.com/ja-jp/professional/03-泌尿器疾患/糸球体疾患/ネフローゼ症候群の概要（2024/8/29閲覧）
2. 日本小児腎臓病学会 編：小児特発性ネフローゼ症候群診療ガイドライン2013．診断と治療社，東京，2013．
3. 日本小児腎臓病学会 監修 他：小児特発性ネフローゼ症候群診療ガイドライン2020．診断と治療社，東京，2020．

12 小児脳腫瘍

宮城島恭子、市江和子

脳腫瘍とは？

- 脳腫瘍とは、「頭蓋内にできた腫瘍」で、脳そのものの腫瘍以外に頭蓋骨や脳を包む膜の腫瘍などが含まれる（図1、図2）。
- 小児脳腫瘍は白血病に次いで**2番目に多い小児がん**であり、固形腫瘍では最も多く発生する。小児期からAYA*世代にかけて、がんの種類の内訳は変化する（P.174 表1）。
- 脳腫瘍は、悪性腫瘍だけでなく、良性腫瘍も含まれており、世界保健機関（WHO*）によって悪性度（グレード）が分類されている。
- 小児脳腫瘍は**合併症と後遺症が多く**、小児がんによる死因で最も多い。

図1 脳の正中断面

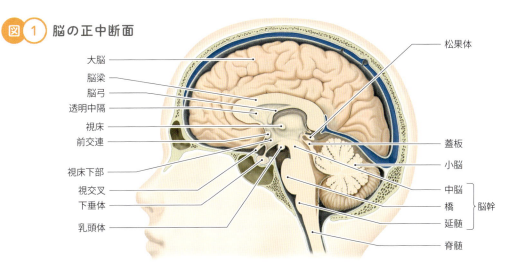

図2 脳の構造

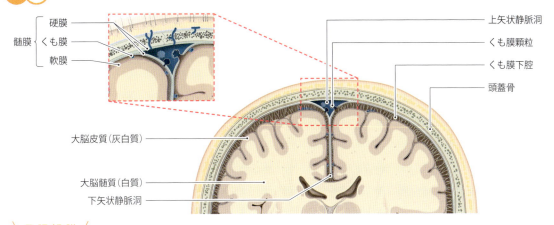

用語解説

【AYA世代】Adolescent and Young Adult（思春期・若年成人）の頭文字で、主に思春期（15歳〜）から30歳代までの世代を指す。

【腫瘍】体を構成する細胞に由来し、進行性に増えたもの。

【悪性腫瘍/がん】腫瘍のうち、異常な細胞が周りに広がったり、別の臓器へ移ったりして、臓器や生命に重大な影響を与えるもの。血液腫瘍、肉腫、上皮細胞癌を含む。

【癌】悪性腫瘍/がんのうち、体や臓器の表面などを構成する細胞（上皮細胞）からできるもの。

【肉腫】悪性腫瘍/がんのうち、骨や筋肉などを構成する非上皮性の細胞からできるもの。

表1 小児・AYA世代のがん種の内訳の変化　罹患率が高いがん種順[全がんに占める割合]

	1位	2位	3位	4位	5位
0〜14歳 (小児)	白血病 [38%]	脳腫瘍 [16%]	リンパ腫 [9%]	胚細胞腫瘍・性腺腫瘍 [8%]	神経芽腫 [7%]
15〜19歳	白血病 [24%]	胚細胞腫瘍・性腺腫瘍 [17%]	リンパ腫 [13%]	脳腫瘍 [10%]	骨腫瘍 [9%]

国立がん研究センター：がん情報サービス「がん統計」小児・AYA世代のがん罹患．より引用
https://ganjoho.jp/reg_stat/statistics/stat/child_aya.html（2024/11/8閲覧）

脳腫瘍に関する病態・生理

- 脳腫瘍は脳や脊髄といった生命を維持する重要な機能を担う部分に発生し、障害を起こす。小児脳腫瘍は、半数近くが**小脳**や**脳幹**などに発生する。
- 脳腫瘍は、**原発性**と**転移性**に分けられる。
- 原発性脳腫瘍とは、脳細胞だけでなく、硬膜、くも膜、頭蓋内の血管や末梢神経、その他の**あらゆる組織から発生**するものをいう。
- 転移性脳腫瘍とは、**他の部位にできた腫瘍が脳転移**してきたものをいう。
- 脳腫瘍は、組織学的に多種多様に分類される。
- 小児脳腫瘍は一般的にその発生場所が決まっている。**腫瘍の種類によって発生しやすい部位や年齢に傾向**がみられ、新生児から思春期の子どもまで、幅広い年齢・発達段階に発生する（**図3**）。
- 小児脳腫瘍の組織型の割合は、**神経膠腫**、**胚細胞**腫瘍、**髄芽腫**の3種類の腫瘍で半数以上を占める。
- WHOによる世界的標準として、病理診断の組織学的分類に基づいて**悪性度（グレード）**が決まる。**最も良性（グレード1）**から**最も悪性（グレード4）**で、数字が大きいと悪性度が高い。代表的な小児に多い脳腫瘍の種類と悪性度（グレード）を示す（**表2**）。

臨床症状

- 小児脳腫瘍は、成人の脳腫瘍と比較して、腫瘍の種類や好発部位が異なるため、多くは症状の経過も成人の場合と異なる。
- 脳腫瘍の症状は、**頭蓋内圧亢進症状**と、腫瘍によってその部位の脳の機能が障害されて起こる**局所症状（巣症状）**に分けられる。
- **頭蓋内圧亢進症状**
  ▶ 脳は頭蓋骨に囲まれた閉鎖空間のなかにあり、

図3 小児によくみられる脳腫瘍の発生部位と好発年齢

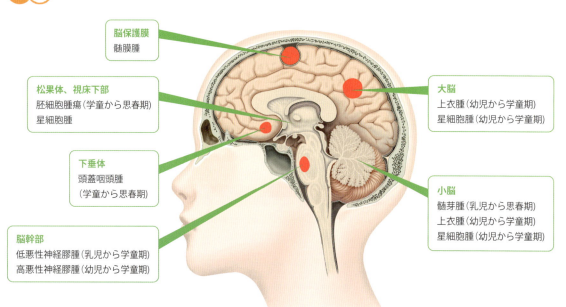

- 脳保護膜：髄膜腫
- 松果体、視床下部：胚細胞腫瘍（学童から思春期）、星細胞腫
- 下垂体：頭蓋咽頭腫（学童から思春期）
- 脳幹部：低悪性神経膠腫（乳児から学童期）、高悪性神経膠腫（幼児から学童期）
- 大脳：上衣腫（幼児から学童期）、星細胞腫（幼児から学童期）
- 小脳：髄芽腫（乳児から思春期）、上衣腫（幼児から学童期）、星細胞腫（幼児から学童期）

表 ② 主な脳腫瘍の種類と悪性度（グレード）[4]

腫瘍の種類			グレード
主な神経膠腫（グリオーマ）	低悪性度グリオーマ	毛様細胞性星細胞腫	1
		上衣下巨細胞性星細胞腫	1
		星細胞腫	2
		乏突起膠腫	2
	高悪性度グリオーマ	星細胞腫	3, 4
		乏突起膠腫	3
		膠芽腫	4
		びまん性正中神経膠腫	4
		びまん性半球神経膠腫	4
上衣系腫瘍※1		上衣下腫	1
		粘液乳頭状上衣腫	2
		上衣腫	テント上上衣腫	2, 3
			テント下上衣腫	2, 3
脈絡叢※2腫瘍		脈絡叢乳頭腫	1
		異型脈絡叢乳頭腫	2
		脈絡叢がん	3
神経細胞および混合神経細胞・膠細胞系腫瘍		神経節膠腫	1
		線維形成性乳児神経節膠腫および星細胞腫	1
		胚芽異形成性神経上皮性腫瘍	1
		異形成性小脳神経節細胞腫（レルミット・ダクロス病）	1
松果体※3部腫瘍		松果体細胞腫	1
		松果体芽腫	4
胎児性腫瘍		髄芽腫	4
		非定型奇形腫様ラブドイド腫瘍（AT/RT）	4
		多層ロゼット性胎児性腫瘍	4
		中枢神経系胎児性腫瘍	4
脳神経・傍脊髄神経※4の腫瘍		神経鞘腫	1
		神経線維腫	1
		悪性末梢性神経鞘腫（MPNST）	2, 3, 4
		髄膜腫	1, 2, 3
		血管芽腫	1
		頭蓋咽頭腫	1
		下垂体腺腫	1
		胚細胞腫瘍	4

※1 上衣系腫瘍：大脳の深部にある脳室（脳の中の空洞）やその付近、脊髄などにある上衣細胞がもととなって生じる腫瘍
※2 脈絡叢：脳室にみられる血管を多く含む組織で、脳脊髄液を産生する
※3 松果体：脳室の端に位置する器官で、内分泌機能がある
※4 傍脊髄神経：背骨の中にあり、脳と体を結んでいる太い神経の束付近を指す

David N. Louis, et al. The 2021 WHO Classification of Tumors of the Central Nervous System：a summary. Neuro-Oncology, 2021；23(8)：1231-1251.
WHO Classification of Tumours Editorial Board editor. Central Nervous System Tumours WHO Classification of Tumours, 5th ed. 2022, World Health Organization. より作成
国立がん研究センター：がん情報サービス，脳腫瘍〈小児〉. より引用
https://ganjoho.jp/public/cancer/brain_tumor/treatment.html（2024/9/28 閲覧）

そのなかに腫瘍ができると頭蓋骨のなかの頭蓋内圧が高くなる。そのために、**頭痛**、**嘔吐**、**意識障害**などの症状を発生し、これらを頭蓋内圧亢進症状という。
- ▶小児脳腫瘍は、成人と比較すると小脳や脳幹のある後頭蓋窩という狭い空間に発生することが多い。脳脊髄液の通路が閉塞しやすく、頭に髄液が貯留することで**水頭症**を起こしやすい。頭蓋内圧が高くなることで、乳幼児であれば**頭囲が拡大**する。
- ▶急激な頭蓋内圧の亢進によって、**血圧上昇**と**徐脈**がみられることを**クッシング徴候**という。
- ▶一方で、子どもの頭蓋骨は骨の縫合線が離開しやすいため、脳内に脊髄液が貯留しても頭蓋内圧の上昇があまりみられず、不機嫌や軽い歩行障害以外に症状がみられないこともある。

● **局所症状**
- ▶脳の機能として、運動や感覚、思考や言語などがある。脳腫瘍では、腫瘍や脳浮腫によって脳のそれぞれの部位の機能が損なわれ、局所症状が発現する。
- ▶腫瘍の位置によって、その領域の神経細胞が障害を受け、特徴的な局所症状が出現する（**表3**）。

検査・診断

● 小児脳腫瘍の疑いがある場合は主として、**画像検査**（CT*およびMRI*）が行われる（**表4**）。

表3 腫瘍の位置に関連した局所症状

腫瘍の位置	局所症状
大脳	筋力低下（片麻痺）、けいれん、思考・認知力低下、言語障害（失語）、視覚障害、聴覚障害など領域によってさまざまな症状が出現する
視交叉／視床下部	視力・視野の異常、尿崩症、体温調節障害、意識障害、睡眠障害、成長不良
視床	意識障害、運動障害、手足のしびれ、感覚異常
脳幹	四肢麻痺、顔面・手足の感覚障害、物が二重に見える、顔面の筋力低下、聴力低下、嚥下障害
小脳	動作や話し方が不自然、ふらつき、めまい、眼球のけいれん
脳神経	物が二重に見える、顔のしびれ・感覚麻痺、聴力低下、耳鳴、めまい

寺島慶太 監：もっと知ってほしい小児脳腫瘍のこと 2020年版．キャンサーネットジャパン，東京，2020：5．を参考に作成

表4 おもな診察・検査

神経学的診察	● 脳や神経、筋肉の機能を調べる。問診、視力・聴力の検査、運動・感覚検査などを含む一連の診察のことをいう ● 意識の状態や、協調運動、歩行の異常の有無、脳神経や運動神経、感覚神経、反射などを確認する。診察によって、意識状態や運動神経、感覚神経、脳神経に異常がないか評価する
画像診断	● 脳腫瘍が疑われる場合にまず行われ、代表的な検査がCTとMRIである ● CT検査はMRI検査に比べて迅速に検査できるため、緊急性があるときはまずはCT検査を実施する。CT検査とMRI検査で、ほとんどの腫瘍が正確に診断可能となる ● 検査中は動かずに静かに検査を受ける必要がある。子どもにとって困難な場合は、鎮静下（静脈麻酔）で検査を行う場合がある。特にMRIは検査時間が長く、わずかな体動が画像の質に影響するので、子どもの年齢や特性により体動が予測される場合は鎮静が必須となる
腫瘍マーカー検査	● 腫瘍の種類によって特徴的に産生される物質を、血液検査などにより測定する。腫瘍細胞が特異的に分泌する物質で、診断の手がかりになる場合があるが、腫瘍の有無を確定できるものではない
細胞診検査	● 脳脊髄液を採取し、顕微鏡で細胞を観察しながら、病変を調べる検査。脳脊髄液は、腰椎穿刺によって採取する ● 腰椎穿刺は痛みを伴う検査のため、原則として鎮静下（静脈麻酔）で行う
病理診断（生検）	● 腫瘍の一部組織を採取し、顕微鏡で観察することで、脳腫瘍の種類や性質、悪性度（グレード）などを診断する。小児脳腫瘍では、摘出手術と同じタイミングで病理診断を行うことが多い

- 最終的には、組織型および悪性度（グレード）の判定のための**生検**、ほとんどが手術で摘出した**病理検査**で確定診断となる。

治療（図4）

- 脳腫瘍は脳のあらゆる部位に発生するため、年齢や腫瘍が発生した部位などによって治療法や予後が異なることが特徴である。小児脳腫瘍は治癒が困難な病気の1つである。
- **外科治療（手術）**、**化学療法**、**放射線療法**、**リハビリテーション**、またはこれらを組み合わせた**集学的治療**が行われる。
- 外科治療（手術）による腫瘍の切除後は、化学療法、放射線療法、またはその両方が通常必要である。
- 後遺症としてさまざまな障害を合併することが多く、生活の質（QOL*）を含めた予後の向上が必要となる。
- 小児脳腫瘍は、脳幹や視床下部など生命維持にかかわる部位やその近辺に発生することが多い。手術でできる限り摘出するが、脳の重要な部位に腫瘍があるため手術による摘出には限界がある。多くの腫瘍で放射線治療や化学療法の追加が必要となる。
- 放射線治療は有効な治療方法だが、脳組織の発育が障害されるという問題があり、主に**3歳以降**で実施される。
- 化学療法が効果的な場合は、放射線治療と併用する。

- 合併症として水頭症をきたした場合には、腫瘍に対する治療以外に、**浸透圧利尿薬**や**副腎皮質ホルモン薬**の投与、**脳室ドレナージ**や**脳室腹腔シャント**などの外科的治療が必要となる。
- 成長・発達の途上にある子どもにとって、脳腫瘍の治療は、体の成長・発達のほか、**将来の脳機能やその後の学習にも影響**を及ぼすことがある。治療の選択肢や、今後どのような影響があるかなど、治療を開始する前の子どもと家族、医師との話し合いが必要となる。

おさえておきたい看護のポイント

- **症状・機能や治療を踏まえた安全確保、生活援助、ADL*やQOLの低下予防**
  - ▶脳腫瘍の症状による意識障害や転倒のリスク、誤嚥のリスクがあるため、**日常生活行動を安全に**できるよう、見守り、環境整備、移動の援助、生活行動（排泄、清潔、更衣等）の援助を行う。
  - ▶行動範囲の制限を最小限にし、子どもができることを見きわめて、遊び・学習・日常生活行動のなかで子どもがもてる機能を発揮できるようにかかわる。
  - ▶頭部の手術後は、意識障害、運動・感覚・認知機能の低下や回復、離床時の安全等に留意する。検査・治療時の鎮静薬や麻酔薬の使用による呼吸抑制に留意し、早期発見・対応を行う。
  - ▶化学療法に伴う留意点・看護は、「小児白血病」

図4 小児脳腫瘍の治療の一般的な流れ[6]

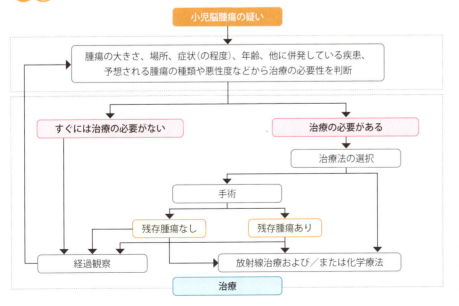

国立がん研究センター：がん情報サービス，脳腫瘍〈小児〉．より引用
https://ganjoho.jp/public/cancer/brain_tumor/treatment.html（2024/9/28閲覧）

の項（P.145）を参照のこと。

- ● 病気・治療に関する理解促進と精神的援助
  - ▶ 症状や機能の低下に伴う、遊び・学習・生活行動への影響のストレスを受け止め、他職種と連携して遊びや学習の機会を保障したり、ケアやリハビリテーションに遊びの要素を取り入れたりして楽しめるよう工夫する。
  - ▶ 病気や治療の説明時、治療の実施時は、子どもと親の衝撃や不安などの気持ちを受け止め、両親に対しては入院中の付き添いを含む子どもとのかかわりかたについて一緒に考える。
  - ▶ 検査・治療時に鎮静する場合、禁飲食の制限や終了後の安静保持ができるよう、事前のプレパレーションや、制限範囲内での遊び・気分転換を工夫する。放射線療法のためのマーキングや固定具作成の際も、プレパレーションやディストラクションなどの工夫をする。いずれの過程においても頑張りを認める。
  - ▶ 治療期間が長期であるため、きょうだい（同胞）の精神面や生活への影響について親と情報共有し、医療職・学校や園との協力を支援する。

- ● 復学や復園など社会復帰の支援
  - ▶ 症状および運動・感覚・認知機能に伴う復学・復園後の生活への影響について、他職種とともに予測的アセスメントを行ったうえで、本人・家族、学校関係者、医療者間で、学校生活における安全確保、授業や活動への参加方法の調整、脱毛などボディイメージの変化への対処法、教員や友人への説明、体調不良時の対応などを話し合っておく。
  - ▶ 入院中から復学等を見越して、リハビリ、学習習慣の維持と院内学級や遠隔教育の活用、他児との遊び、入院前の学校の教員や友人との交流を支援する。
- ● 長期的なフォローアップ
  - ▶ 脳腫瘍および手術・放射線治療・化学療法の実施により、認知機能・神経心理学的、内分泌的な晩期合併症出現のリスクが高いため、外来での長期フォローアップの必要性を伝える。晩期合併症は子どもの発達や進学・就職など社会生活に影響し得るため、医療職のほか、学校や地域との相談も大切であることを伝える。

〈略語〉
* 【AYA】adolescents and young adults：思春期・若年成人
* 【WHO】world health organization：世界保健機関
* 【CT】computed tomography：コンピュータ断層撮影
* 【MRI】magnetic resonance imaging：核磁気共鳴画像法
* 【QOL】quality of life: 生活の質
* 【ADL】activities of daily living: 日常生活動作

〈引用文献〉
1. 国立がん研究センター：がん情報サービス「がん統計」小児・AYA世代のがん罹患.
   https://ganjoho.jp/reg_stat/statistics/stat/child_aya.html（2024/11/8閲覧）
2. 国立がん研究センター：「がん情報サービス」の用語集　悪性腫瘍.
   https://ganjoho.jp/public/qa_links/dictionary/dic01/modal/akuseishuyo.html（2024/8/27閲覧）
3. NPO法人脳腫瘍ネットワーク：脳腫瘍.
   https://www.jbta.org/braintumor/index.html（2024/8/27閲覧）
4. 国立がん研究センター：がん情報サービス，脳腫瘍〈小児〉.
   https://ganjoho.jp/public/cancer/brain_tumor/treatment.html（2024/8/27閲覧）
5. 寺島慶太 監：もっと知ってほしい小児脳腫瘍のこと　2020年版．キャンサーネットジャパン，東京，2020：5.
   https://www.cancernet.jp/wp-content/uploads/2020/03/noushuyou.pdf（2024/8/27閲覧）

〈参考文献〉
1. 日本小児がん看護学会 小児がん看護テキスト作成ワーキンググループ 編他：小児がん看護テキストブック．杏林書院，東京，2023.
2. JCCG長期フォローアップ委員会 長期フォローアップガイドライン作成ワーキンググループ 編他：小児がん治療後の長期フォローアップガイド．クリニコ出版，東京，2021.
3. 浅野みどり，杉浦太一，大村知子 編：発達段階からみた小児看護過程+病態関連図 第4版．医学書院，東京，2021.
4. 田畑阿美，荒川芳輝，梅田雄嗣 他：復学後の小児脳腫瘍患児の認知機能，生活の質および適応行動に関する調査研究．日本小児血液・がん学会雑誌2019；56（2）：182-188.
5. 大見サキエ，宮城島恭子，坪星利香：脳腫瘍患児2事例の復学支援 退院時調整会議の有効性の検討．岐阜聖徳学園大学看護学研究誌2017；2：1-12.
6. 日本脳神経外科学会，日本病理学会 編：臨床・病理　脳腫瘍取扱い規約　第5版．金原出版，東京，2023.
7. 日本脳腫瘍学会 編，日本脳神経外科学会 監修：脳腫瘍診療ガイドライン 小児脳腫瘍編 2022年版 第3版．金原出版，東京，2022.

資料

小児の一次救命処置（PBLS*）

医療用BLSアルゴリズム

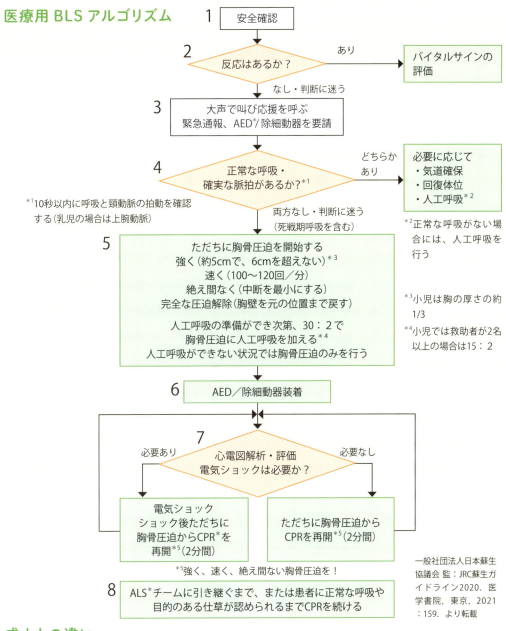

一般社団法人日本蘇生協議会 監：JRC蘇生ガイドライン2020．医学書院，東京，2021：159．より転載

成人との違い

成人	小児（1歳〜思春期）	乳児（1歳未満、新生児を除く）
胸骨圧迫の深さ		
●約5cmで、6cmを超えないようにする	●胸部前後径（胸の厚さ）の約1/3	●胸部前後径（胸の厚さ）の約1/3
胸骨圧迫と人工呼吸の比率		
●30：2	●救助者1人なら30：2 ●救助者2人なら15：2	●救助者1人なら30：2 ●救助者2人なら15：2

*【PBLS】pediatric basic life support　*【ALS】advanced life support：二次救命処置
*【CPR】cardiopulmonary resuscitation：心肺蘇生法　*【AED】automated external defibrillator：自動体外式除細動器

資料

おもな小児感染症の特徴

疾患	症状	発疹等の特徴	感染経路※	潜伏期間※	登校(園)基準
麻疹 (はしか)	●カタル期：38℃前後の発熱の継続、倦怠感、上気道炎症状、結膜炎症状(結膜充血、目やに)が出現 口腔の頬粘膜にやや隆起した1mm程度の小さな白色小斑点(コプリック斑)出現 ●発疹期：疾患特異的な発疹が出現する。発疹が全身に広がるまでの3〜4日間は39.5℃以上の高熱が続く ●回復期：発疹の退色と色素沈着、皮膚の落屑	●鮮紅色扁平の小紅斑から、皮膚面に隆起し融合し、次第に色素沈着する。この時期は高熱が続き、カタル症状が一層強くなる	●空気感染、飛沫感染	●おもに8-12日(7-21日)	●解熱後3日経過するまで
風疹 (三日ばしか)	●発疹、リンパ節の腫れ、発熱の主症状	●麻疹様の小さい淡紅色で、皮膚面にやや隆起している発疹が現れ、顔から急速に体幹や全身に広がる	●飛沫感染	●おもに16-18日(14-23日)	●発疹が消失するまで
水痘 (みずぼうそう)	●全身の皮膚にかゆみの強い水疱ができる、発熱	●全身に紅斑(赤くて小さな発疹)が現れ、1週間ほどで強いかゆみを伴う水疱が、かさぶたへと変化する	●空気感染、飛沫感染、接触感染	●おもに14-16日	●すべての発疹が痂皮化するまで
流行性耳下腺炎 (おたふくかぜ)	●耳下腺・顎下腺の腫脹、圧痛、飲み込むときの痛み、熱		●飛沫感染	●おもに16-18日(12-25日)	●耳下腺、顎下腺または舌下腺の腫脹が発現した後に5日間が経過し、かつ全身状態が良好になるまで
百日咳	●カタル期：くしゃみ、その他の鼻感冒の徴候、食欲不振など ●痙咳期：発作性・けいれん性の咳、深い吸気とともに高調の笛声(ヒューという音) ●回復期：咳の発作は徐々に軽減する		●飛沫感染	●7-10日	●特有な咳が消失するまで、または5日間の適切な抗菌薬による治療が終了するまで
咽頭結膜熱 (プール熱)	●発熱、頭痛、食欲不振、全身倦怠感、咽頭炎による咽頭痛、結膜炎に伴う結膜充血		●接触感染、飛沫感染	●2-14日	●主要症状が消失した2日経過するまで

疾患	症状	発疹等の特徴	感染経路※	潜伏期間※	登校（園）基準
季節性インフルエンザ	● 咳、咽頭痛、高熱、全身の倦怠感、食欲不振など		● 飛沫感染	● 平均2日（1-4日）	● 発症した後5日を経過し、かつ、解熱した後2日（幼児にあっては発症した後5日を経過しかつ解熱した後3日）経過するまで
手足口病	● 軽い感冒症状、口内炎など ● まれに、髄膜炎、小脳失調症などの中枢神経系の合併症のほか、心筋炎、急性弛緩性麻痺などの症状が出現する	● 手のひら、足の裏や甲などに2〜3mmの水疱性発疹が現れる	● 経口感染、飛沫感染	● 3-6日	● 全身状態が安定すれば可能
伝染性紅斑（りんご病）	● 頬が赤くなる ● 咳、鼻水	● 頬に蝶翼状の紅斑が、手足に網目状の発疹が現れる	● 飛沫感染	● 4-14日（4-21日）	● 発疹のみで全身状態が安定すれば可能
ヘルパンギーナ（夏かぜ）	● 38〜39℃の高熱 ● 咽頭痛 ● 熱性けいれんを起こすことがある	● 咽頭の奥に白い小さな水疱疹が現れる	● 経口感染、飛沫感染	● 3-6日	● 全身状態が安定すれば可能
マイコプラズマ肺炎（異型肺炎）	● 発熱、全身倦怠感、頭痛 ● 乾性の激しい咳、咽頭炎		● 飛沫感染	● おもに2-3週（1-4週）	● 全身状態が安定すれば可能
感染性胃腸炎（ロタウイルス）	● 下痢、腹痛、嘔吐、発熱		● 経口感染	● 1-3日	● 下痢、嘔吐が消失し、全身状態が改善すれば可能
RSウイルス感染症	● 発熱、鼻水、咳、喘鳴、呼吸困難		● 飛沫感染、接触感染	● 4-6日（2-8日）	● 発熱、咳などの症状が安定し、全身状態がよくなれば可能

※感染経路や潜伏期間は文献により表記に違いがあるため、本資料はあくまで参考としてご参照ください。

〈参考文献〉
1. 日本小児感染症学会 編：日常診療に役立つ小児感染症マニュアル2017．東京医学社，東京，2017．
2. 上山伸也：小児感染症の診かた・考えかた．医学書院，東京，2018：418-425．
3. 桑野タイ子，本間昭子 編：新看護観察のキーポイントシリーズ　小児Ⅰ．中央法規出版，東京，2011：116-121．
4. 公益財団法人日本学校保健会：学校において予防すべき感染症の解説〈令和5年度改訂〉．
　 https://www.gakkohoken.jp/book/ebook/ebook_R050080/index_h5.html#1（2024/8/26閲覧）

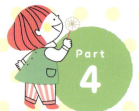

Part 4 おさえておきたい 小児看護技術

実習で行うことが多い看護技術について、おさえておきたいポイントを紹介します！

1 成長・発達段階別 コミュニケーション

山本智子

目的

- 子どもには**成長・発達段階における発達課題がある**ため、認知・社会性・情緒について理解し、かかわることが大切である。
- 子どもが興味・関心をもつことや好きなことは何かなど、**子どもの世界観に近づく**ことで、良好なコミュニケーションをとることができる。
- 子どもとのコミュニケーションでは、**スキンシップを大切にし**、遊びなどを活用することで子どもに近づく機会になる。

成長・発達の時期とコミュニケーションの特徴

時期	特徴
乳児期	●基本的欲求の充足を他者に依存し、欲求が満たされることで安心が得られる ●情緒的なつながりを求めたコミュニケーションである ●乳児期は言葉とともに、スキンシップを大切にする必要がある ●大人との非言語的なコミュニケーションをていねいに繰り返すことが、今後のコミュニケーション力を育てる基礎となる
幼児期	●非言語的コミュニケーションから、言語的コミュニケーションへ移行する時期である ●「イヤイヤ」の時期（自己主張が強く、聞き分けのない状況）には、大人が子どもの気持ちをくみ取る必要がある。子どもの思いを肯定することで安心感を覚える ●共感することで子どもに自尊感情を与え、気持ちにゆとりを育むことにつながる
学童期	●社会性が広がり、多面的な観点をもてるようになる。コミュニケーション能力が向上する時期である ●話し言葉による自己表現から、書き言葉による自己表現になる
思春期	●身体と意識の変化、子どもを取り巻く環境の変化が起こる時期である ●第二次性徴に伴い身体機能について羞恥心をもつ ●大人と同じ程度の言語を用いて説明し、プライバシーを保護した言動に配慮する

ポイント

1 乳児期

表情（ほほえむ）・声かけ

- 子どもが安心できるように、**子どもの目をやさしく見たり、笑顔で話しかける**。
- やさしい表情は、精神の安定・安心につながる。また、話しかけるときは、**ゆっくりと話しかける**ことを心がける。
- 「オムツ替えようね」、「オムツ替えて気持ちいいね」、「おなかいっぱいになったね」など、子どもの気持ちを代弁する。
- 多くの言葉をかけることで子どもの脳が発達し、**表情が豊かになっていく**ことにつながる。
- 抱っこや膝の上に座らせ、穏やかに話しかけることを心がける。

あやす・抱く

- あやしたり、抱きしめたり、なでたりなどの**スキンシップを多くする**ことで、子どもに安心感を与えることができる。
- 子どもは音が鳴るおもちゃ、光るおもちゃにとても興味を示す。また**手遊びが大好き**なため、工夫しじょうずに取り入れる。

子どもの行動に応える

- 子どもが喃語を発したときは、**言葉に合わせて応答する**ことで、子どもが安心し信頼関係の構築につながる。
- 子どもは自分の欲求を特定の人に向けて表出するようになる。

- 子どもの「泣く」というサインには、さまざまなことが含まれている。
 （例：眠いとき、おなかがすいたとき、甘えたいとき、オムツが気持ち悪いときなど）
- 子どもが泣いている意味を考え、子どもの要求にていねいに応える。

乳児期のコミュニケーション技術

ほほえむ	抱く	子どもの行動に応える
● 子どもはほほえみをいつも待っている。さまざまな日常的な世話のなかで、目と目を合わせ、ほほえみで対話することが大切である	● 抱きしめたり、なでたり、触ったりするなど、身体の接触をできるだけ多くすることで、愛情と安心感を与えられる	● 「泣く」という子どもの要求に、どれだけ応えられるかが重要である。「なぜ泣いているのだろう」と考えてかかわることが、子どもの要求を満たすためには大切である ● 泣いたあとの乳児は、相手を見つめ、その人の声を聞き、その人とすでに遊ぶ準備ができているともいわれる。子どもの欲求に応えることが、泣いている相手との関係づくりになる

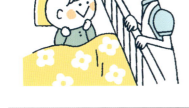
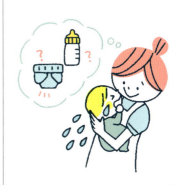

2 幼児期

- 乳幼児期は、**人見知りをする時期**である。
- 子どもは、見慣れない人からのコミュニケーションに対し**恐怖心を抱きやすい**ため、親や家族にそばにいてもらうことも1つの方法である。
- 適度な距離を保ち、**急なスキンシップは避け**、子どもが慣れてくれるまでゆっくり距離を縮めていく。
- ヒーローものやアニメなど、子どもに人気のキャラクターなどを覚えておいて会話に取り入れると、子どもの心をつかみやすい。

表情

- 子どもの好きなおもちゃやキャラクターなどを用いながら、柔らかくやさしい表情でゆっくり穏やかに話しかけることで、子どもとの距離が縮まる。
- 子どもと接するときは、**自分の表情を常に意識する**。

遊ぶ環境をつくる

- 成長・発達に伴い活発な動きが目立つようになる。安全に留意し、子どもの好奇心を促すはたらきかけをする。子どもが自由に遊べるような環境をつくる必要がある。
- 大人が子どもといっしょに遊ぶことで自然なコミュニケーションを図ることができる。子どもは遊びや生活のなかで、人とのコミュニケーションのとりかたを覚えていく。
- 子どもの発想を豊かにするために、お絵かきなどを取り入れるのもよい方法である。

話をよく聞く

- 理解できる言語が増え、**語彙が急速に増える時期**である。
- 思っていることをうまく伝えられないことがあるため、言葉を補いながら子どもの話にしっかり寄り添う。話しかけるときは、子どもが返答しやすいような質問の工夫をする。
- **子どもと目の高さを合わせて話すことが重要**である。同じ目線で話すことで、子どもは安心する。
- 幼児期の子どもが発する言葉は、大人と同じ意味で使用しているとは限らないため、幼児期の認知

発達の特徴を理解し、意味を解釈していく。

スキンシップを大切にする

- 親からの自立心も芽生えてくる反面、甘えたい時期でもある。
- スキンシップをとりながら言葉でコミュニケーションを図る。

よくほめる

- できたことに対して「すごいね」、「じょうずだね」などとほめることで、子どもの自信につながる。どのような小さなことでもできたらほめる。
- 基本的生活習慣を獲得する時期であり、「できる」ことへのほこりをもつことが大切である。

幼児期のコミュニケーション技術

笑顔	遊びの環境をつくる	話をよく聞く	スキンシップをとる
● 子どもと向き合うときは、自分の表情を意識する。子どもは、大人の表情をみて、自分が受け入れられているかどうかを知る。笑顔には、子どもをひきつける効果がある	● 子どもにとって、遊びは生活のすべてであり、自然の活動である。したがって、子どもが自由に遊べるような環境をつくり出すことが必要である ● 子どもにとっては大人も1つの環境である。子どもといっしょに思いっきり遊ぶことが、自然なコミュニケーションの場となる	● 子どもはよくしゃべるが、一生懸命に話そうとして混乱することもある。そのようなときは、子どもの言葉に耳を傾け、あせらずに言葉を引き出し、ときには言葉を補ってみる ● 混乱した前後や、そのときの状況を考え合わせ、言葉を手がかりに理解しようとする大人の忍耐が、子どもの欲求を満たすことにつながる	● 幼児期には親からの自立心も芽生えてくるが、まだまだ触れ合いを求めている。甘えたいときは十分スキンシップをとり、触れ合うことが、コミュニケーションを交わすよい方法になる

3　学童期

ほめることを大切にする

- エリクソンの発達課題として、「勤勉感の獲得」に取り組んでいる時期である。
- 子どもとコミュニケーションをとるなかで、子どものがんばりや、できることをほめるようにかかわる。自信をもたせる働きかけを心がける。

年齢に応じた対応

- 自分の考えを他者に伝え、自分の感情をコントロールすることもできるようになる。

- 1人の人間として認めてほしい思いがあるため、**子どもの自尊心を傷つけるような話しかた・態度にならない**よう、十分に気をつける。
- 常にわかりやすい言葉を用いて説明し、自分でものごとを選択する機会をもてるようにする。
- 言葉として表現されない、子どもの隠れた思いをくみ取るようにする。

遊びの特徴を理解する

- 仲間と遊ぶことを大切にする時期である。
- 身体を使った遊びなど、遊びの提供や環境づくりは、コミュニケーションのよい機会となる。

学童期のコミュニケーション技術

子ども扱いしない	不必要に比較をしない	遊びの特徴を知る
● 親への一次的な依存心を放棄し始め、親との一次的な同一化が弱くなりだす時期である。自分を子どもだと思ってはいるが、1人の個人として見て、認めてほしいと思っている ● 学童初期では、自分の意見や考えを主張し、自分の決めたことの正しさを説明できる。したがって、子どもの自尊心を傷つけるような話しかた・態度は、コミュニケーションに支障をきたす	●「勤勉感と劣等感」（エリクソンの発達課題）の獲得と克服をしていく時期である ● きょうだいやほかの子どもとの不必要な比較は劣等感だけを増し、自信をなくすきっかけとなる場合もあるので、言いかた・態度に気をつける	● 学童期の子どもの多くは、仲間と遊ぶこと、男の子同士・女の子同士で遊ぶことを好む ● 身体を使った遊びなど、発達に合った遊びの提供・環境づくりは、コミュニケーションのよい機会となる

4 思春期

子どもを尊重する姿勢

- エリクソンの発達課題として、「アイデンティティを確立する」ことに取り組んでいる。思春期ならではの葛藤もあるため、**適度な距離**を保ちながら、子どもを尊重し**自己の問題や課題を自分で解決していく過程を見守る**。

- 大人への依存心や甘えもあるため、**いつでも話を聞く姿勢**であることを子どもに示し、子どもが自分の気持ちを表出できる環境をつくる。

- 子どもが自分の置かれた状況を理解し、自分で判断できるよう、適切な情報を提供し、話し合うことが望ましい。

思春期のコミュニケーション技術

身体的特徴に触れすぎない	尊重し、十分に話を聞く	羞恥心が強いことを理解する
● 自分の容姿やスタイルに敏感であり、他人が思っている以上に劣等感を抱きやすい ● 関係性が築けていないころに容貌・スタイルを話題にすると、傷つけるつもりがなくても傷ついてしまうことがあり、コミュニケーションの導入としては不適切である	● アイデンティティ（自己同一性）形成の時期である。子ども自身が尊敬され、愛されるにふさわしい人物であることが実感できるような態度を大人が示すことが必要である ● 頭ごなしに命令するような言葉・態度をとること、納得がいく説明をされないことは、子どもの自尊心を傷つける。子どもの言い分を十分に聞き、子ども自身が決めた行動がとれるようなかかわりが重要である	● 性的感情が強くなるため、身体的ケアのときには十分に配慮し、安心感を与えるようにかかわる

〈参考文献〉
1. 筒井真優美 監修：パーフェクト臨床実習ガイド ライフステージに沿った看護技術と看護の展開 小児看護実習ガイド. 照林社, 東京, 2007.

❷ 遊びとおもちゃ

山本智子

目的

- 遊びは子どもにとって**生活そのもの**であり、**身体的・精神的・社会的に成長・発達**をとげるために重要である。

- 入院中の子どもたちの日常生活には、疾患や治療による規制や制限があるため、遊びを通してストレスの軽減を図る。

- 病院では親や家族と離れなければならないことがあり、**恐怖となる医療器具に囲まれた環境**に置かれるなど、子どもたちは精神的に苦痛な状況にある。そのため、遊びで心を癒す。

- 入院生活において、子どもが安心して遊ぶことができる環境を整えることは、**成長・発達を促し、闘病意欲を高める**。

- 子どもの目線になり、遊ぶ時間をともに過ごすことで、信頼関係を築くことができる。

ポイント

- **発達段階や病状に適した遊びの提供**が求められる（P.186 **表1**）。

- 子どもの興味・関心を知り、より楽しめるような創意・工夫が必要である。

- 興味のあるものや好きなキャラクターなどを、子ども自身や家族から情報収集する。

- 入院生活では季節を感じにくいため、**季節を取り入れたおもちゃ**を作成する（折り紙、壁画など）。

- 子どもとともにベッドサイドでおもちゃを制作し、時間を共有することで信頼関係の構築につながる。

- 生活指導や退院指導パンフレットなどを手づくりし、子どもの興味をふまえた内容にすることで、喜んでもらえる（P.186 **図1**）。

- **病棟の廊下やプレイルームの装飾**などから子どもの好きなもののヒントを得る。

- 保育士、ホスピタル・プレイ・スペシャリストやチャイルド・ライフ・スペシャリストが配置されている場合は、子どもへの遊びとおもちゃづくりのアドバイスを受けるとよい。

表1 遊びの種類と発達段階

遊びの種類	主に対象となる発達段階	遊びの特徴	遊びの内容	
感覚運動遊び	乳児期 （1人または大人と一緒に遊ぶ）	● 感覚機能を刺激することを喜ぶ遊び ● 声かけやスキンシップを多くとり、五感を刺激する遊び	● スキンシップ（抱っこ、ベビーマッサージ） ● ガラガラ、オルゴール、メリー ● 手遊び（いないいないばあなど） ● 歌遊び ● 絵本（乳児用）	
象徴遊び	幼児期前期 （自分以外の子どもに興味を示すようになる）	● イメージをつくり出し、それを追ったり表現したりする遊び	● ままごと、ごっこ遊び、人形遊び	
受容遊び	幼児期後期〜学童期 （仲間との遊びを通して協調性・社会性を身につけるようになる）	● 話を聞いたりビデオを見たりするなど、受け身の遊び	● 紙芝居 ● 絵本 ● お話 ● テレビ、DVD	
構成遊び	幼児期後期 （集団で遊ぶようになる）	● 何かをつくるなど、創造的な遊び ● ルールのある遊び	● 積み木、ブロック ● 粘土 ● 折り紙、工作 ● お絵かき ● ゲーム、オセロ、トランプ	

図1 学生が制作した手作り絵本、生活指導パンフレットの一例

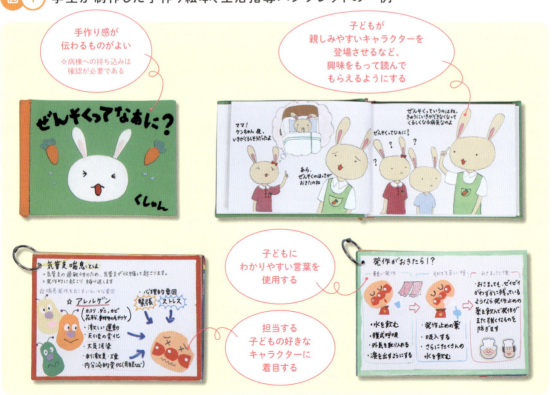

3 バイタルサイン測定

山本智子

ポイント

- 子どもは、**成長・発達とともにバイタルサインの基準値が変化する**ため、年齢による基準値を把握しておく（**表1**）。
- 実施前に、成長・発達に合わせたプレパレーションを行う。どの年齢の子どもであっても、必ず何をするのか、わかりやすい言葉で説明をしてから行う。
- 測定は突然に行うのではなく、おもちゃで遊ぶなど、コミュニケーションをとり、**看護師に慣れたときに行う**ことでスムーズに実施できる。
- 子どものバイタルサイン測定は、泣いたり、嫌がったりして安静な状態で測定することが困難な場面が多くある。子どもが**機嫌よく、安静な状態を確保する工夫**が必要である。
- 親や家族の協力を得ることも大切である。
- バイタルサインの測定値と子どもの状態を、迅速にアセスメントする。
- バイタルサインの測定が終了したら、子どもへのねぎらいの言葉をかける。

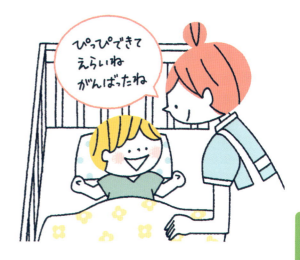

表1 子どものバイタルサインの基準値

❶心拍数、呼吸数、血圧の基準値

	心拍数（回/分）	呼吸数（回/分）	血圧（mmHg） 収縮期血圧	血圧（mmHg） 拡張期血圧
新生児期	120〜140	40〜50	60〜80	30〜50
乳児期	110〜130	30〜40	80〜90	50〜60
幼児期	90〜120	20〜30	90〜100	50〜60
学童期	80〜100	18〜25	100〜110	60〜70

❷体温の基準値

	腋窩温（℃）	口腔温（℃）	直腸温（℃）
新生児期	37.1	—	—
乳児期	37.1	37.3	37.5
幼児期	37.0	37.3	37.5
学童期	36.9	37.1	37.4
思春期	36.8	—	—

筒井真優美 編：小児看護学－子どもと家族の示す行動への判断とケア 第4版. 日総研出版, 名古屋, 2006：260. より引用

バイタルサイン測定の順番（乳幼児の場合）

- 子どもの動きや、啼泣（ていきゅう）によって測定値が変動しやすいため、原則として **子どもの身体に触れないものから測定** を行う。

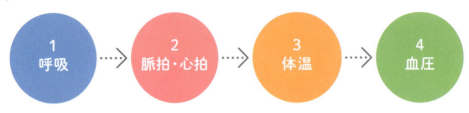

子どものバイタルサインの特徴

呼吸
- 子どもは酸素消費量が高いにもかかわらず **1回換気量が少なく**、また肺機能が未熟なため **呼吸回数が多い**
- 乳児期は腹式呼吸である
- **幼児・学童期以降に胸腹式・胸式呼吸に移行する**

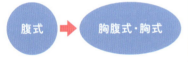

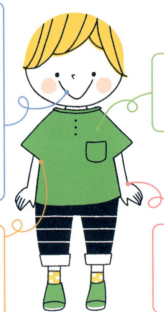

血圧
- 心臓の血液の排出量と血管の抵抗によって変化するため、**年齢とともに高くなる**

体温
- 子どもは **基礎代謝が大人と比べて高く**、それによる **熱生産が多い** ため、体温は大人よりも高い（10〜15歳では、ほぼ成人と同じ）

脈拍・心拍
- 子どもは年齢が低いほど **1回の心拍出量が少なく**、それを補う意味で心拍数は多くなる。年齢が上がるにつれ、減少する

1　呼吸測定（乳幼児の場合）

手順

① 視診によって **肩や胸腹部の上下運動を観察** し、呼吸数の測定を **1分間** 行う。

Point
- 視診で呼吸数が数えにくい場合は、看護師の手を軽く子どもの **胸腹部** に当て、上下運動を数えるとよい
- よく眠っている子どもの場合は、**呼吸による体の動き**（腹部の上下など：乳幼児は腹式呼吸のため）を1分間数えることで、呼吸数を測定できる

② **呼吸音、呼吸の型、呼吸のリズム、呼吸の深さ、副雑音や左右差の有無** などがないかを聴診器による聴診で確認する。

Point
- 「もしもしするよ」、「お胸が元気か、音を聴かせてね」など、子どもにわかりやすい声かけをしながら行う
- 聴診器におもちゃをつけてあやしながら行い、機嫌が悪くならないような工夫をする
- 身体の前と後ろから、**左右対称** に肺野全体を聴診する

プライバシーに配慮し、また室温も適切な温度に設定し、環境を整えておく

聴診の順番（例）

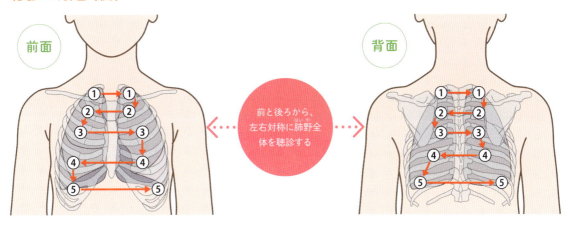

2 脈拍・心拍測定（乳幼児の場合）

手順

Point
- 触診による脈拍測定時に**手を動かしてしまう子ども**は、聴診による心拍測定を選択する
- 聴診実施の際は子どもの状態を把握し、タイミングを判断する
- 同時に、末梢冷感の有無、浮腫の有無や程度など**循環不全徴候の有無や程度**の観察を行う

聴診器で心拍を測定する場合

① 通常は**心尖部**（僧帽弁部位）で、1分間心拍を測定する。

② 聴診器は、**第5肋間胸骨左縁**に当てる。心拍数の測定とともに、**リズム不整の有無**、**心雑音の有無**なども確認する。

触診で脈拍を測定する場合

① 看護師の示指、中指、薬指の3本を、子どもの橈骨動脈などの**拍動部**に当てて**1分間**測定する。

② 脈拍数の測定とともに、**緊張度、リズム不整の有無、左右差**なども確認する。

聴診器で心拍を測定する部位

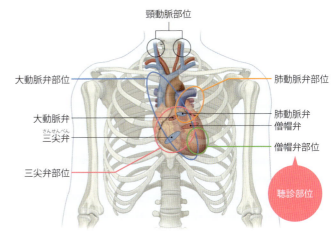

触診で脈拍を測定する場所

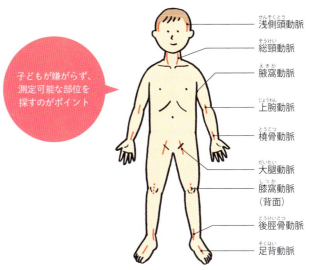

子どもが嫌がらず、測定可能な部位を探すのがポイント

3 | 体温測定（乳幼児の場合）

Point
- 子どもの年齢、病状や発達に応じた測定方法を選ぶ
- 体温計の種類、測定する環境・時間・部位などの**測定条件をできるだけ一定**にそろえて測定する
- 人の身体は、表面や内部、またその場所によっても温度が異なり、特に子どもは手足や顔など身体の末端や表面の温度は**季節や環境の影響を受けやすい**ことから、必ず子どもの身体に触れ、温感、冷感を確かめる
- 乳幼児は動かないようにそばで手を添えたり、抱っこして支えたりする。測定中は絵本を読んだり、おもちゃであやしたりして、機嫌よく測定できるようにする

手順

腋窩での計測

① 子どもを裸にしなくてよい。腋窩に汗をかいているときは、タオルなどで拭き取る。

② 体温計を上腕内部と側胸部の皮膚に密着させ、体軸に対して**30〜45°**の角度から腋窩中央に挿入する。

Point
- 子どもには「お熱、測ろうね」、「ぴっぴ（電子体温計の測定音）するね」などと声をかけながら行う

③ 挿入したら腋窩を閉じ、測定終了まで、体温計を保持し、密着を維持する。

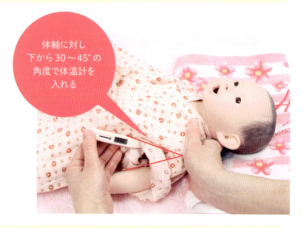

体軸に対し下から30〜45°の角度で体温計を入れる

直腸での計測（未熟児〈低出生体重児〉、新生児、低体温児の場合）

- 直腸体温計に潤滑油をつけ、肛門から2〜3cm挿入する。

Point
- 「いやだね。へんな感じがするね。ピッピって鳴るまでだよ」などと声をかけながら行う

注意点
- 直腸での計測では、深く挿入すると、**粘膜を損傷**する可能性があるため、動きが激しい子どもでは注意する

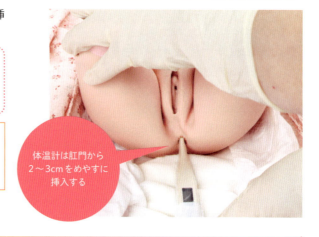

体温計は肛門から2〜3cmをめやすに挿入する

4 | 血圧測定（乳幼児の場合）

Point
- 子どもは血圧測定を怖がって嫌がることが多いため、測定前に子どもに血圧計を触らせるのもよい。また、看護師にマンシェットを巻いて子どもに測らせてあげる（まねごとをする）のもよい
- 「しゅぽしゅぽ（送気球の加圧の音）するよ」「おててが元気かみせてね」などと声をかけてから実施する
- 子どもに合ったサイズのマンシェットを選択する

手順

聴診法での測定

① 測定部位にマンシェットを巻く。

Point
- **上腕の2/3を覆う幅**のマンシェットを選ぶことが重要である（測定部位に対して広すぎると測定値は低くなり、狭すぎると高くなるため）

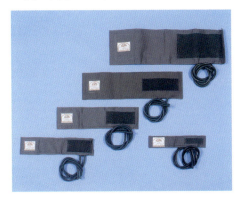

- マンシェットは**指が1〜2本入る程度の隙間**をもたせ、マンシェットの下の縁が肘関節から2〜3cm上にくるように巻く

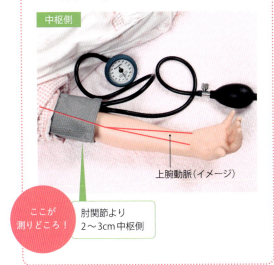

中枢側
上腕動脈（イメージ）
ここが測りどころ！
肘関節より2〜3cm中枢側

② 測定部の**末梢の動脈が触知された部位**に聴診器を当てる。

Point
- 普段の最高血圧値よりも、**20〜30mmHg**ほど高く上がるように加圧する。加圧しすぎると、子どもに苦痛を与えるため、適切な加圧を行う

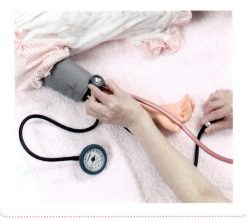

③ **2〜4mmHg/秒**の速度で圧を下げる。

④ **コロトコフ音**（血管音）が聴こえ始めたところが収縮期血圧、音が聴こえなくなったところが拡張期血圧なので記録する。

⑤ 測定後は、すみやかにマンシェットを外す。なるべく、1回で測定が終了できるように工夫する。

> 測定後は、子どもが頑張ったこと、協力してくれたことに対してねぎらうことが大切！

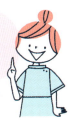

触診法での計測（コロトコフ音がうまく聴取できない場合。乳児では触診法のみ行うこともある）

① 測定部位にマンシェットを巻く。

② 動脈が触知できたら、加圧する。

③ **脈拍が触れなくなったら**、さらに20〜30mmHg程度圧を上げる。

④ 2〜4mmHg/秒の速度で圧を下げる。**脈が触れはじめたところ**が収縮期血圧である。

注意点 ●触診法では、**拡張期血圧を測定できない**

4 身体計測（乳児の場合）

小出扶美子

Point

- 室温は **25℃前後** で調整し、環境を整える
- 乳児は衣類を脱がせ、裸で測定する
- 子どもに **声をかけながら** 行う
- 泣き暴れると正確な値が測定できないため、おもちゃなどで **あやしながらすばやく** 行う
- 家族がいる場合は、子どもの目線に入る位置に立ってもらい、**家族からも声をかけてもらう**
- 計測台から転落しないように、**測定中は子どもから目を離さない** ように行う
- 子どもの体動が激しい場合は安全面の確保と正確に測定するため、測定者と子どもを固定する者で役割分担をし、**2名で行う**

準備

① 室温を25℃前後に調整する。スクリーンやカーテンを引いてプライバシーが保護できる環境を整える。

② 必要物品を準備する。

- ☐ 体重計（乳児の場合は体重計の最小目盛（感量）が5～10ｇの体重計を用意する）
  ＊体重計は安定した場所に設置し、タオルまたはディスポーザブルのシーツを敷いて体重計の目盛を0設定にしておく
- ☐ メジャー（全長1ｍ以上、1mm単位で測定できるもの）
- ☐ 身長計
- ☐ タオルまたは処置用のディスポーザブルのシーツ

身体計測前の子どもの準備

すべての計測（体重、身長、頭囲、胸囲）を実施する場合

① 脱衣する場所で、子どもの衣類を脱がせ裸にし、オムツを軽く当てる。
  ＊頭囲測定のみの場合は、衣類は着たままでもよい。また、胸囲測定のみの場合は上半身の衣類を脱がせるだけでもよい。

 注意点
- 排泄をしている場合は、おしり拭きで汚れを拭き取り新しいオムツに交換をする
- 子どもの転落防止などの安全に注意しながら行う

実施

体重測定

① 体重計の目盛の表示が **ゼロ** であることを確認する。

② 片方の手で頭と首の後ろを支え、もう一方の手のお尻を包むように支えながら、体重計の中央に静かにおしりから下ろして仰向けに乗せる。

③ 体重計に乗せたらオムツを外す。

④ 体重計の表示が止まってから測定値をｇ単位で読む。

⑤ 測定が終了したらオムツをつける。

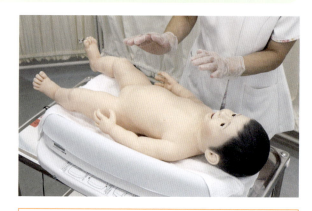

 注意点
- 測定中は、**子どもから目を離さない**
- 子どもの体重測定は、体重計から落下しないように **必ず手を添える**。ただし、測定中は子どもの身体に触らないようにする

身長測定

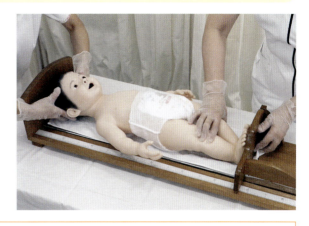

① 子どもを身長計に仰向けに寝かせる。オムツはしたままでよい。

② 介助者は子どもの頭側に立ち、子どもの**目と耳孔を結んだ線**が身長計の台に垂直になるように頭頂部を固定板につける。

③ 測定者は**両下肢の膝を伸ばし**（難しい場合は片側の下肢だけでもよい）、伸展を保持した状態で**足底を移動板に直角にあて**、1mm単位で測定値を読む。

＊足底部が密着したら、移動板を動かないように固定し、膝関節部を固定した手を離して測定値を読んでもよい。

注意点
- 計測台からの転落を防ぐため、介助者は測定者と反対側に立つか、計測台を壁側につけて設置する
- 正確な値を測定するために、**原則2名**で測定する
- 測定者と介助者2名で子どもの体軸がまっすぐになっているか確認をする
- 冷たい手で子どもに触れないようにする
- 子どもが泣いて抵抗する場合は、おもちゃであやしたり、家族に声をかけてもらいながら行うとよい

頭囲測定

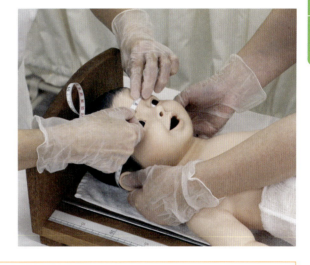

① 子どもを仰臥位にするか、転落する危険性がある場合は家族の膝の上に抱いてもらう。

② 仰臥位で測定する場合、介助者は両方の手で、頭と首の後ろを支えて頭を持ち上げる。測定者がメジャーを入れたら、頭部を下ろす。

③ 測定者はメジャーを子どもの**後頭部最突出点（後頭結節）**と、**眉間の中心（前頭結節）**を通るように密着させて巻きつけ、測定値を1mm単位で読む。

④ 測定が終わったら、介助者は子どもの頭部を持ち上げ、測定者がメジャーを抜く。

注意点
- 正確な値を測定するために、**原則2名**で測定する
- 子どもが頭を動かし抵抗する場合は、介助者はメジャーがずれないように**メジャーを頭部に密着させ固定し**、子どもの頭部が動かないように抑える
- メジャーがきつく締めつけすぎていないか、ねじれていないか、水平になっているかを確認する
- 測定後メジャーを外すときに、メジャーに金属部分がある場合には皮膚を傷つけないようにする。または、金具のついていないメジャーを選択する

胸囲測定

① 子どもを仰臥位にするか、転落する危険性がある場合は家族の膝の上に抱いてもらう。

② 測定者は背部にメジャーを通し、メジャーを**乳頭と肩甲骨下端（直下）**を通るように当てる。仰臥位で測定する場合、介助者は片方の手で、頭と首の後ろを支えて上半身を持ち上げる。

③ 測定値は、原則、**呼気終了時**（息を吐いたとき）に1mm単位で読む。

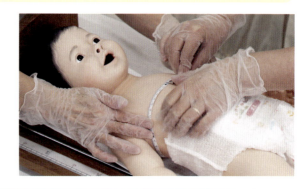

注意点
- 正確な値を測定するために、**原則2名**で測定する
- 介助者は体幹が動かないように固定し、メジャーが**ねじれていないか、水平になっているか**確認する
- 胸囲は、呼吸によって変動することがあるため、**泣かせないように**あやしながら測定をする
- 呼気終了時の測定が困難なときは、呼気と吸気の間で測定することもある
- 測定が終わったらメジャーを**無理に引っ張って抜かない**ように、少し体を浮かせてから引き抜く。**金具のついていないメジャー**を選択するなど、皮膚を傷つけないように注意する

身体計測終了後

① 測定が終了したら、速やかに衣類を着せて整える。

② 子どもに終わったことを伝え、ほめる。

③ 測定値は前回の測定値との増減を確認する。

5 清拭

小出扶美子

ポイント

- 子どもの肌に触れるタオルが冷たくないか、熱すぎないかなど**温度に注意**し、子どもが爽快感を得られるように実施する。
- 発汗などによって皮膚が湿潤しやすく、垢など汚れがたまりやすい2面が接する部分は、広げて**押さえるようにていねいに拭く**（皮膚が弱いため、強くこすらない）。
- 子どもの点滴の抜去やベッドからの転落などに注意し、安全を保ちながら実施する。
- 子どもの自立を促す目的で、**自分で拭ける部分は子ども自身が実施**し、できない部分を援助する。
- 子どもとコミュニケーションをとりながら実施する。

2面が接する部位

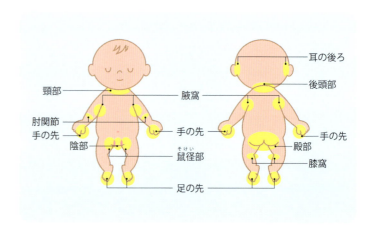

準備

① 室温を **25℃前後** に調整し、プライバシーを配慮した環境を整える。
② 必要物品を準備する。
③ ベースンに50〜55℃程度のお湯を準備する。ピッチャーには70〜75℃程度のお湯を準備する。

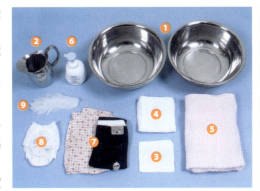

❶ベースン（石けん清拭を行う場合は石けん用とすすぎ用と2つ準備する）
❷ピッチャー（さし湯用）
❸ガーゼ　❹小タオル
❺バスタオル
❻石けん（石けん清拭を行う場合）
❼着替え用の衣類
❽下着（紙オムツまたはパンツ）
❾ディスポーザブル手袋
❿ディスポーザブルエプロン

実施

① ベッドからの転落を防ぐために、子どもを実施者と**垂直な位置**に寝かせる。可能な場合は、子どもを座位にする。実施者がいない側のベッド柵は必ず上げておく。

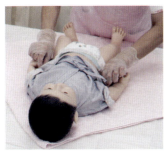

② 子どもの状態をアセスメントする。
③ 実施者はディスポーザブル手袋、ディスポーザブルエプロンを装着する。
④ ガーゼ（小タオル）をベースンの湯でしぼり、顔、耳を拭く。

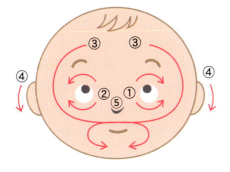

- はじめに目頭から目尻に向けて目の周囲を片面ずつガーゼ（小タオル）の面を変えて拭く
- 次に顔全体を**S型に拭き**、口元の汚れをきれいにする。その後で耳介や耳の中、後ろを拭く。最後に鼻と鼻の下を拭く

⑤ 上半身の衣類を脱がせ、バスタオルで十分に覆って保温する。
⑥ 小タオルをベースンの湯でしぼり、上半身を拭く。拭く順番は**頸部→腋窩→上肢→前胸部→腹部**とする。

Point
- 頸部や腋窩は2面と接する部位のため、広げて小タオルを押し当てるように拭く
- 上肢は小タオルで包み込むように回しながら前腕から上腕に向けて拭く
- 手掌や指間は広げて拭く
- 前胸部は胸郭の丸みに沿って拭く
- 腹部を拭く

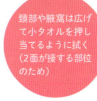
頸部や腋窩は広げて小タオルを押し当てるように拭く（2面が接する部位のため）

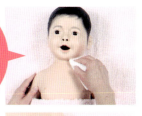
小タオルで包み込むように回しながら前腕から上腕に向けて拭く

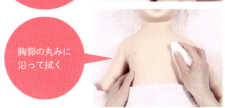
胸郭の丸みに沿って拭く

⑦ 背部・腰部を拭く。

Point
- 臥床したまま拭く場合は、肩関節を包むようにして支えながら側臥位にして、背部と腰部を拭く
- 背部を拭く前に、肩と背中全体をバスタオルで覆うと、湯船につかっている感覚で気持ちがよい

⑧ 上半身が拭き終わったら衣類を着せる。下半身の衣類を脱がせ、バスタオルで覆う。

⑨ 下半身を拭く。

Point
- 下肢も上肢と同じように小タオルで包み込むように、下腿から膝、大腿に向けて拭く

⑩ 陰部・殿部を拭く。

Point
- 尿路感染防止のため、女児と男児のポイントをおさえながら拭く
- 2面が接する鼠径部は、小タオルを押し当てるように拭く

女児・男児の陰部の拭きかた

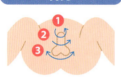

女児／男児

陰部を広げ恥骨側から肛門に向かって、一方向に拭く。次に両外側を拭く

陰嚢の裏側に汚れが残りやすいため、陰茎・陰嚢を持ち上げて拭く。亀頭→陰茎→陰嚢→肛門の順で拭く

注意点
- 子どもの動きに注意し、ベッド転落を防ぎながら行う
- 皮膚の状態（発疹、発赤など）を観察しながら行う
- タオルは子どもに触れる前に、看護師の前腕の内側に当て熱すぎないか確かめる。また、子どもは大人より熱く感じる傾向があるので、子どもにも熱くないかを確認するとよい
- ベースンのお湯は冷めやすいので、適宜さし湯を行う
- 拭いたあとはすぐにバスタオルで覆って水分を吸い取り、体温の低下を防ぐ
- 子どもの羞恥心に配慮し、羞恥心が強い場合は親や家族に拭いてもらってもよい

石けん清拭の場合

- 小タオルをベースンの湯でしぼり、小タオルの中で石けんを泡立て、その泡で洗う（泡タイプの石けんがあれば使用する）。
- 2面が接している部位はていねいに洗う（P.194参照）。
- きれいな湯でしぼった小タオルで2回以上拭くことで、石けん成分を拭き取る。石けん用のベースンとすすぎ用のベースン（拭き取り用）は使い分ける。
- 全身の石けん清拭は時間がかかる。子どもへの負担が大きい場合は、石けんを使用する部位を特に汚れやすい部分だけにするなど子どもの体調を考慮した部分清拭でもよい。

6 殿部浴（乳児の場合）

山本智子

目的

- 乳幼児は排泄が自立していないため、陰部・殿部の清潔が保ちにくい。
- 疾患や薬物療法によって下痢を起こすことが多く、オムツかぶれなどの皮膚トラブルを起こす場合がある。
- そのため、清潔の保持に殿部浴をすることが望ましい。

準備

① 室温を **25℃前後** に調整し、プライバシーに配慮した環境を整える。

② 必要物品を準備する。

- ❶ 洗面器（お湯38〜40℃くらい、洗面器の6割くらいまでお湯を入れる）
- ❷ ピッチャー（お湯40℃くらい、掛け湯用）
- ❸ ガーゼ　❹ バスタオル　❺ 湯温計
- ❻ 石けん　❼ オムツ　❽ おしり拭き
- ❾ 防水シーツ　❿ ディスポーザブル手袋
- ⓫ ディスポーザブルエプロン
- ⓬ ビニール袋

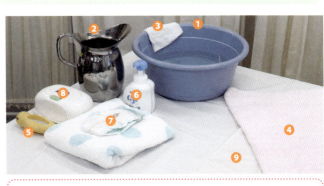

Point
- 子どもの殿部が入る洗面器を選択する
- 子どもの殿部を洗面器に入れてもお湯があふれないよう、お湯の量を調整する
- お湯が冷めることを考慮し、少し熱めのお湯を用意する

実施

① 子どもの状態をアセスメントする。

Point
- 子どもの **陰部**、**殿部**、**排泄状況** を確認する

② 実施者は、ディスポーザブル手袋、ディスポーザブルエプロンを装着する。

③ ベッドに防水シーツを敷く。

Point
- 殿部浴終了後に使用するバスタオルと、新しいオムツをすぐに着けることができるように準備をしておく
- 子どもがベッドから転落しないよう常に **安全に留意** する

④ 上着がお湯で濡れないように上着を子どもの上腹部まで折り返し、同様に背部の上着もしっかりと折り返しておく。

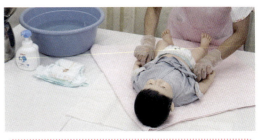

Point
- 下半身のみお湯に入るため、衣類を脱ぐ必要はない

⑤ 子どものオムツを外す。

Point
- 殿部が便で汚れていたら、あらかじめおしり拭きできれいにしておく

⑥ 実施者の片方の肘関節部で子どもの**頭頸部を支え**、もう片方の手は**下肢を支え**固定する。

⑦ 片方の手で子どもの殿部を支えながら、ゆっくりと子どもの下半身（陰部・殿部）をお湯に入れる。

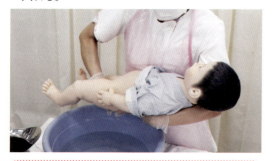

> **Point**
> ● お湯に入れる前に必ず**お湯の温度を確認**する
> ● 安全に殿部浴を行うため、家族の協力を得るか、**看護師2名**で実施することが望ましい

⑧ 濡らしたガーゼに石けんをつけ、子どもの**鼠径部や陰部**をやさしく洗う。次に**殿部**をやさしく洗う。

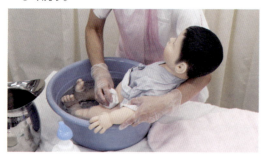

注意点
● 子どもは皮膚が弱いため、**こすりすぎないように**注意する
● **2面の接する鼠径部や陰部、殿部**は広げてていねいに洗う
● **「おしり気持ちいいね」**など、子どもへ常に声かけし、子どもの表情を見ながら実施する

⑨ 子どもの下半身をお湯から上げ、ピッチャーで前面、後面にゆっくり掛け湯をする。

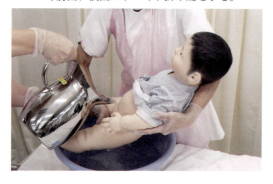

> **Point**
> ● 掛け湯をする前に**お湯の温度を確認**する
> ● **石けんが残らないように**しっかりと洗い流す

⑩ バスタオルの上に子どもをゆっくりと寝かせ、バスタオルで**押さえるようにして**水分をしっかりと拭き取る。

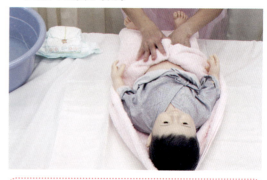

> **Point**
> ● 2面の接する**鼠径部や陰部、殿部**は水分が残らないようにていねいに拭く

⑪ 使用済みのオムツをビニール袋に入れ、ディスポーザブルエプロン、ディスポーザブル手袋を外す。

⑫ 皮膚が乾いてから新しいオムツをつけ、衣類を整える。

> **Point**
> ● 衣類が濡れていないか確認する。濡れた場合は、衣類をすみやかに交換する

⑬ 子どもの状態を観察し、アセスメントをする。

⑭ 使用した物品を片付ける。

⑮ 実施者は手を洗う。

⑯ 殿部浴実施中の子どもの様子や、皮膚の状態を記録する。

> 殿部浴は、長期間入浴ができない子ども、陰部・殿部の皮膚トラブルの予防、すでに皮膚トラブルを起こしている子どもに適応します！

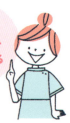

7 オムツ替え（パンツタイプ）

小出扶美子

ポイント

- パンツタイプはオムツの交換時に「足をバタバタさせる」「寝返る」「はいはいする」「動き回りじっとしていられない」など、**子どもの運動機能が発達する時期**に使用を開始する。
- 子どもは、動きが活発なため、ベッドからの転落に十分に注意しながら行う。
- 尿・便の漏れや腹部の締めつけを防ぐために、子どもの体型に合ったサイズを選択する。
- 紙オムツは品質が向上し吸水性もよく長時間使えるタイプのものが多いが、**皮膚トラブルを防ぐ**ためにも適宜交換する。

準備

- 必要物品を準備する。

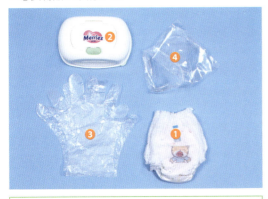

❶紙オムツ（パンツタイプ） ❷おしり拭き
❸ディスポーザブル手袋 ❹ビニール袋

実施

① カーテンを閉め、環境を整える。

② 立位の場合、ベッド柵につかまるなど、ふらつかない安定した場所に立つようにする。ズボンを脱がせ、上衣を**腰より上**にまくり上げ、まとめる。

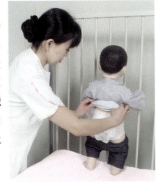

③ ディスポーザブル手袋を装着する。

④ 排尿だけの場合はズボンを脱がすようにオムツを外す。排便している場合は、子どもを寝かせ、紙オムツの**サイド部分**を破いて切り離し、オムツを外す。

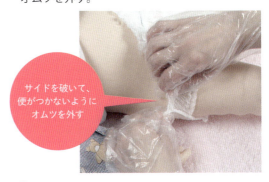

サイドを破いて、便がつかないようにオムツを外す

⑤ おしり拭きで陰部と殿部を拭く（P.196参照）。

⑥ 新しい紙オムツの前後を確認し片足ずつはかせる。

Point

- 寝かせてはかせる場合は、紙オムツの脚ぐりの部分から迎え手のように手を入れ、子どもの足を**片足ずつ**通す

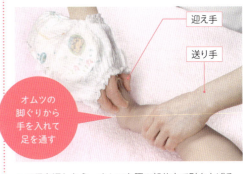

迎え手
送り手

オムツの脚ぐりから手を入れて足を通す

- 両足を通したら、オムツを腰の部分まで引き上げる。子どもの寝返りなどの動きに合わせてオムツをはかせるとよい
- 立たせてはかせる場合は、紙オムツの上の部分を両手で広げ、子どもの足を片足ずつ通す

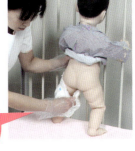

立たせてはかせる場合は片足ずつ行う

Part 4 おさえておきたい 小児看護技術

⑦ 紙オムツの脚ぐりの部分のギャザーを内側に折れ込まないよう外に出し、整える。

⑧ 汚れた紙オムツを丸めて、ビニール袋に入れたあと、手袋を外す。

⑨ 衣類を整え、終わったことを伝える。

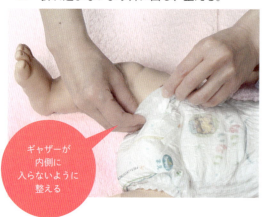

ギャザーが内側に入らないように整える

注意点
- 「きれいにすると気持ちいいね」など、子どもへの声かけをしながら実施する
- 寝かせる場合は、手におもちゃを持たせて気をそらすとよい
- 立たせる場合は、つかまり立ちをさせ、その**姿勢が安定している**か確認しながら行う
- 予測しない動きをすることがあるので、子どもから目を離さず、ベッドから転落しないように注意する

8 ネブライザー吸入

市江和子

目的
- ネブライザー吸入を効果的に実施し、肺胞換気を良好な状態に保つ。

ポイント
- 実施前に、**成長・発達に合わせたプレパレーション**（吸入前に説明を行い、心理的準備ができるようにすること）を行う。
- 子どもは成長・発達によって呼吸の型が変化する。子どもの呼吸状態を観察し、身体の成長・発達に合わせたアセスメントをする。

準備

① 吸入の必要物品を準備する。子どもの成長・発達に合わせてマスクまたはマウスピースを選択する。

② 指示された薬液であることを、指示書と合わせて確認する。

③ 子どもの成長・発達に合わせ、目的と実施方法のプレパレーションを行う。

④ 呼吸状態（**表1**）の観察を行う。

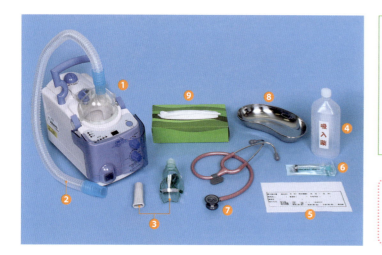

❶ネブライザー本体
❷蛇管などの回路
❸マスクまたはマウスピースなど
❹薬液　❺指示書
❻薬液注入用のシリンジ
❼聴診器　❽ベースン
❾ティッシュペーパー

Point
- **授乳や食事直後**は、嘔吐の可能性があるため避ける

表1 呼吸のよい状態・好ましくない状態

	よい状態	好ましくない状態
呼吸音	● 副雑音がない	● 「ゼーゼー」「ヒューヒュー」などと聞こえる
呼吸の型	● 20〜30回／分（幼児）の範囲で規則的 ● 呼気時間：吸気時間が2：1	● 左記より早い・遅い ● 努力呼吸（鼻翼呼吸、陥没呼吸など）がみられる
咳・喘鳴の有無	● ない	● ある
気管内分泌物の性状	● 分泌物がない	● 黄色・緑色（感染症など） ● 粘液状（アレルギー性気管支炎など） ● 漿液状（気管支喘息など）　など
チアノーゼ	● みられない	● 唇や爪、四肢末梢が青紫色になっている
SpO₂	● 98％以上ある	● 98％より低い

実施

① 吸入器の電源を入れる。

② 子どもの「年齢」「呼吸状態」「気道内分泌物の状態」をアセスメントし、噴霧量を調整する。

③ 吸入中は、安楽な体位で行う。

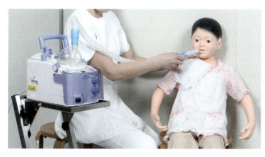

④ 子どもの理解度に合わせ、深呼吸を意識的に行えるようにする。可能な場合は腹部に手を当て、**吸気時におなかを膨らませる**ようにし、ゆっくり吸入するように言葉をかける。

> **Point**
> ● 年少児の場合、ネブライザー吸入を嫌がることがあるため、絵本やおもちゃ、DVDなどの遊びを取り入れて看護師、親や家族などが膝に抱っこして実施する。抱くときは、**子どもの腹部を圧迫しない**ように注意する

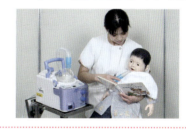

④ **薬液がなくなった時点**で、吸入器の電源を切る。

実施後

① 実施後に吸入をがんばったことをほめ、次の実施への意欲につなげる。

② 吸入後の呼吸状態の観察をし、吸入の効果をアセスメントする。

③ 口腔内に薬液が残るため**うがい**を促す。うがいが困難な場合は吸入後に**水分摂取**を促す。

④ 物品を片づける。

⑤ 吸入前後の呼吸状態の変化のアセスメントを記録・報告する。

> **注意点**
> ● 吸入中に子どもに咳が続き、**嘔気が出現**する場合は吸入を一時中止して、呼吸状態をアセスメントする
> ● 吸入薬は肺からの吸収が早いため、**薬液の副作用**の有無に注意する。気管支拡張薬の場合、吸入薬の嚥下によって**動悸や頻脈**、**手指のしびれ**などの副作用が出現する可能性がある
> ● 吸入の効果として呼吸状態、顔色、吸入前後の喘鳴、分泌物貯留の変化などを十分に観察する

9 輸液ポンプの管理

髙 真喜

目的

- 以下のような場合に、長時間にわたり正確な投与速度・投与量で安定した持続投与を行うために管理する。

① **輸液流量の正確な投与**が必要な場合

② **輸液による水分出納の管理を確実に行う**ことが重要な場合

③ 輸液ルートのクレンメ（輸液の滴下量と滴下速度を調節する器具）を用いた、**手動による滴下速度の調節が困難**な場合（乳幼児は臥床時と抱っこ時などでは点滴刺入部と輸液バックとの高低差が変化し、滴下速度の調整が困難な場合がある）

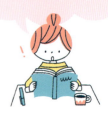

正確な投与・水分出納管理・厳密な滴下速度調整が必要な場合に輸液ポンプで管理します

ポイント

- **指示された経路**から、**指示された薬剤**が、**指示された速度**で投与されているか、必ず確認する。
  - 指示された輸液の滴下数であるか、「**流量**」・「**積算量または予定量**」を確認する（**図1**）。
  - 薬剤によっては**微量で持続的投与**が必要なものがあり、その場合は投与量に特に注意を要する。急速な投与は身体に危険を及ぼすおそれがある。
- 頻繁に訪室し、指示量とポンプの輸液速度、輸液ルートを確認する。
- 皮下組織への点滴漏れに注意する。
  - 点滴漏れがあっても輸液ポンプでは、強制的に投与される。痛みを言葉で訴えられない子どもの場合は、薬液の漏出による皮膚損傷を予防するため、「**自然滴下の有無**」「**点滴刺入部の観察**」「**子どもの表情や機嫌**」などで点滴漏れを観察する必要がある。
- 輸液ポンプやルートは、安全に管理できるよう整理・配置する（**図2**）。
  - 輸液ポンプを**ベッド上に置いて使用しない**（輸液ルートがポンプとベッドの間で折れて閉塞するため、適切な輸液管理ができない）。
  - 輸液ルートがベッド柵やベッド上のおもちゃ、子どもの体などに絡まないように注意する。
  - 子どもの年齢によっては、輸液ルートにかまわず行動する。安全な輸液管理のために、子どもの行動を制限するのではなく、付き添い者へ子どもの体に輸液ルートが絡まないよう注意を促す。子どもの成長・発達をアセスメントし、**行動の制限は最小限**にする。
- 点滴スタンドは、**子どもの手の届かないところ**に置く。
- 輸液ポンプの設定パネルは、**子どもから見えない向き**にする。
- 輸液ポンプに触ってはいけないことを子どもの年齢に合わせてわかりやすく説明する（例えば、アラームが鳴ったら、**輸液ポンプに触らずナースコールで教える**よう説明する）。
- ベッドからの移動時に輸液ポンプのコードが子どもの足に引っかからないよう、ベッドサイドの点滴スタンドの位置に注意する。

図1 輸液ポンプのスイッチ類とチェックする数値

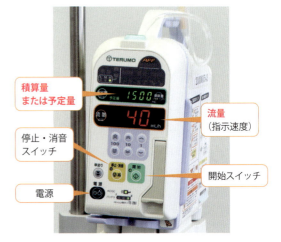

図 2 輸液ポンプ管理の注意点・工夫

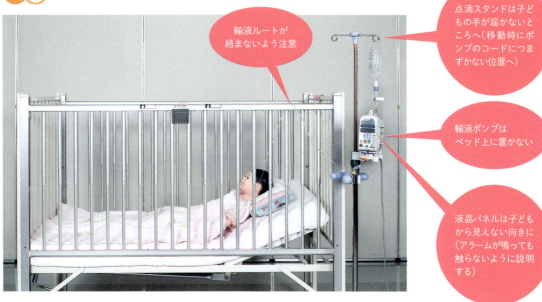

- 輸液ルートが絡まないよう注意
- 点滴スタンドは子どもの手が届かないところへ（移動時にポンプのコードにつまずかない位置へ）
- 輸液ポンプはベッド上に置かない
- 液晶パネルは子どもから見えない向きに（アラームが鳴っても触らないように説明する）

10 ベッドからの転落防止

真木 希

目的
- 子どものベッドからの転落事故を防止するため成長・発達をふまえた安全対策を行う。

ポイント
- **ベッド柵の最上段やベッド柵の隙間**から子どもは転落しやすいことを理解する。
- ベッドからの転落防止対策には家族との協力が大切である。
- 子どもの予期せぬ行動に備え、ベッド内にいる子どもの様子は常に確認できるようにする。

ベッドの選択と安全対策の基本

① 子どもの**動きや身長に合ったベッド**を選択する

② ベッド脚のストッパーは、**必ずロック**する

③ ベッド柵は**常に最上段**にし、固定を確実にする

④ ベッド内の環境整備をし、安全対策をする

⑤ ベッド内にいる子どもの様子観察を頻繁に行う

⑥ 子どもの付き添い者に、ベッド転落の危険性や安全管理について説明をする

> 子どもは危険を察知して自分の身を守ることが困難です。家族と一緒に、安全な入院環境を整えることが大切です

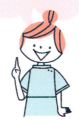

小児 Part 4　おさえておきたい 小児看護技術

実施

① 子どもの動きや身長に合わせたベッドの選択

注意点
- 子どもは頭部の比率が大きく重心が高いため、バランスを崩して頭から転落しやすい
- 床から高い位置からの転落は、身体への衝撃が強くなりやすく、頭部や胸部など**重大な臓器を損傷しやすい**

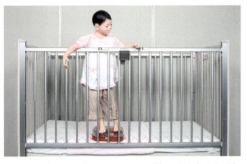
- 子どもが立ち上がったときにベッド柵の最上段から頭部がはみ出るときや子どもがベッド柵をよじ登る場合は…

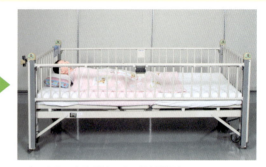
- 床面からの高さが低いベッドを選択する

② ベッド柵の高さや上げ下げ

注意点1
- ベッド内にいる子どもから**目を離した際にベッド転落が起こりやすい**
- 母親などの重要他者への愛着行動のみられる子どもは母親などの後を追う行動があるため、後ろを振り向いたときにもベッドからの転落が起こりやすい
- 子どもが頭側挙上したベッドをよじ登り柵につかまり立ちすると、ベッド柵の最上段から頭部がはみ出てベッドからの転落が起こりやすい

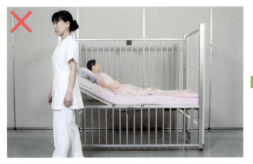
- 子どもから目を離す場合やベッドから離れる場合は…

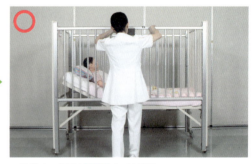
- 必ずベッド柵は**最上段**まで上げる

注意点2
- 子どもの手足や衣類が柵に触れていたり、ベッド柵を下げた瞬間に子どもが急に動くことがあり、転落や手足がはさまれるおそれがある

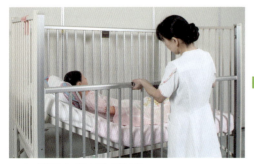
- ベッド柵を上げ下げする場合は…

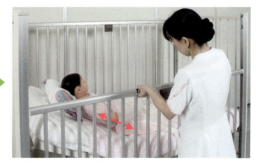
- 子どもが**ベッド柵から離れている**ことを確認する
- 子どもから目を離さない

| 注意点 3 | ●ベッド柵がきちんと固定されていないと、子どもがベッド柵につかまったり動いたりする際に柵が下がり、ベッドから転落するおそれがある |

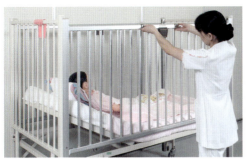
●ベッド柵を固定したあとは…

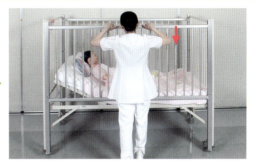
●柵に体重をかけ、下がらないことを確認する

③ ベッド内の環境整備

| 注意点 | ●つかまり立ちができる子どもは、ベッド内に置かれたもの（タオル、衣類、オムツやおもちゃなど）を**踏み台にして柵を乗り越えようとし、頭の重みで転落しやすい** |

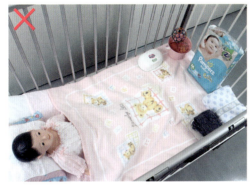
●ベッドのなかには…

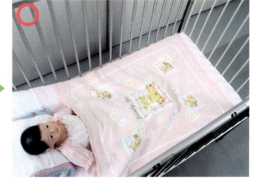
●ものを置かないようにする

④ 子どもの付き添い者へのベッド転落の予防対策

| 注意点 | ●子どもから一瞬目を離した隙や、付き添いの交代時にベッド転落が起こりやすい
●子どもが1人になる場合、カーテンを閉めると子どもの様子が観察できず、ベッドからの転落につながる行動の発見が遅れやすい |

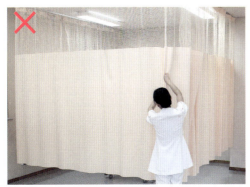
●子どもをひとりにするときは…

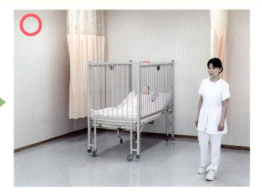
●ベッドの周囲の**カーテンを開けておく**
●ベッド柵を最上段まで上げておく

小児 Part 4　おさえておきたい　小児看護技術

205

11 手術・処置を受ける患児・家族の看護

市江和子

ポイント

- 子どもは手術・処置について知る権利をもっているため、子どもの意思を尊重する姿勢をもつ。
- 子どもと家族の気持ちに寄り添うことが必要である。
- 手術・処置前後に子どもの発達段階に応じた**プレパレーション**を実施し（**図1**）、子どもと家族へ具体的に手術・処置の説明をする。
- 子どもが主体的に手術・処置に参加し、安全・安楽に行われ、回復過程が順調になるように子どもと家族を援助する。
- 子どもと家族の不安、さらにきょうだい（同胞）へのかかわりが求められる。家族のなかでは、母親は子どもへの自責の念を抱いていることが多い。

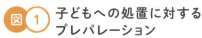

図1 子どもへの処置に対するプレパレーション

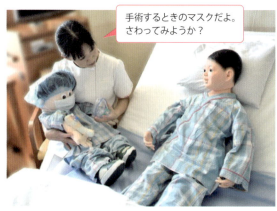

手術するときのマスクだよ。さわってみようか？

子どもの手術の特徴

- 先天性の疾患の手術が多く、先天性奇形が占める割合が高い。
- 緊急性が高い**緊急的手術**と、長期にわたり計画的に手術が行われる**計画的手術**がある。手術後に機能訓練などが必要となるものがある。
- 計画的手術は一期的に行うものと、新生児期にとりあえず姑息術を行い、半年か1年後に根治するもの、すなわち多期にわたって手術を要する疾患とがある[1]。
- **日帰り手術**として、入院当日に手術が行われ、子どもと家族が病院に泊まることなくその日に家へ帰る手術方法がある。子どもが入院をしないことによって、子どものストレスの軽減、家族の入院への準備や負担が減る利点がある。

計画的手術における術前から術後までの経過別のポイント

1 手術前日

❶かかわりかたのポイント

- **手術の承諾**：子どもの手術の承諾は、ほとんどが家族によって行われる。家族の不安や疑問に対し、丁寧に説明する。子どもに対しても、インフォームド・コンセント、インフォームド・アセントとして、その子どもなりに理解できるように説明と同意が求められる。
- **手術オリエンテーション**：プレパレーションとしてどのような手術を行うのか、どのような部屋で何を行うのかなどこれから経験することを、子どもの発達段階に合わせ、子どもと家族に説明する。
- **状態の把握とケア**：観察項目とポイント参照。
- **食事の調整**：医師、麻酔医の指示による。

子どもと家族が安心して手術を受けることができるように、わかりやすい言葉でていねいに説明しよう！

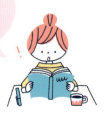

❷観察項目とポイント

項目	観察のポイント	ケアのポイント
全身状態	● バイタルサイン（血圧、体温、脈拍、呼吸）、意識状態、脱水症状、上気道感染の症状、栄養状態、機嫌、腹部の状態、活気、皮膚の色、顔色	● 手術が安全・確実に行われるための術前の情報収集
検査データ	● 血液検査、X線写真、心電図など	● 術前のデータの確認
健康歴	● これまでに罹患した病気や手術の経験、アレルギーなど	● 既往歴・アレルギーの確認
前処置と必要物品	● 前処置の有無 ● 手術室への持参物品の準備 ● 術後の必要物品の準備	● 術前処置の確認と前処置がある場合の確実な実施 ● 持参物品・必要物品の確認（施設によって異なるため担当看護師に確認）
感染症	● 小児感染症の罹患、予防接種の履歴 ● 感染症の流行	● 感染症の確認と予防（とくに、小児感染者罹患者との接触の確認）
飲食	● 絶飲食、最終の経口摂取	● 食事、水分制限の確認
心理状態	● 不安徴候、手術への発言や気持ち、睡眠状態	● 子どもの心理状態への援助
家族	● 不安、睡眠状態、疲れ、本人ときょうだいへのかかわり	● 家族への援助

2 手術直前（手術当日）

❶かかわりかたのポイント

● **手術室への移送**：手術承諾書、手術室への移送方法、家族の待機場所を確認する。
● **状態の把握とケア**：観察項目とポイント参照。
● **術後の部屋の準備**：麻酔からの覚醒時の看護に必要な物品の準備をする。

❷観察項目とポイント

項目	観察のポイント	ケアのポイント
安全の確保	● 子どもの行動、睡眠状態、手術室への移送の状況	● 術前の安静、ネームバンドの装着、手術室への移送方法の確認と安全な移送
全身状態	● バイタルサイン（血圧、体温、脈拍、呼吸）、上気道感染、機嫌、活気、皮膚の色、顔色、腹部の状態、貧血症状	● 術前直前の情報収集
前投薬と必要物品	● 前投薬の有無の確認、前投薬前後の子どもの状況 ● 手術室への持参物品	● 前投薬前の排泄の確認、前処置がある場合は確実な投薬、環境整備、投薬後の転倒・転落予防 ● 持参物品の確認
飲食	● 最終経口摂取の時間と内容、最終飲水時間	● 子どもの絶飲食の厳守
心理状態	● 不安徴候、行動	● 子どもの心理状態への援助
家族	● 不安、気持ち、睡眠状態、疲れ、本人ときょうだいへのかかわり	● 家族への援助

小児

Part
4

おさえておきたい　小児看護技術

| 3 | 手術直後（手術当日） |

❶かかわりかたのポイント

- **手術室からの移送**：安全を確保する。
- **状態の把握とケア**：観察項目とポイント参照。
- **術後合併症の予防**：観察項目とポイント参照。

❷観察項目とポイント

項目	観察のポイント	ケアのポイント
全身状態	● 麻酔からの覚醒、意識状態、バイタルサイン（血圧、体温、脈拍、呼吸）、創部、出血、顔色、腹部の状態、冷汗・悪寒・戦慄、嘔気・嘔吐、尿量、ドレーンの排液の量と性状 ● 輸液、水分出納	● 麻酔からの覚醒状態の観察 ● 全身状態の観察・アセスメント・異常の早期発見、疾患特有の症状の観察 ● ドレーンの保護（事故、自己抜去の予防） ● 輸液の管理（ルート、刺入部の観察）
苦痛	● 痛みの強さ（**図2**）、FLACC行動スケール、表現、姿勢、活動状況	● 各種スケールを活用した痛みの評価、苦痛の緩和、環境の調整
術後合併症	● 術後出血：創部、ドレーンの排液・性状 ● 呼吸器合併症：呼吸状態、回数、分泌物、SpO₂、検査データ（胸部X線、血液検査、血液ガスなど） ● 術後感染：創部の発赤、カテーテル挿入部の発赤・分泌物 ● 急性腎不全：尿量、性状、検査データ（血液検査、尿検査など）	● 創部の観察 ● 合併症の予防 ● 全身麻酔の場合の呼吸器合併症の予防（深呼吸等）、必要に応じた体位ドレナージ・酸素吸入、ネブライザー
飲食	● 経口摂取開始の時間と内容	● 指示に合わせた経口摂取の進行
心理状態	● 不安、気持ち、睡眠状態	● 子どもの発達段階に合わせたコミュニケーション
家族	● 不安、睡眠状態、疲れ	● 家族への援助

図 ② 痛みの強さの評価法（子どもに使用可能な自己申告スケール）

- フェイススケールは、現在の痛みに一番合う顔を選んでもらうことで痛みを評価するものであり、3歳以上の小児の痛みの自己評価において有用性が報告されている[2]。

Visual Analogue Scale（VAS）10cm

まったく痛みがない

これ以上の強い痛みは考えられない、または最悪の痛み

Verbal Rating Scale（VRS）

痛みなし　　少し痛い　　痛い　　かなり痛い　　耐えられないくらい痛い

フェイススケール

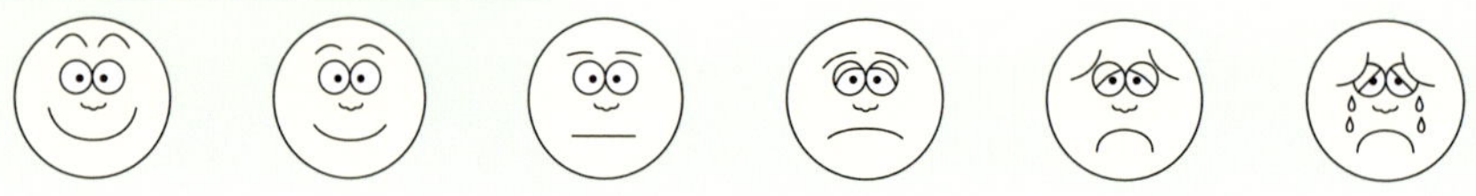

4 術後（手術後1日以降）から退院

❶ かかわりかたのポイント

● **状態の把握とケア**：観察項目とポイント参照。
● **回復期**：子どもの病状に合わせ、早期の離床をする。術前の日常生活についての情報をアセスメントして、子どもの生活を整えるようにかかわる。
● **退院**：退院後の生活について確認し、日常生活への注意点を子どもと家族と話し合う。退院直前でなく、回復期から退院準備を進める。

❷ 観察項目とポイント

項目	観察のポイント	ケアのポイント
全身状態	● バイタルサイン（血圧、体温、脈拍、呼吸）、創部、機嫌、活気、皮膚の色、顔色、腹部の状態、栄養状態、体重、輸液の管理、水分出納	● 全身状態、疾患特有の症状の観察
術後合併症	● 術後出血：創部、ドレーンの排液・性状 ● 呼吸器合併症：呼吸状態、回数、分泌物、SpO_2、検査データ ● 術後感染：創部の発赤、カテーテル挿入部の発赤・分泌物 ● 急性腎不全：尿量、検査データ ● 急性疼痛：痛みの強さ、表現、姿勢、活動状況	● 合併症の予防 ● 体位の工夫、苦痛や痛みのアセスメント、痛みの状況によって指示の鎮痛薬の使用 ● 早期の回復促進
皮膚トラブル	● 手術創のドレッシング、テープ固定、末梢輸液挿入部	● 清潔ケア
飲食	● 経口摂取開始の時間と内容	● 食欲、摂取量の観察、経口摂取の援助
心理状態	● 不安、気持ち、睡眠状態	● 子どもの発達段階に合わせたコミュニケーション、遊びの援助 ● 入院による成長・発達への影響の軽減
家族	● 不安、気持ち、睡眠状態、疲れ、本人ときょうだいへのかかわり	● 家族への援助

子どもの処置の特徴

● 処置には痛みを伴い、子どもにとって非日常的な環境のなかで、家族と引き離されて実施されることが多い。
● 子どもが見知らぬ看護師や医師に囲まれ実施されることへの心理的苦痛への配慮が必要となる。
● 侵襲的処置の場合は、鎮静薬などを使用することがあるため、準備を正確に行う。
● 状態の急変による緊急時の準備を行う。

処置を受ける子ども・家族へのかかわりかたのポイント

● プレパレーションとしてどのような処置を行うのか、子どもの発達段階に合わせ、子どもと家族に説明する。
● 処置を受ける子どもと一緒に家族がプレパレーションに参加できるように支援する。

〈引用文献〉
1. 小川 雄之亮 編：Clinical nursing guide（15）　小児 新版. メディカ出版，大阪，2000：188.
2. 日本緩和医療学会ガイドライン統括委員会：がん疼痛の薬物療法に関するガイドライン（2020年版）.
https://www.jspm.ne.jp/files/guideline/pain2020.pdf（2024年8月26日閲覧）

小児

Part

4

おさえておきたい　小児看護技術

資料

小児の食事摂取基準

推定エネルギー必要量（kcal/日）

*身体活動レベルについては下段の表を参照

性別	男子			女子		
	Ⅰ（低い）	Ⅱ（ふつう）	Ⅲ（高い）	Ⅰ（低い）	Ⅱ（ふつう）	Ⅲ（高い）
0〜5（月）	——	550	——	——	500	——
6〜8（月）	——	650	——	——	600	——
9〜11（月）	——	700	——	——	650	——
1〜2（歳）	——	950	——	——	900	——
3〜5（歳）	——	1,300	——	——	1,250	——
6〜7（歳）	1,350	1,550	1,750	1,250	1,450	1,650
8〜9（歳）	1,600	1,850	2,100	1,500	1,700	1,900
10〜11（歳）	1,950	2,250	2,500	1,850	2,100	2,350
12〜14（歳）	2,300	2,600	2,900	2,150	2,400	2,700
15〜17（歳）	2,500	2,850	3,150	2,050	2,300	2,550

厚生労働省：日本人の食事摂取基準（2025年版）報告書. 2024より引用

年齢区分および身体活動レベル（カテゴリー）別の身体活動レベル基準値（男女共通）

年齢	身体活動レベル		
	Ⅰ（低い）	Ⅱ（ふつう）	Ⅲ（高い）
1〜2（歳）	——	1.35	——
3〜5（歳）	——	1.45	——
6〜7（歳）	1.35	1.55	1.75
8〜9（歳）	1.40	1.60	1.80
10〜11（歳）	1.45	1.65	1.85
12〜14（歳）	1.50	1.70	1.90
15〜17（歳）	1.55	1.75	1.95

厚生労働省：日本人の食事摂取基準（2025年版）報告書. 2024より引用

タンパク質

年齢	男子		女子	
	推定平均必要量 （g/日）	推奨量 （g/日）	推定平均必要量 （g/日）	推奨量 （g/日）
0〜5（月）	10（目安量）			
6〜8（月）	15（目安量）			
9〜11（月）	25（目安量）			
1〜2（歳）	15	20	15	20
3〜5（歳）	20	25	20	25
6〜7（歳）	25	30	25	30
8〜9（歳）	30	40	30	40
10〜11（歳）	40	45	40	50
12〜14（歳）	50	60	45	55
15〜17（歳）	50	65	45	55

厚生労働省：日本人の食事摂取基準（2025年版）報告書. 2024より引用

脂質・炭水化物

年齢	脂質（%エネルギー）			炭水化物（%エネルギー）	
	目安量	男子	女子	男子	女子
		目標量（範囲）	目標量（範囲）	目標量（範囲）	目標量（範囲）
0〜5（月）	50	──	──		
6〜11（月）	40	──	──		
1〜2（歳）	──	20〜30		50〜65	
3〜5（歳）	──	20〜30		50〜65	
6〜7（歳）	──	20〜30		50〜65	
8〜9（歳）	──	20〜30		50〜65	
10〜11（歳）	──	20〜30		50〜65	
12〜14（歳）	──	20〜30		50〜65	
15〜17（歳）	──	20〜30		50〜65	

厚生労働省：日本人の食事摂取基準（2025年版）報告書. 2024より引用

索引

欧文

ALL	145
AML	145
ART	42
ATL	50
BPS	70
CRS	48
CS	59
CTG	8
DC	110
DD双胎	63
FCC	110
GCU	110
GDM	54
hCG	10
HIV	51
hPL	10
MAS	82
MD双胎	63
MM双胎	63
MW型の姿勢	38
NICU	110
NIPT	22
NRFS	70
NST	92
PBLS	179
PROM	60
RDS	82
RSウイルス感染症	181
SFD児	37
TOLAC	75
TORCH症候群	47
TTN	82
VBAC	75

和文

あ

アールフェルド徴候	26
愛着	120
愛着形成	33
遊びとおもちゃ	185
アタッチメント	120
アプガースコア	28

い

育児・介護休業法	22
育児休業	22
移行乳	31
移行便	13
痛みの強さの評価法	208
1型糖尿病	149
一絨毛膜性一羊膜性双胎	63
一絨毛膜性二羊膜性双胎	63
医療法	22
インスリンの作用時間	152
インスリンを分泌する部位の構造	149
咽頭結膜熱	180
インフォームド・アセント	133
インフルエンザ	181

う

ウイルス性肺炎	157
ウェルネス型看護診断	111
うっ滞性乳腺炎	80

え

永久歯の萌出時期	125
栄養指導	108
会陰切開の種類	27
会陰裂傷	77
エストロゲン	10
エリクソン	116

お

横位	18
黄疸の種類	86
嘔吐	138
オムツ替え（パンツタイプ）	199
親性	33
悪露の観察	97
悪露の変化	30

か

外国人妊婦へのケア	96
カウプ指数	119
過期産	5
過期産児	37
額位	19
核黄疸	87
学童期	124
——のコミュニケーション	184
——の成長・発達の特徴	124
加重型妊娠高血圧腎症	53
家族を中心としたケア	110
化膿性乳腺炎	80

川崎病ほか

川崎病	165
顔位	19
感覚運動遊び	186
鉗子分娩	24,73
感染性胃腸炎	181
冠動脈拡張	165
冠動脈瘤	165

き

気管支喘息	153
機能的発達のめやす	128
虐待の種類	41
吸引分娩	24,73
急性下痢症	141
急性骨髄性白血病	145
急性リンパ性白血病	145
急速遂娩	73
吸啜反射	40
キュストネル徴候	26
極低出生体重児	37,83
巨大児	37
緊張性頸反射	40

く

屈位	19
クラマーの黄疸進行度	39

け

頸管熟化	73
頸管裂傷	77
経産婦	14
経胎盤感染	48
経妊婦	14
ゲスナー様式	26
血液検査の年齢別基準値のめやす	126
血清免疫グロブリン濃度の年齢別変化	126
下痢	140
健康保険法	22
原始反射	40

こ

抗がん薬の副作用の種類と発現時期	147
交換輸血	85
合計特殊出生率	69
高血圧合併妊娠	52
交差抱き	32,98

構成遊び………………………… 186
光線療法…………………………… 87
高張性脱水………………………… 143
後天性免疫不全症候群…………… 51
高年妊娠…………………………… 62
高ビリルビン血症………………… 85
呼吸器のおもな部位……………… 158
呼吸窮迫症候群…………………… 82
呼吸の好ましくない状態………… 201
呼吸のよい状態…………………… 201
戸籍法……………………………… 21
骨(小児)………………………… 125
骨盤位……………………………… 18
骨盤底筋体操……………………… 108
子ども(乳幼児)と成人の胃の違い
　　………………………………… 139
子どものバイタルサインの基準値
　　………………………………… 187
子の看護休暇……………………… 22

さ

細菌性肺炎………………………… 157
臍帯………………………………… 6
在胎期間別出生時身長標準曲線
　　………………………………… 36
在胎期間別出生時頭囲標準曲線
　　………………………………… 36
在胎期間別出生体重標準曲線…… 36
臍帯血検査………………………… 23
サイトメガロウイルス感染症…… 49
榊の体重概算法…………………… 5
産科危機的出血への対応
　フローチャート………………… 68
産科DICスコア…………………… 68
産後うつ病………………………… 34
産後休業…………………………… 21
産褥………………………………… 3
　──の経過……………………… 11
産褥体操…………………………… 108
産褥日数と子宮底の高さ………… 29
産褥熱……………………………… 79
産前休業…………………………… 21
産痛の緩和………………………… 94
産道感染…………………………… 48

し

弛緩出血…………………………… 76
子宮筋腫合併妊娠………………… 58
子宮弛緩症………………………… 76
子宮収縮状態の確認……………… 97
子宮収縮状態の観察と表現例…… 30
子宮収縮薬の禁忌………………… 73

子宮底長の概算式………………… 5
子宮底長の測定…………………… 90
子宮復古不全……………………… 78
死産の届け出に関する規定……… 22
死産率……………………………… 69
思春期……………………………… 117
　──のコミュニケーション…… 185
　──の成長・発達の特徴……… 125
姿勢反射の内容および出現と
　消失時期………………………… 127
自然分娩…………………………… 24
膝胸位……………………………… 163
シックデイの対処法……………… 152
児頭の回旋………………………… 10
児童虐待…………………………… 41
児童福祉法………………………… 21
自動歩行…………………………… 40
斜位………………………………… 18
若年妊娠…………………………… 62
縦位………………………………… 18
習慣流産…………………………… 46
周産期死亡率……………………… 69
重症黄疸…………………………… 85
絨毛検査…………………………… 23
絨毛膜羊膜炎……………………… 61
手術・処置を受ける患児・家族の看護
　　………………………………… 206
手掌把握反射……………………… 40
受精………………………………… 4
出生前検査………………………… 22
出生率……………………………… 69
授乳時感染………………………… 48
授乳時の抱きかた……………… 32,98
受容遊び…………………………… 186
シュルツェ様式…………………… 26
シュレーダー徴候………………… 26
常位胎盤早期剥離………………… 66
上行性感染………………………… 48
小泉門……………………………… 120
象徴遊び…………………………… 186
小児感染症の特徴………………… 180
小児の一次救命処置……………… 179
小児の食事摂取基準……………… 210
小児保健医療福祉施策…………… 135
触診で脈拍を測定する場所(小児)
　　………………………………… 189
褥婦の心理的変化…………… 11,33
助産所……………………………… 22
初産婦……………………………… 14
初乳………………………………… 31
初妊婦……………………………… 14
シルバーマンスコア……………… 28

人工分娩…………………………… 24
心室中隔欠損症…………………… 164
新生児一過性多呼吸……………… 82
新生児期…………………………… 116
　──の排便の変化……………… 13
新生児循環………………………… 121
新生児聴覚スクリーニング検査… 39
新生児にみられる意識レベル(state)
　とその特徴……………………… 38
新生児のオムツ替え……………… 100
新生児の経過……………………… 12
新生児の寝衣交換………………… 100
新生児の成長・発達の特徴……… 120
新生児の生理的特徴……………… 12
新生児の体重測定………………… 100
新生児のチェック項目…………… 38
新生児のバイタルサイン測定…… 100
新生児の沐浴……………………… 100
新生児の呼びかた………………… 37
新生児ヘルペス…………………… 49
新生児マススクリーニング検査… 41
身体計測(乳児の場合)………… 192
身体的虐待………………………… 41
陣痛の特徴………………………… 7
心理・社会的発達のめやす……… 129
心理的虐待………………………… 41

す

水痘………………………………… 180
水痘−帯状疱疹…………………… 49
スキャモンの各器官別発育曲線
　　………………………………… 119
ステロイドホルモン薬の副作用
　　………………………………… 171
ストラスマン徴候………………… 26

せ

性器クラミジア…………………… 51
正期産……………………………… 5
正期産児…………………………… 37
清拭(小児)……………………… 194
正常新生児の成熟徴候…………… 13
生殖補助医療……………………… 42
成人T細胞白血病………………… 50
成長・発達段階別コミュニケーション
　　………………………………… 182
成長・発達の原則………………… 118
性的虐待…………………………… 41
成乳………………………………… 31
青年期……………………………… 117
生理的黄疸………………………… 12
生理的体重減少………………… 12,35

切迫早産 59
遷延性黄疸 85
遷延分娩 71
前期破水 60
全前置胎盤 64
前置胎盤 64
先天性サイトメガロウイルス感染症 49
先天性水痘症症候群 49
先天性代謝異常等検査 41
先天性トキソプラズマ症 48
先天性梅毒 50
先天性風疹症候群 48
前頭位 19
泉門 125

そ

早産 5
早産児 37
双胎妊娠 63
相当体重児 37
早発黄疸 85
蹲踞 163

た

胎位 18,20
第1横位 19
第1骨盤位 19
第1頭位 19
胎芽期 2
胎向 19,20
胎児位置の表現 20
胎児期 2
胎児機能不全 70
胎児虐待 41
胎児循環 121
胎児心音聴取 90
胎児心拍陣痛計の装着 92
胎児心拍数一過性変動 8
　──の分類 9
胎児心拍数基線 8
胎児心拍数基線細変動 8
胎児心拍数陣痛図のみかた 8
胎児発育曲線 20
胎児付属物 6
　──の観察 27
胎児末梢血pHによる胎児アシドーシスの程度と診断基準 71
体重、身長、胸囲、頭囲の月齢・年齢による変化のめやす 124
体重に占める水分の割合 143
胎勢 19,20

大泉門 120
胎動の確認 89
胎内感染 47
体内水分量(小児) 126
第2横位 19
第2骨盤位 19
第2頭位 19
胎盤 6
胎盤剥離徴候 26
胎盤娩出様式 26
胎便 13
胎便吸引症候群 82
立ち会い分娩 96
立ち直り反射 127
脱水 142
立て(縦)抱き 32,98
ダンカン様式 26
探索反射 40
単純ヘルペス 49
男女雇用機会均等法 21
タンデムマス法 41

ち

着床 4
超音波ドップラー法 91
超巨大児 37
聴診器で心拍を測定する部位(小児) 189
聴診の順番(小児) 189
超早産児 37
超低出生体重児 37,83
直接授乳 98

つ

ツルゴールの見かた 143

て

手足口病 181
帝王切開 24,73
低出生体重児 37,83
低出生体重児出生届 84
低体温の影響 85
低置胎盤 64
低張性脱水 143
ディベロップメンタルケア 110
伝染性紅斑 181
殿部浴(乳児の場合) 197

と

頭位 18
等張性脱水 143
糖尿病 149

糖尿病合併妊娠 54
動脈管開存症 164
トキソプラズマ症 48
特定妊婦 21
ドライテクニック 107
トラウベ桿状聴診器 91

に

2型糖尿病 149
二絨毛膜性二羊膜性双胎 63
日本国籍を取得するための条件 96
2面が接する部位 194
乳児期 116
　──のコミュニケーション 183
　──の成長・発達の特徴 120
乳児死亡率 69
乳児の1日の体重増加量 124
乳歯の萌出時期 125
乳汁分泌の5段階 32
乳汁量と性状の経日的変化 31
乳首トラブルのポイント 80
乳首の外しかた 99
乳腺炎 80
乳頭の硬さ・伸展性 31
乳頭の含ませかた 99
乳頭の分類 31
乳頭を含ませるときのポジショニング 99
乳房緊満 80
乳房トラブル 80
乳房の形態 30
尿量(小児) 126
妊産婦死亡率 69
妊娠 3
妊娠～産褥期のホルモンの変化 10
妊娠期の感染症 47
妊娠末期 3
妊娠高血圧 52
妊娠高血圧症候群 52
妊娠高血圧腎症 52
妊娠時のバイタルサインの変化 16
妊娠週数の計算 5
妊娠週数の呼びかた 5
妊娠初期 2
妊娠性貧血 57
妊娠中期 2
妊娠中の明らかな糖尿病 54
妊娠中の循環血漿量と赤血球数、Ht値、Hb量の変化 58
妊娠中の赤血球などの変化 57

妊娠糖尿病 …… 54	肥満度 …… 119	ホッピング反射 …… 127
妊娠の経過 …… 2	百日咳 …… 180	母乳感染 …… 48
妊娠の成立 …… 4		母乳の主要成分の変化 …… 32
妊娠・分娩回数の数えかた …… 14	**ふ**	母乳分泌をよくするための食生活
妊婦・授乳婦の食事摂取基準 …… 18	ファロー四徴症 …… 161	…… 109
妊婦健康診査 …… 5	不育症 …… 46	
妊婦の栄養指導のポイント …… 17	風疹 …… 48,180	**ま**
妊婦の血液検査一覧 …… 16	プール熱 …… 180	マイコプラズマ肺炎 …… 181
妊婦の体重増加のめやす …… 17	不感蒸泄(小児) …… 126	麻疹 …… 180
	腹囲の測定 …… 90	マタニティブルーズ …… 34
ね	副乳 …… 100	慢性下痢症 …… 141
ネーゲレ概算法 …… 4	浮腫の観察 …… 17	
ネグレクト …… 41	付属物の異常 …… 69	**も**
熱型の種類と疾患 …… 136	フットボール抱き …… 32,98	沐浴 …… 100
ネブライザー吸入 …… 200	不当軽量児 …… 37	モロー反射 …… 40
ネフローゼ症候群 …… 169	不当重量児 …… 37	
	不妊症 …… 42	**ゆ**
の	部分前置胎盤 …… 64	輸液ポンプの管理(小児) …… 202
脳腫瘍 …… 173	フリードマン曲線 …… 25	
脳重量の変化のめやす …… 127	フローボリューム曲線 …… 154	**よ**
	プロゲステロン …… 10	幼児期 …… 117
は	プロラクチン …… 10	――のコミュニケーション …… 184
歯(小児) …… 125	分娩 …… 3	――の成長・発達の特徴 …… 122
ハーゼの身長概算法 …… 5	――の経過 …… 7	羊水 …… 6
パーセンタイル値 …… 119	分娩第1期 …… 7	羊水検査 …… 23
パーセンタイル値の意味 …… 37	分娩第2期 …… 7	横抱き …… 32,78
肺炎 …… 157	分娩第3期 …… 7	予防接種の種類 …… 131
排気(げっぷ)の方法 …… 99	分娩第4期 …… 7	
バイタルサイン測定(小児) …… 187	分娩各期と分娩所要時間 …… 24	**ら**
バイタルサインの基準値(小児)	分娩経過 …… 25	ランドー反射 …… 127
…… 123	分娩時異常出血 …… 25	卵膜 …… 6
梅毒 …… 50	分娩時感染 …… 48	
排臨 …… 7	分娩所要時間 …… 24	**り**
破水 …… 7	分娩誘発 …… 24,72	流行性耳下腺炎 …… 180
ばち指 …… 162	分娩様式 …… 24	流産 …… 5
白血病 …… 145	分娩予定日の計算方法 …… 4	りんご病 …… 181
発達課題 …… 116		
発達段階の区分と特徴 …… 116	**へ**	**る**
発熱 …… 136	ベッドからの転落防止(小児) …… 203	ルービン …… 33
発露 …… 7	ヘルスプロモーション型看護診断	
母親への適応過程 …… 33	…… 111	**れ**
パラシュート反射 …… 127	ヘルパンギーナ …… 181	レオポルド触診法 …… 88
反屈位 …… 19	辺縁前置胎盤 …… 64	
反復流産 …… 46		**ろ**
	ほ	労働基準法 …… 21
ひ	ボウルビー …… 33	ローレル指数 …… 119
B型肝炎 …… 50	母子感染の分類 …… 48	ロタウイルス …… 181
B型肝炎ウイルス母子感染予防 …… 50	母子保健統計 …… 69	
B群溶血性連鎖球菌感染症 …… 50	母子保健法 …… 21	**わ**
ビショップスコア …… 25	母性看護に関するおもな法律 …… 21	脇抱き …… 32,98
必要水分量(小児) …… 126	母体血清マーカー検査 …… 22	
非定型肺炎 …… 157	母体保護法 …… 21	

実習で使える！

母性・小児看護ぜんぶガイド　第3版

2018年10月 3 日	第 1 版第 1 刷発行	編　著	古川　亮子
2021年 4 月19日	第 2 版第 1 刷発行		市江　和子
2025年 2 月 3 日	第 3 版第 1 刷発行	発行者	森山　慶子
		発行所	株式会社　照林社

〒112-0002
東京都文京区小石川2丁目3-23
電話　03-3815-4921（編集）
　　　03-5689-7377（営業）
https://www.shorinsha.co.jp/
印刷所　株式会社 シナノ パブリッシングプレス

●本書に掲載された著作物（記事・写真・イラスト等）の翻訳・複写・転載・データベースへの取り込み、および送信に関する許諾権は、照林社が保有します。
●本書の無断複写は、著作権法上の例外を除き禁じられています。本書を複写される場合は、事前に許諾を受けてください。また、本書をスキャンしてPDF化するなどの電子化は、私的使用に限り著作権法上認められていますが、代行業者等の第三者による電子データ化および書籍化は、いかなる場合も認められていません。
●万一、落丁・乱丁などの不良品がございましたら、「制作部」あてにお送りください。送料小社負担にて良品とお取り替えいたします（制作部☎0120-87-1174）。

検印省略（定価はカバーに表示してあります）
ISBN978-4-7965-2638-8
©Ryoko Furukawa, Kazuko Ichie/2025/Printed in Japan